社区骨质疏松症防治手册

主　审　朱汉民

主　编　程　群　郑松柏

编　者　李慧林　杜艳萍　洪　维

　　　　唐雯菁　陈敏敏　朱晓颖

复旦大學 出版社

前　言

　　骨质疏松症是一种以骨量低下、骨微结构损坏、骨脆性增加、易于发生骨折为特征的全身性骨病。同时，它又是一种静悄悄的疾病，随年龄的增长在悄悄地发生、发展，而不被人们察觉，直至发生了驼背、骨骼骨折和骨骼畸形才如梦初醒、悔之晚矣，而由其所致的骨质疏松性骨折不仅增加巨额的医疗费用，而且严重危害老年人的生存和健康。骨质疏松症如同其他慢性病一样，正在威胁着老年人的健康和幸福。

　　经过3年来与本市10家社区卫生服务中心合作开展的骨质疏松症防治研究，我们深切地感受到，骨质疏松症作为老年人的常见慢性病，发病率高，危害大，而社会和民众的关注度低，重视程度远远不够，社区居民对骨质疏松症的认知度亟须提高，社区卫生服务中心的医务人员亟须掌握骨质疏松症防治的基本知识和技能。所以，迫切需要有一本以普及骨质疏松症基本知识，社区筛查、防治和干预为基础的简明实用的参考书。为此，我们组织编写了这本《社区骨质疏松症防治手册》。

　　复旦大学附属华东医院多年以来在以老年医学为重点的基础和临床研究过程中，较早关注骨的健康和保健，在20世纪90年代就起步老年骨质疏松症的防治研究工作，建立了骨质疏松症防治研究中心，目前是我国重要的骨质疏松症防治研究和培训基地。骨质疏松症防治要强调关口前移，走向社区。在临床实践中成长的新一代中青年骨质疏松症专家，坚持下社区开展骨质疏松症防治宣教，指导社区医护人员开展骨质疏松症筛查工作，合作开展相关科研工作，创新该病的防治模式，取得了丰硕成果。本书正是我们结合社区实际工作体会编写的。

　　本书内容兼顾科学性、先进性和实用指导性，简明扼要，操作性强。主要读者对象为从事社区卫生工作的医务人员，也可供全科医生、老年病科医生开展骨质疏松症防治工作时参考，还可以作为科普读物。

　　尽管我们全体编写人员反复斟酌和修改，但由于水平有限，疏漏、谬误之处在所难免，祈望广大读者、同行和专家批评指正。最后诚挚地感谢我们敬爱的老师朱汉民教授的悉心指导和复旦大学出版社的大力支持！

郑松柏　程　群

2019 年 2 月

目　录

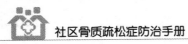

第一章

骨质疏松症的定义和分类

第一节 定义

1994 年世界卫生组织（WHO）提出的骨质疏松症定义为：骨质疏松症是一种以骨量减少、骨微结构破坏导致骨骼脆性增加、骨折风险增高为特征的代谢性骨病。

2001 年美国国立卫生研究院（NIH）提出的骨质疏松症定义为：以骨强度下降、骨折风险增加为特征的骨骼系统疾病。NIH 的骨质疏松症定义中强调了骨强度的重要性，骨强度主要包括骨密度和骨质量两方面特性（图 1-1）。

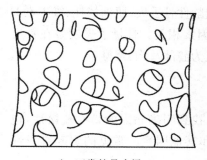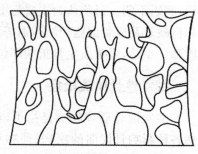

A. 正常的骨小梁　　　　　　　　B. 骨质疏松的骨小梁

图 1-1　骨结构的变化

第二节 分类

骨质疏松症根据病因可以分为原发性骨质疏松症（primary osteoporosis）、继发性骨质疏松症（secondary osteoporosis）和特发性骨质疏松症（idiopathic osteoporosis）。

一、原发性骨质疏松症

原发性骨质疏松症病因未明，约占骨质疏松症的90%，包括绝经后骨质疏松症（postmenopausal osteoporosis，PMOP，Ⅰ型骨质疏松症）和老年性骨质疏松症（senile osteoporosis，SOP，Ⅱ型骨质疏松症）。

绝经后骨质疏松症一般发生在妇女绝经后5～10年内，较同年龄段男性骨质疏松症发病率高6倍左右。据估计，60岁以后，妇女每增龄5岁，骨折发生率将增加1倍。其发病机制主要与卵巢功能低下、雌激素分泌不足有关。最常骨折的部位为胸、腰椎。

老年性骨质疏松症一般指老年人（年龄≥65岁）发生的骨质疏松，病因不明。目前认为主要与增龄性骨丢失、肌肉消耗、维生素D和钙缺乏及成骨细胞功能减退等因素相关。骨量丢失发生在骨皮质和骨小梁，最常发生骨折的部位为髋部及胸、腰椎。

二、继发性骨质疏松症

继发性骨质疏松症是指可以找到明确病因的骨质疏松症，包括各种影响骨代谢的疾病、药物和其他因素。常见的引起继发性骨质疏松症的疾病见表1-1。

表 1-1　继发性骨质疏松症的病因

内分泌疾病	血液系统疾病
甲状旁腺功能亢进症	浆细胞病
库欣（Cushing）综合征	系统性肥大细胞增多症
性腺功能减退症	白血病
甲状腺功能亢进症	淋巴瘤
泌乳素瘤和高泌乳素血症	镰刀状细胞贫血
糖尿病	重型地中海贫血
生长激素缺乏症	慢性溶血性贫血
代谢异常	高雪病
维生素 D 和（或）钙缺乏	骨髓异常增生综合征
高尿酸血症	泌尿系统疾病
高胱氨酸尿症	慢性肾衰竭
高尿钙症	肾小管性酸中毒
药物	消化系统疾病
糖皮质激素	吸收不良综合征
肝素	炎症性肠病
抗惊厥药物（如苯巴比妥、苯妥英）	肠外营养
免疫抑制剂（如甲氨蝶呤、环孢素 A）	胃切除术后
LHRH 激动剂	慢性肝胆疾病
GnRH 拮抗剂	神经性厌食症
噻唑烷二酮类	风湿性疾病
长效醋酸甲基孕酮	类风湿关节炎
乙醇	系统性红斑狼疮
化疗药物	系统性硬化
遗传性疾病	血清阴性脊柱关节病
成骨不全	感染性疾病
埃莱尔-当洛（Ehlers-Danlos）综合征	人类免疫缺陷病毒（HIV）感染
马方（Marfan）综合征	其他
	制动
	失重状态

三、特发性骨质疏松症

特发性骨质疏松症包括特发性青少年骨质疏松症（idiopathic juvenile osteoporosis，IJO）和特发性成年骨质疏松症（idiopathic osteoporosis in adult）。妊娠哺乳相关骨质疏松症（pregnancy and lactation-associated osteoporosis，PLO）作为一种成年女性的特殊骨质疏松症类型，包括在特发性成年骨质疏松症内。

特发性青少年骨质疏松症是一种罕见的发生于既往身体健康的儿童，且没有明确发病原因的全身性骨代谢疾病。其发病率无明显性别差异，多见于8～14岁儿童，以骨质疏松、反复骨折为特征。其通常为自限性疾病，在青春期后自然缓解，但某些情况下也可导致严重的畸形和功能障碍。本病的发病机制尚不明确，可能与成骨细胞与破骨细胞功能障碍、胶原合成异常、青春期生长加速等机制相关。其诊断必须除外继发性的因素，如成骨不全、幼年特发性关节炎、血液系统肿瘤、肾小管酸中毒等疾病。

特发性成年骨质疏松症是一种发生在成年女性闭经前、男性60岁前而没有明确发病原因的全身骨代谢疾病，包括妊娠、哺乳相关骨质疏松症。

妊娠、哺乳相关骨质疏松症是指妊娠晚期至产后18个月内，尤其在产后或哺乳早期所发生的骨质疏松。其发病机制目前认为与妊娠期母体及胎儿对钙需求增加、钙和维生素D摄入不足、哺乳期钙源丢失、妊娠期机械性压迫导致的神经营养障碍以及妊娠期和产后一段时间内某些激素水平异常相关。

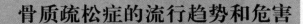

第二章

骨质疏松症的流行趋势和危害

第一节　骨质疏松症及骨质疏松性骨折的流行趋势

目前各地区大多采用 WHO 的骨质疏松症诊断标准开展流行病学调查,按骨密度值低于年轻人参考范围 2.5 SD 来评估。

骨质疏松性骨折是属于脆性增加导致骨折的一种疾病。所谓脆性骨折是指在无外伤或轻微外伤情况下引起的骨折,一般发生于椎体、髋部和腕部。年龄 50 岁以上的美国女性白种人约 40%、男性白种人 13% 在其生命过程中至少经历一次有临床症状的脆性骨折。据报道,在美国髋部骨折占骨质疏松性骨折总数的 14%,但医疗费用占骨质疏松性骨折总医疗费用的 72%,每年大约有 50 万人发生椎体压缩性骨折。Antonio Herrera 等对西班牙 5 000 例 45 岁以上女性进行调查研究,结果显示,1 549 例有椎体压缩性骨折(占总人数的 31.79%),其中 528 例(34.08%)为单一椎体骨折,1 021例(65.92%)为多椎体骨折。

我国目前是世界人口大国,亦是老年人口数量最多的国家。2009 年,根据我国应用 DEXA 技术对 12 个单个地区(累计总数 17 368例)和 2 个跨地区(累计总数 12 132 例)按 WHO 诊断标准调查报告的综合结果显示,>50 岁人群骨质疏松症总患病率为 15.7%(男性 8.8%,女性 30.8%),患病总人数约 6 940 万(男性 1 500万,女性 5 410 万),是目前全球报道骨质疏松症患者最多的地区(图 2-1)。

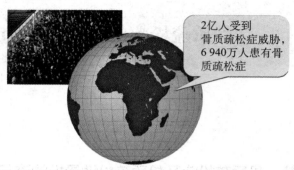

2亿人受到骨质疏松症威胁，6 940万人患有骨质疏松症

图 2-1 我国骨质疏松症患病率

据我国上海地区报道，60 岁以上的老年人骨折总患病率城区为 20.10%(男性 15.58%，女性 23.45%)，农村地区为 8.83%(男性 2.04%，女性 9.81%)。骨折发生部位亦以前臂远端、髋部和椎体为主。在城区，老年前期不论男性和女性以前臂远端为主，至老年期男性髋部骨折略多见，女性以前臂远端、椎体和髋部为主；在农村，男性老年人在老年前期和老年期骨折无专一好发部位，女性与城区情况类似。据北京、成都和上海三地应用胸、腰椎侧位 X 线摄片形态计量法和半定量法对 50 岁以上妇女研究的结果显示，总患病率为 15%，呈随年龄增高，80 岁以上可达 36%～39%。据报道，2011 年河南地区 50 岁以上骨质疏松性骨折发病率随年龄增长而增长，79 岁达高峰，女性发病率高于男性，髋部骨折占 48.57%，椎体骨折占 45.19%，腕部骨折占 1.56%，其他部位骨折占 4.68%。中国台湾地区无论男性还是女性，髋部骨折发生率都很高，其总体患病率为 299/10 万。

随着人口老龄化，整体人均期望寿命的增长使得骨质疏松症的患病率逐年升高，带来的骨折患病率亦逐年上升。预计到 2025 年，全球因骨质疏松引起的年髋部骨折数量可达 260 万人，到 2050 年可达 450 万人。预计到 2020 年，中国骨质疏松症患者将增至

2.866亿人,年髋部骨折数量可达164万人;到2050年骨质疏松症患者可能会上升至5.333亿人。

第二节　骨质疏松症的危害

　　骨质疏松症已成为全球性的人类健康问题,危害着老年人群的健康。疼痛、脊柱变形、脆性骨折是骨质疏松症最典型的临床表现。患者可有腰背酸痛或周身酸痛,负荷增加时疼痛加重或引起活动受限;患者椎体压缩性骨折使得脊柱变形,从而导致胸廓畸形,腹部受压,影响心肺功能。此外,骨质疏松患者在轻度外伤或日常活动后即可发生骨折,常见部位有胸、腰椎,髋部,腕部,尺骨远端和肱骨近端。骨折不仅使患者活动受限,还会引起其他并发症的发生,如加重原有心肺疾病、压疮、肺部感染等,导致病残率和病死率增加。如发生髋部骨折后1年内,死于各种并发症者达20%,而存活者中约50%致残(图2-2)。

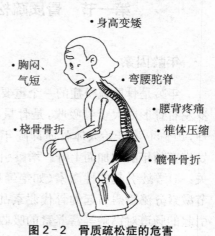

- 身高变矮
- 胸闷、气短
- 弯腰驼脊
- 腰背疼痛
- 桡骨骨折
- 椎体压缩
- 髋骨骨折

图2-2　骨质疏松症的危害

　　骨质疏松症严重影响患者的生活质量,腰背酸痛或周身酸痛使得患者翻身、起坐或行走困难,脊柱变形导致患者驼背,患者自尊心受挫,情绪焦虑烦躁。骨质疏松症最严重的并发症——骨折,还会大幅度增加患者的致残率,使得生活不能自理。

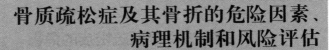

第三章
骨质疏松症及其骨折的危险因素、病理机制和风险评估

第一节 骨质疏松症的危险因素

一、年龄因素

年龄是骨质疏松症的一个重要危险因素。正常人从出生到30岁左右骨形成大于骨吸收，是骨量积累阶段，在30岁左右达到高峰，40～50岁开始人体骨质即随年龄增加而下降，骨质疏松、骨折发生率随年龄增加而上升。增龄引起骨质丢失可能与下列因素有关：①增龄引起的性激素（如绝经后雌激素）分泌减少；②钙磷调节激素分泌障碍引起的骨代谢紊乱；③咀嚼和消化吸收功能降低引起的肠道对钙磷等营养素的吸收和利用不足；④户外运动的减少，皮肤合成维生素D功能下降等。与年龄相关的骨密度降低和骨强度减弱是髋部和椎体骨折随年龄增加而发病率增加的主要原因之一，在女性中表现得更为明显。

二、性别因素

由于生理因素的影响，饮食和运动习惯的差别，女性钙摄入量在各年龄组均低于男性，女性的峰值骨量明显低于男性。妇女在妊娠期和哺乳期常有严重的钙流失和钙缺乏。此外，骨骼上有雌激素受体，女性绝经后雌激素水平下降导致破骨细胞活跃，骨吸收增加,骨质快速丢失,因此骨质疏松症患病率及骨折发生风险均明显高于男性。女性尤其是在绝经后的 5～10 年,雌激素水平降低最为显著,50～69 岁女性骨质疏松症的发病率高于 50%。在女性绝经后的第一年骨流失就已经开始,并且随着年龄的增长,骨量持续降低。而 50～69 岁男性骨质疏松症的发病率在 27.5% 左右。

三、体格因素

绝经后妇女的骨密度与体重和体质指数呈显著正相关。低体重和低体质指数是绝经后骨质疏松症的两个独立危险因素。其原因可能有:骨组织所承受的机械负荷影响骨组织的结构和密度。肌肉对骨密度有保护作用,肌肉和骨骼生长受相同激素和分子通路的调节。脂肪组织能衍生雌激素,使性激素结合球蛋白降低,从而提高游离激素水平。肥胖者体重较大,骨骼承受较大的体重载荷,在应力刺激下,骨密度也会保持在较高的水平。此外,老年女性体内的雌激素主要由外周脂肪转化而来,高体重或高体质指数者体内雌激素水平较高(图 3-1)。

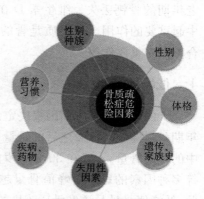

图 3-1　骨质疏松症的危险因素

四、种族因素

白种人和黄种人患骨质疏松症的危险高于黑种人。黑种人与白种人骨质丢失速率相近,但黑种人骨峰值比白种人高 10%。

五、遗传因素和家族史

遗传因素是影响骨量峰值高低、骨质丢失速度以及骨质疏松症形成的重要因素之一。研究表明,青年女性骨密度与其母亲骨密度水平显著相关。母亲有骨质疏松症,其女儿峰值骨密度比正常母亲的女儿更低。双胞胎骨密度的研究也提示,遗传因素影响骨量的形成和骨丢失的速度。骨质疏松症是一种多基因调控的疾病,包括维生素 D 受体基因、Ⅰ型胶原 α1、雌激素受体基因、生长因子等多种相关基因。研究表明,有骨质疏松性骨折家族史的人群,髋部发生骨折的风险明显升高。

六、营养因素

多种营养元素的摄入量对骨质疏松症的发生有重要影响。钙是骨骼的重要组成部分,身体中 99% 的钙储存在骨骼和牙齿中。足够的钙摄入有助于获得最佳峰值骨量,维持成年期的骨量,减缓老年期的骨钙丢失。维生素 D 在维持钙磷代谢平衡中、预防跌倒中起重要的作用。蛋白质是骨的重要结构成分,在促进骨折的愈合方面有重要作用。

七、低峰值骨量

人的骨量由三方面因素决定:骨发育成熟期达到的骨峰值、中年期骨量的维持以及之后的骨量丢失速度。峰值骨量是指人一生中的最大骨量,一般在 30～35 岁能获得,受遗传、种族、疾病、药物等多种因素的影响。峰值骨量越高,越不容易发生骨质疏松。因此,低峰值骨量是诱发骨质疏松的重要危险因素。

八、不良嗜好

1. 吸烟　吸烟会降低肠内钙的吸收,与烟草中的烟碱能增加骨吸收、抑制骨形成有关。若每日吸烟 20 支,25～30 年后骨量就会下降 8%～10%。吸烟者患髋骨骨折的危险性是非吸烟者的 2 倍,而且大部分这种增高的危险性随着戒烟而消失。

2. 饮酒　乙醇直接作用于成骨细胞,抑制骨形成,还可影响性激素分泌、干扰维生素 D 代谢及甲状旁腺激素分泌等增加骨量的丢失,导致骨质疏松的发生。

　　3. 咖啡、浓茶与碳酸饮料　大量饮用咖啡、浓茶和碳酸饮料可增加钙质从尿中的排泄,引起钙流失,导致骨质疏松的发生。

九、性激素不足

　　性激素对骨代谢有重要影响。雌激素缺乏影响肠钙吸收与增加尿钙排泄、增加破骨细胞活性,导致骨流失有关。对绝经后女性应用适量雌激素替代治疗可延缓、减慢骨质丢失,改善骨质疏松状况。雄激素也与男性骨质疏松密切相关。

十、长期缺乏运动或长期卧床

　　骨代谢和骨强度离不开肌肉的牵拉和收缩刺激,因此长期缺乏运动或卧床会造成肌肉萎缩、使骨骼和骨细胞受到的机械刺激减弱,骨质吸收增加,骨形成减少,导致废用性骨质疏松的发生。宇航员在失重状态下每周骨小梁丢失率高达 1%,每日钙丢失 200～300 mg。缺乏运动还会引起肌肉力量下降和平衡协调能力下降,跌倒风险增加,从而增加骨折的危险。

十一、亚健康状态或疾病状态

　　处于亚健康状态或某些疾病状态的人群发生骨质疏松的风险比正常健康人群更高。某些疾病,如性腺功能减退、甲状腺功能亢进症、甲状旁腺功能亢进症、胃肠功能吸收障碍、严重肝肾疾病、类

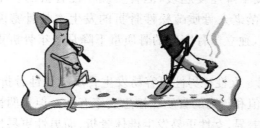

风湿关节炎、库欣综合征、多发性骨髓瘤或骨转移瘤等都会导致骨质疏松的发生。

十二、某些药物的影响

长期使用糖皮质激素、免疫抑制剂、甲状腺激素、抑酸剂、某些抗乙型肝炎病毒药物、利尿剂、肝素等,均可影响骨代谢,且证实与骨质疏松症的发病有关。

第二节　骨质疏松性骨折的危险因素

骨质疏松性骨折(osteoporotic fracture)又称脆性骨折,是指受到轻微创伤或日常活动中发生的骨折,好发于脊椎、髋部和前臂远端,是骨质疏松症最具有破坏性的结局。多个相互作用的危险因素影响骨质疏松性骨折的发生,危险因素可归纳为自身因素和外界因素两方面,这些危险因素很容易通过常规的病史询问和体格检查获得,可对高危患者进行整体性评估。

一、自身因素

主要包括年龄、性别、种族、既往骨折史和直系亲属骨折史。

1. 年龄　增龄是骨质疏松性骨折的重要危险因素。将老年人群以每 10 年为一个年龄段进行分组,髋部骨折的风险随每个年龄段的增加而上升 1.4%～14.2%。需要注意的是,在 70 岁以后,骨密度下降速度趋缓,但骨质疏松性骨折的发生率显著增加。认识高龄老人骨质疏松性骨折的发生率与骨密度分离的现象十分重要,独立于骨密度的骨质量下降是老年骨折更为重要的原因。

2. 性别　女性比男性更容易发生骨质疏松性骨折,这与女性较低的骨峰值和较高的骨质疏松患病率有关。但是两性骨折的好发部位有所差异,女性更易发生椎体骨折,而男性更易发生髋部骨折。此外,对于已经发生骨折的人群,男性更易再次骨折。

3. 种族 由于遗传、地域的影响,不同地区的人骨折发生率存在一定差别,白种人比黄种人和黑种人更容易发生骨质疏松性骨折。

4. 既往骨折史 既往骨折史特别是脆性骨折史,对未来脊柱和髋部发生骨折有极强的预测作用,一次骨折发生预示今后该患者骨折风险加倍。

5. 直系亲属骨折史 遗传因素对骨质疏松性骨折的发生十分重要,骨量、骨骼形态、骨代谢都与遗传因素有关。如患者父母存在髋部骨折史,不论骨密度检查结果如何,则女性髋部骨折风险加倍。

二、外界因素

主要包括低体质指数、不良生活方式、营养状态、药物影响、合并基础疾病和跌倒等。

1. 低体质指数 重力和肌肉收缩可影响骨细胞的功能和代谢,低体质指数(BMI)特别是 BMI≤19 的人更容易发生骨质疏松性骨折。

2. 不良生活方式 吸烟在一定程度上影响人体对钙的吸收和利用,可导致过早停经,影响性激素水平,降低骨密度并增加骨折风险。吸烟者骨量丢失速度为不吸烟者的 1.5～2 倍,且吸烟史越长,骨折风险越高。

过量饮酒与骨折发生风险增加直接相关,但其影响是非线性的,与饮酒量相关。过多饮酒指平均每日饮酒≥3 个单位,3 个单位相当于白酒 30 mL、开胃酒 60 mL、葡萄酒 120 mL 和啤酒 285 mL。过多饮酒可降低成骨细胞的增殖和活性,使骨形成减少。通过骨组织计量学发现皮质骨和松质骨厚度均减少,骨形成速率和骨矿盐沉积率均降低。此外,长期过量饮酒影响肝功能,导致 25 -羟化酶活性下降,造成维生素 D 代谢异常,使得活性维生素 D

生成减少,加重骨损害。

咖啡及含咖啡因饮料的过度饮用,可增加粪钙和尿钙的排出,并增加骨转换速度,使得骨密度降低和骨折风险增加。

此外,缺乏体力活动可使肌肉强度减弱,机械刺激减少,导致骨质疏松性骨折风险增加。力学变化决定了骨的形态和重塑,局部重力和肌肉收缩可以影响骨细胞的功能,适度的负重运动则可以增加骨量。不同时期的运动对骨骼的作用不同,儿童时期运动能够促进生长发育,有利于增加骨量;老年时期运动能够保持骨量,减少骨丢失。

3. 营养状态 饮食中的钙和维生素 D 摄入量不足,则不能维持体内的钙平衡,进而引起骨量丢失,增加骨折风险。

4. 药物影响 长期应用糖皮质激素、抗惊厥类药、肝素、免疫抑制剂等,可通过干扰维生素 D 的代谢,或使骨形成与骨吸收之间失衡,增加骨折风险。

5. 合并基础疾病 类风湿关节炎、炎症性肠病、甲状腺功能亢进症、1 型和 2 型糖尿病、性腺功能减退症、肾功能不全等,通过炎症、吸收功能障碍、影响维生素 D 代谢等途径增加骨折风险。

6. 跌倒 跌倒是骨质疏松性骨折的重要危险因素,骨折危险性与跌倒的发生率明显相关。30% 的 65 岁老年人每年至少跌倒 1 次,随着年龄的增长,跌倒的概率会逐渐增加;80 岁以上老年人跌倒发生率可达 50%,其中 5%～10% 的跌倒可以导致骨折。

第三节 骨质疏松症及其骨折的风险评估

骨质疏松症是静悄悄的疾病,许多患者早期并无明显症状,或者出现非特异性的腰酸背痛症状也容易被忽视,等发生骨折后才后悔莫及。因此,利用骨质疏松症风险评估工具筛查出骨质疏松高危人群,有利早期防治的开展。

一、骨质疏松症患病的风险评估

目前公认的骨质疏松症早期筛查工具包括以下两种。

1. IOF 骨质疏松症风险一分钟问卷 ①是否曾经因为轻微的碰撞或者跌倒伤到自己的骨骼；②父母是否曾有轻微碰撞或者跌倒发生髋部骨折的情况；③是否连续 3 个月以上服用泼尼松等激素类药品；④身高是否比年轻时降低超过 3 cm；⑤是否经常大量饮酒；⑥每天吸烟是否超过 20 支；⑦是否经常腹泻（由消化道疾病或者肠炎引起）；⑧女士是否在 45 岁之前绝经；⑨女士是否曾有连续 12 个月以上没有月经（除怀孕期间）；⑩男士是否患有阳痿或缺乏性欲症状。以上问题只要其中一题结果回答为"是"，即为阳性。

2. OSTA 工具 源自对亚洲 8 个国家和地区绝经后妇女的研究，收集多项骨质疏松症危险因素并进行骨密度测定，从中筛选出 11 个与骨密度具有显著相关的风险因素，并通过多变量回归模型分析，得出能最好体现诊断灵敏度和特异度的 2 项简易筛查指标，即年龄和体重。OSTA 指数计算方法为（体重－年龄）×0.2。结果＞－1，为低风险；－1～－4，为中风险；＜－4，为高风险。也可以通过图 3－2 根据年龄和体重进行快速评估。

二、骨质疏松性骨折的风险评估

世界卫生组织推荐的骨质疏松性骨折风险预测简易工具（fracture risk assessment tool，FRAX）是用于计算 10 年内骨质疏松性骨折发生概率的简易工具。该工具的计算参数包括股骨颈骨密度和临床危险因素。在没有股骨颈骨密度时，可用髋部骨密度替代，不建议使用非髋部的骨密度。在没有骨密度检测条件时，FRAX 也提供了仅应用 BMI 和临床危险因素进行评估的计算方法。FRAX 可以通过网址 http://www.shef.ac.uk/FRAX/获得。

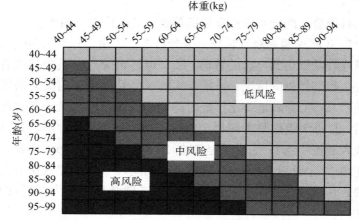

年龄、体重与风险级别
体重(kg)

图 3-2　年龄、体重与骨质疏松症患病风险级别

　　FRAX 明确的骨折常见危险因素包括：①年龄；②性别；③低骨密度；④低 BMI(≤19)；⑤既往脆性骨折史,尤其是髋部、尺桡骨远端及椎体骨折史；⑥父母髋部骨折史；⑦接受糖皮质激素治疗,口服任何剂量≥3 个月；⑧吸烟；⑨过量饮酒；⑩合并其他引起继发性骨质疏松的疾病；⑪类风湿关节炎。

　　由于我国缺乏依据 FRAX 结果计算的治疗阈值,临床上可参考其他国家的资料,如美国骨质疏松症指南中提到的 FRAX 工具计算出髋部骨折概率≥3％或任何重要部位骨质疏松性骨折的发生概率≥20％时,视为骨质疏松性骨折高危患者；而欧洲一些国家的治疗阈值为髋部骨折概率≥5％,在临床应用中可依据个人情况酌情决定。但需要注意的是,FRAX 计算亚洲 10 年主要骨质疏松性骨折概率是根据瑞典人实际椎体和髋部骨折得出,缺乏亚洲主要骨质疏松性骨折的相关临床流行病学资料。亚洲人椎体骨折发生率随年龄增长而升高,其增长率显著高于白种人。以瑞典人群为基础建立的 FRAX 计算结果可能低估亚洲 10 年骨质疏松性骨折的发生率,特别是 10 年主要部位骨质疏松性骨折的发生率。

对于没有发生过骨折又有低骨量的人群(T 为−2.5～−1),使用 FRAX 工具可以简捷地计算出每位个体发生骨折的绝对风险,为临床制订治疗方案提供依据。而对于临床上已明确诊断骨质疏松症或者已经发生脆性骨折的患者,则不必再用 FRAX 进行评估,应及时开始治疗。

FRAX 工具在实际应用中存在一定局限性:①类风湿关节炎患者已受损的功能状态可能成为临床骨折的一个危险因素,FRAX 可能会低估此类患者的骨折概率。②烟龄和吸烟量可对骨折风险产生影响,但无法将其量化。③跌倒是发生骨折的危险因素,但并未作为 FRAX 模型的输入变量,且无法量化,可能会低估存在跌倒史患者的骨折风险。④既往骨折次数与未来骨折风险有一定相关性,FRAX 可能会低估多次骨折史患者的骨折风险。⑤既往椎体骨折的严重程度与未来骨折风险相关,FRAX 可低估既往严重椎体骨折患者的骨折风险。⑥髋关节、脊椎和肱骨骨折较其他部位骨折对未来骨折更能提示更高风险,但 FRAX 无法将其叠加量化。⑦父母的非髋部脆性骨折史可以成为骨折的一个危险因素,FRAX 可能低估有此类家族史的患者骨折概率。⑧糖皮质激素应用剂量和途径的差异化可能影响骨折风险的评估。FRAX 纳入的激素平均剂量为泼尼松 2.5～7.5 mg/d 或其等效剂量。当泼尼松用量＞7.5 mg/d 时骨折风险可被低估,当泼尼松用量＜2.5 mg/d 时骨折风险会被高估。FRAX 可能会估大剂量吸入糖皮质激素患者的骨折概率。对于进行适量糖皮质激素替代治疗的患者,并未增加骨折的风险,此类患者不应纳入 FRAX 计算。

三、跌倒的风险评估

跌倒是发生在任何场所、任何情况下,不论有无造成身体伤害的非预期性地跌坐或滑坐于地面,包括因肢体无力或扶持不住而不得不缓缓坐于地上。跌倒尽管看上去是一个非常简单的事件，但事实上可以导致许多损害。轻者可以发生软组织损伤和外伤裂口，重者出现骨折、脑和精神创伤，甚至死亡。

导致跌倒的危险因素包括以下几种。①环境因素：光线暗、路上有障碍物、地毯松动、路面滑、卫生间缺乏扶手、卧室家具摆放不当、沙发过于凹陷或过于松软、台阶和阶梯处的标志不醒目。②健康因素：年龄、女性、心律失常、视力差、应急性尿失禁、既往跌倒史、直立性低血压、行动障碍、药物（如镇静药、安眠药、抗惊厥药、降压药、利尿药、降糖药及影响精神药物等）、久坐、缺乏运动、抑郁症、精神和认知能力疾病、焦急和易冲动、维生素 D 不足和营养不良。③神经肌肉因素：平衡功能差、肌肉无力、驼背、感觉迟钝。④心理因素：恐惧跌倒，沮丧、抑郁、焦虑以及不佳的心理状态及其导致的与社会的隔离均能增加跌倒的风险，患者由于恐惧跌倒而不敢活动或减少活动，导致在日常生活中更易跌倒。

跌倒和骨质疏松有着共同的结果，即骨折，但骨质疏松和跌倒是两种不同的疾病状态。跌倒风险干预是一个长期持续的过程，需要对卫生健康人员进行相关教育，增加医疗保健人员的知识并提高对跌倒的干预意识。

社区老年人跌倒危险评估工具（fall risk for older people in the community，FROP-Com）由澳大利亚国家老年研究所研制，是

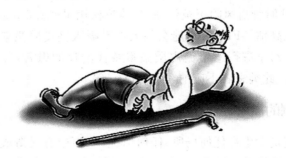

评估社区老年人跌倒危险的量表。危险因素包括：跌倒史、服用药物情况、慢性病种数、感觉缺失、鞋脚适合情况、认知状态、大小便自控能力、营养状况、居家环境、日常生活活动、功能性行为、平衡和步态/身体活动。

常用的跌倒风险评估量表见表3-1、表3-2。

表3-1 老年人跌倒风险评估工具

老年人跌倒风险评估量表

运动	权重	得分	睡眠状况	权重	得分
步态异常/假肢	3		多醒	1	
行走需要辅助设施	3		失眠	1	
行走需要旁人帮助	3		夜游症	1	
跌倒史			用药史		
有跌倒史	2		新药	1	
因跌倒住院	3		心血管药物	1	
精神不稳定状态			降压药	1	
谵妄	3		镇静、催眠药	1	
痴呆	3		戒断治疗	1	
兴奋/行为异常	2		糖尿病用药	1	
意识恍惚	3		抗癫痫药	1	
自控能力			麻醉药	1	
大便/小便失禁	1		其他	1	
频率增加	1		相关病史		
保留导尿	1		神经科疾病	1	
感觉障碍			骨质疏松症	1	
视觉受损	1		骨折史	1	
听觉受损	1		低血压	1	

续　表

运动	权重	得分	睡眠状况	权重	得分
感觉性失语	1		药物/乙醇戒断	1	
其他情况	1		缺氧症	1	
			年龄≥80岁	3	

结果评定：

最终得分：

低危：1～2分；中危：3～9分；高危：10分及以上。

表3－2　跌倒风险评估

跌倒史(0～3分)		总分
1. 过去12个月内跌倒次数	无(0) 1次(1) 2次(2) 3次或以上(3)	【　】
2. 在过去12个月的跌倒中是否受伤	无(0) 轻伤,不需就医(1) 轻伤,但需就医(2) 重伤(如骨折等)(3)	【　】
本节段总分		【　】
服用药物情况(0～3分)		
3. 处方药的数量	无(0)　　1～2种(1) 3种(2)　　4种及以上(3)	【　】
4. 个人需要以下类型的药物吗? ○镇静药○抗抑郁药○抗癫痫药○中枢性镇痛药○地高辛○利尿剂○Ⅰ类抗心律失常药○前庭神经抑制剂	无(0) 1～2种(1) 3种(2) 4种及以上(3)	【　】

续 表

健康状况(0～3分)	
5. 有影响平衡性及活动性的慢性病吗？ ○关节炎○呼吸道疾病○帕金森病○糖尿病○痴呆○周围神经病○心脏病○卒中○其他神经系统疾病○下肢截肢○骨质疏松○前庭障碍○其他原因引起的头晕○背痛○下肢关节置换术后	无(0) 1～2种(1) 3～4种(2) 5种及以上(3) 骨质疏松：○不详　○无 【 】
感觉缺失	
6. 是否有限制其活动的感觉缺失？	视力　　躯体感觉 ○无(0)　○无(0) ○有(1)　○有(1)　　　　【 】
脚/鞋	
7. 是否有足病：鸡眼、蹦囊炎、水肿等	○无(0) ○有(1)(请指定哪一种)　　　【 】
8. 是否穿不适合的鞋子	○无(0) ○有(1)(请指定哪一种)　　　【 】
认知状态(0～3分)	
9. AMTS评分	
○年龄 ○现在是几点 ○能否回忆以前的地点 ○今年是几几年 ○我们现在在哪儿 ○识别2个人(如医生、护士) ○出生日期 ○第一次世界大战是哪一年 ○现任总理叫什么名字 ○从20倒数到1	反应正确的数目 ○9～10(0分) ○7～8(1分) ○5～6(2分) ○4个或以下(3分) 评分：……/10　　　　　　　【 】
可控性	

10. 可以克制自己吗	○是(0) ○否(1)	【　】
11. 夜间经常上厕所吗(≥3次)	○是(0) ○否(1)(如果使用导尿袋,分数则为0)	【　】
本节段总分数(1)		【　】
营养状态(0~3分)		
12. 过去的3个月内有没有不想进食的情况,原因如食欲不振、消化不良、咀嚼或吞咽困难	○否(0分) ○稍微有,但摄入量能保持正常(1分) ○轻度的食欲不振(2分) ○严重的食欲不振/经口进食少(3分)	【　】
13. 在过去的3~12个月体重减轻	○否(0分) ○稍微有(<1 kg)或不确定(1分) ○中等的(1~3 kg)(2分) ○显著的(>3 kg)(3分)	【　】
14. 过去1周的饮酒次数	○无(0分) ○1~3(1分) ○4~10(2分) ○11+(3分)	【　】
外界环境评分(0~3分)		
15. 您的家庭环境看起来安全吗?(注:如果同意入家考察评分则评分继续,如不同意,该栏空白)	○无(0分) ○轻微的安全隐患(1分) ○中度的安全隐患,需要改善(2分) ○有严重的安全隐患(3分)	【　】
行为能力(0~3分)		
16. 能观察到的日常生活能力和活动能力	○始终能意识到自己的能力或根据需要适时寻求帮助(0分)	【　】

	○一般能意识到自己的能力或偶尔有冒险行为(1分) ○低估自己的能力或不当的冒险行为(2分) ○高估自己的能力或频繁的冒险(3分)	
能力评估(0～3分)		
17. 在跌倒之前,日常生活中需要多少个人护理帮助?(如穿衣、梳洗、打扮) (注:如果过去的 12 个月没有跌倒过,评估当前的能力)	○无(能完全自理)(0分) ○需要他人监督(1分) ○需要一定的帮助(2分) ○完全需要依靠他人(3分)	【 】
18. 最近一次跌倒后其以上生活能力有无改变?(如果过去的 12 个月内没有跌倒过,该栏空白)	○无(0) ○有(1)(请指定哪一种)	【 】
19. 在跌倒之前,日常生活中的辅助活动需要多少帮助?(如购物、家务活、洗衣等) (注:如果过去的 12 个月没有跌倒过,评估当前的能力)	○无(能完全自理)(0分) ○需要他人监督(1分) ○需要一定的帮助(2分) ○完全需要依靠他人(3分)	【 】
20. 最近一次跌倒后其以上生活能力有无改变?(如果过去的 12 个月内没有跌倒过,该栏空白)	○无(0) ○有(1)(请指定哪一种)	【 】
本节段总分数(2)		【 】
平衡能力评估(0～3分)		

21. 行走和旋转,是否有不稳定或失去平衡的危险?(注:可以使用助行器进行测试)	○没发现不稳定(0分) ○有,行走和旋转时有轻微不稳定(1分) ○有,行走和旋转时有中度不稳定,需要他人监督(2分) ○有,始终行走和旋转时有严重不稳定,需要他人搀扶(3分)	【 】
步态/体力活动能力评估(0～3分)		
22. 可以在家附近安全地行走吗?	○独立,不需助行器(0分) ○独立,但需助行器(1分) ○需要监督或他人扶助(2分) ○不安全(3分)	【 】
23. 可以在小区安全地行走吗?	○独立,不需助行器(0分) ○独立,但需助行器(1分) ○需要监督或他人扶助(2分) ○不安全(3分)	【 】
24. 如何进行体力锻炼	○非常积极(每周3次锻炼)(0分) ○适度(每周少于2次锻炼)(1分) ○不是很积极(偶尔离开房间出门锻炼)(2分) ○不积极(很少离开一个房间)(3分)	【 】
25. 以上能力在最近一次跌倒后有无改变?	○无(0) ○有(1)(请指定哪一种)	【 】
本节段总分数(3)		【 】
第一节段总分数		【 】
第二节段总分数		【 】
第三节段总分数		【 】
总风险评分		【 】

第四章

骨质疏松症的三级预防及实施

骨质疏松症具有慢性和隐匿性的特点,常被称作是"沉默的流行病"。患者往往无明显自觉症状,有症状者也较轻微,而随着年龄增长,骨钙不断丢失,一旦出现症状,骨钙丢失常在50％以上。治疗只能阻止今后更大量的丢失,减少或延缓丢失速率。如果发生骨质疏松性骨折,将给患者带来极大的痛苦不便,治疗和康复费用均比较昂贵。因此,在骨质疏松症的防治中,预防比治疗更为现实和重要,早期预防是延缓骨质疏松症的最好方法,应该尽早预防以避免发生骨质疏松症及其骨折。

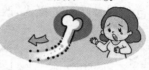

远离骨质疏松,
预防分"三级"

第一节　骨质疏松症的三级预防

骨质疏松症的有效控制应该包括三级预防,以提高青壮年期的骨峰值,减缓绝经后妇女和老年人的骨量流失速度,达到预防或延缓骨质疏松症的发生,减少骨折的目的。

一、一级预防

一级预防又称病因学预防。是在骨质疏松症尚未发生之前,通过减少和控制骨质疏松症的危险因素,增加保护因素,提高青壮年期骨峰值和减缓其后骨质流失速度，来预防骨质疏松症及其所致的骨折。一级预防是最基本、最节省、最有效的手段。

对人群进行有关骨质疏松症及其并发症的基础知识普及，倡导健康的生活方式，如合理膳食、适当运动、戒烟限酒、心理平衡等。

1. 合理膳食　合理的膳食结构对维持骨骼生长、发育、代谢起着重要作用，可以预防和控制骨质疏松症的发生和发展。低钙、低维生素 D、高蛋白、高磷、微量元素缺乏的饮食均能导致骨量的减少，从而出现骨质疏松。在饮食方面以补充足够的钙元素、维生素 D 及适当蛋白质摄入量为主，增加日光照射；低盐饮食，减少碳酸饮料及咖啡的摄入，改变不良的生活习惯。

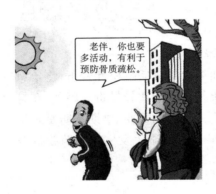

老伴，你也要多活动，有利于预防骨质疏松。

钙是构成骨骼的主要矿物元素。终生足够的钙摄入对预防骨质疏松症有重要作用。儿童期、青春期和成年早期，足够的钙摄入能够获得最佳峰值骨量，减少生命后期发生骨质疏松症的危险。缺钙不仅在绝经后，而且在整个生命期都是骨质疏松症的重要原因之一，增加钙摄入可以纠正钙平衡。绝经后妇女增加钙摄入能减缓骨钙丢失，进而减少骨密度减低，降低骨质疏松症危险。因此，饮食方面应该从儿童、青少年起，合理膳食，增加钙的摄入，预防骨质疏松症。在选择食物种类方面，多食用奶制品、豆制品、鸡蛋、海产品、坚果类及黑芝麻、绿叶蔬菜及水果等含钙丰富且易于吸收、营养素均衡的食物，从而改善饮食结构，做到荤素搭配。2013 年中国营养学会推荐膳食营养素参考摄入量中，成年人钙的适宜摄入量为 800 mg/d，孕妇为 800～1 200 mg/d，50 岁及以上的人群为 1 000 mg/d。

膳食中蛋白质、磷及钙磷比值也是骨质疏松症的影响因素，膳食蛋白过低对骨健康不利，而高蛋白低钙摄入也不利于骨健康，蛋白质的代谢产物如尿素、尿酸等增加，肾脏排泄时会增加负担，同时可使钙的排出增加。因此，长期高蛋白饮食会加速体内钙质

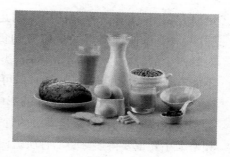

的流失，增加骨质疏松症的风险。磷的供给量应与钙保持一定比例，一般成年人膳食钙磷比应在1∶(1.2～1.5)为宜。

维生素D也是一个重要的营养成分。钙元素的良好吸收，需要有正常量的维生素D参与。每日接受阳光不足的人，易有维生素D缺乏的危险。故在补充适量的钙时，要注意同时补充适量的维生素D，这样有利于钙的吸收。正常人平均每日至少20 min日照，对维生素D的生成及钙质吸收具有非常关键的作用。

2. 适当运动 运动是预防骨质疏松症的最有效方法之一，规律适量的运动对骨质疏松症有积极预防作用。通过锻炼可以增加对骨刺激，改善骨骼血液循环，促进骨代谢，对维护和提高骨密度有积极作用，可延缓骨量丢失。运动还可提高雌激素和睾酮水平，使钙吸收和利用增加，并能改善肌肉协调能力，减少老年人跌倒，以防止骨折。有报道显示，老年人坚持运动可使骨量流失减少，预防骨折。体力活动缺少，则可使肌肉强度减弱，机械刺激减少，最终导致骨量减少。随着肌肉强度减弱和协调障碍，老年人容易跌倒而诱发骨折。绝对卧床会使尿钙排量增多3倍左右，卧床2周者即有明显的骨量减少。

力学变化决定了骨形态和结构。局部重力和肌肉收缩可影响骨细胞功能，而适量负重运动可增加骨峰值和减少骨量丢失。许多研究表明，对于发育中的骨骼，较低和中等强度的运动负荷将使密质骨和骨小梁新骨的形成明显增加。过量的运动负荷(所谓超强度训练)对骨生长会产生负面影响，已经被许多实验所证实。大

27

量研究表明,使骨产生大的应变的运动负荷有利于增加骨量和骨强度。相反,使骨产生微量应变的负荷,不管力作用的频率多高,对骨产生的影响始终不大。然而,类似竞走、游泳、跑步等项目,虽不能有效刺激成年人骨量增加,但可防止骨质丢失。

不同的运动项目对骨密度的影响不同。力量性项目运动员的骨密度较高,耐力性项目运动员的骨密度最低,说明应变大小比负荷频率大小要重要得多。防治骨质疏松的主要运动方式为有氧耐力运动,如慢跑、快走、打太极拳、踏车和登台阶等。运动增加的骨矿含量和骨密度在停止运动一段时间后,随年龄的增长又重新出现骨量丢失加速,骨密度降低。因此,须长期坚持锻炼以防止骨质疏松。合理的体育运动对预防骨量丢失和骨质疏松症具有非常重要的意义。

提倡运动个体化,每个人应根据情况选择合适自己的锻炼方式,倡导轻、中强度的有氧运动,循序渐进,因人而异,量力而行,持之以恒。根据体质选择合适的运动,身体健壮的中青年人宜选用运动强度较大的项目,如游泳、跑步等;体弱的中老年人宜选用强度小的项目,如步行、做操等;中等强度的运动方式有快步走、慢跑、游泳、跳健美操、打太极拳、骑自行车等。合理安排运动强度、次数与持续时间:体弱的中老年人,每周 4～5 次,每次持续 20～30 min;身体健壮的中青年人,每周 3 次或隔日 1 次,每次持续 40～60 min。运动需要考虑方式、强度、频率和持续时间。

另外,户外锻炼可以得到足够的阳光照射,促使皮肤下的 7-脱氢胆固醇转化为维生素 D,维生素 D 可增加肠道对钙的吸收,促进成骨细胞功能。因此,应该坚持户外运动,接受阳光照射,有助于合成体内所需的维生素 D。

3. 戒烟限酒 男女吸烟者均可见椎体骨和髋骨骨折危险性增加。吸烟者骨量丢失为不吸烟者的 1.5～2 倍。吸烟可使肠钙吸收减少。吸烟者常过早停经,性激素水平下降,骨吸收增加,骨量丢失。女性吸烟可使绝经年龄提前,加速雌激素灭活和分解,引起器官损害,抑制钙与维生素 D 的摄取。大量研究发现,吸烟可以通过以下6条途径导致骨质疏松的发生：①烟草对骨细胞产生直接的毒性作用，可直接或者间接对破骨细胞产生刺激，增强其溶骨作用，致使骨量减少。②干扰人体内钙离子的代谢。③打破机体内性激素的平衡，促进雌激素分解，而雌激素降低是致骨质疏松的重要因素。④引起一些细胞因子的改变。很多细胞因

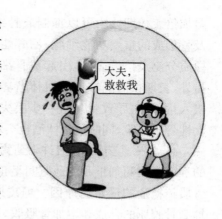

子，如白细胞介素、前列腺素、转化生长因子、肿瘤坏死因子、胰岛素样生长因子1、表皮生长因子等在骨组织代谢中也起重要调节作用。吸烟也可以影响某些细胞因子的生成和正常生理作用的发挥，进一步导致骨代谢调节失衡，引起骨质疏松症。⑤吸烟导致骨骼肌肉的广泛损伤；肌力和骨量呈正相关，如果肌力停止增加，骨量增加将明显受到限制。⑥吸烟相关疾病的间接影响等。由于许多长期吸烟患者还有慢性支气管炎、慢性阻塞性肺疾病（COPD）、肺气肿等疾病，据报道大约68%的COPD患者有骨质疏松。慢性肺部疾病导致的营养不良、运动能力下降以及糖皮质激素的长时间应用，都不同程度地减少骨形成，增加骨吸收。另外，慢性肺部疾病是慢性炎症反应，疾病本身引起的炎性介质和细胞因子，如白细胞介素、前列腺素、肿瘤坏死因子等都是破骨细胞的刺激因子，进一步促进骨质吸收和骨细胞减少。

酗酒者易并发肝硬化，影响血25-(OH)D生成，导致血25-(OH)D和1,25-(OH)$_2$D均下降，影响肠钙吸收。过多饮酒可减少成骨细胞的增殖和活性，降低骨形成。骨组织计量学研究可见皮质骨和松质骨厚度均减少，骨形成率和矿盐沉积率均降低。

研究显示，无论是男性还是女性，每日饮酒超过2单位，会增加骨质疏松和髋部骨折的风险。每日饮酒超过4单位导致骨折风

险加倍。长期饮酒可以抑制成骨细胞活动,而成骨细胞是骨重建及骨形成的重要功能细胞,乙醇能够从多方面影响成骨细胞的蛋白质分泌及信号表达,引起成骨细胞数量的减少,降低骨形成率。另外,长期饮酒能够造成机体营养不良,致使维生素、微量元素等摄入量不足,导致骨量进一步丢失。长期大量饮酒会增加男性与女性骨折风险,同时过量饮酒也会增加跌倒风险。

4. 其他 药物指导:许多药物都可以引起骨质疏松症,骨丢失的程度与用药剂量和用药时间呈正比。糖皮质激素是引起药物性骨质疏松症的最常见原因。糖皮质激素通过多种机制减少骨量,抑制骨胶原的合成和增加骨吸收。此外,一些抗凝药如华法林,抗癫痫药如苯妥英钠等也可能影响骨代谢,长期使用可能增加骨质疏松症的风险。因此,需要在医生指导下合理用药,适当应用抗骨质丢失药物。

二、二级预防

二级预防即早发现、早诊断、早治疗(图4-1)。可以通过调查和骨密度筛查等手段及早发现高危人群;对高危人群进行风险评估以及风险预测、骨密度测定,加强对骨质疏松症易患人群的监护和健康指导,确定防治措施;尽快对低骨量人群进行控制,进而减少骨质疏松性骨折的发生。二级预防的主要方法分为普查、筛检、定期健康检查、设立专门的防治机构等。

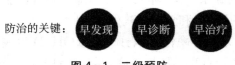

图4-1 二级预防

1. 二级预防的主要措施

(1)骨质疏松症的二级预防关键在于早期发现,并给予积极的治疗。早期发现需要对骨质疏松症高危人群进行筛查,进行风险评估以及风险预测,加强对骨质疏松症易患人群的健康指导,这是二级预防的主要内容。临床上评估骨质疏松症风险的方法较多,将国际骨质疏松症基金会(IOF)的骨质疏松症风险一分钟测试题以及亚洲人骨质疏松自我筛查工具(OSTA)两种简易评估方法作为初筛工具,灵敏度高,操作方便,具体参见第三章。这两种方法可以作为初筛工具,有利于发现骨质疏松症或者骨折高风险人群,以便尽早明确诊断与治疗,对预防骨质疏松性骨折有重要意义。建议 50 岁以上的人群,尤其是低体重人群,每年都可以通过OSTA 自我筛查公式进行骨质疏松症风险自测。如果发现自己是高危人群,应该及时去医院进行双能 X 线骨密度仪检查,有利于骨质疏松症的早期防治。也可以根据年龄和体重进行快速骨质疏松风险评估。

　　(2)对骨质疏松症高危人群进行监测:对高危人群,很重要的一点是通过骨密度和骨测量,早期筛查出骨量降低者,以便及时治疗,并进行骨折危险评估,确定防治措施,防止骨折等合并症的发生。对快速骨量减少的人群,应及早采取防治对策。人到中年,尤其是妇女绝经之后,骨量丢失加速进行,为了预防骨质疏松症,对于围绝经期和绝经期妇女、老年人群、容易引起骨质疏松症的患者以及长期应用糖皮质激素的患者等高危人群,应该定期检查骨密度,以达到早发现、早诊断和早治疗的目的。

　　(3)开展骨折风险评估:骨质疏松症的主要危害是骨折风险增加,骨密度测定能够反映骨折的风险概率,但受到很多其他风险因素的影响。2007 年 WHO 提出骨折风险因子的概念,即骨折风险因子越多,患有骨质疏松症的风险越大,同时发生骨折的风险越大。因此,推荐应用骨折风险因子评估工具(fracture risk assessment tOOL,FRAX)联合骨密度测量,用于骨质疏松症的诊断和治疗,有助于患者改善不良的生活方式,减少骨折发生的风险因素,也可以用于预测未来发生骨折的概率。FRAX 的具体应用参照附录中的相关内容。

（4）开展自我保健：开展骨质疏松危险性的自我测定。自我测定是自我保健、预防骨质疏松症的重要环节。如女性在更年期前后，身材矮小，又有骨质疏松症家族史，则属于高危人群，应该采取一级预防的各种措施，防止骨质疏松症的发生和发展。

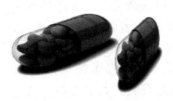

（5）预防继发性骨质疏松症：骨质疏松的二级预防中，也需要积极治疗引起继发性骨质疏松症的疾病，包括性功能减退、器官移植、糖尿病、风湿性关节炎、甲状旁腺功能亢进症、甲状腺功能亢进症、慢性肝病、COPD 和胃肠道疾病。另外，有些疾病如系统性红斑狼疮、皮肤病、类风湿关节炎、肾病、哮喘患者等常用糖皮质激素治疗，而骨质疏松症是长期使用糖皮质激素的不良反应之一。积极治疗原发病可有效预防骨质疏松的发生。

（6）同时通过药物干预防止骨质疏松症及骨折的发生，提高居民的生活质量。药物干预包括钙剂补充和活性维生素（维生素 D）的应用。

在社区人群开展骨质疏松症早诊早治的具体实施如下：对于骨质疏松症一类的慢性病，"三早"预防的根本办法是做好宣传和提高医务人员的诊断、治疗水平；通过普查、筛检和定期健康检查以及群众的自我监护，及早发现骨质疏松症初期患者，并使之得到及时合理的治疗。

2. 目标　以早诊、早治工作为载体，提高骨质疏松症的早期诊断率、早期治疗率；提高技术队伍水平，加强基层能力建设；建立合理、可行的费用分担机制，保证绝大部分患者得到及时治疗；逐步全面开展骨质疏松症的综合防治工作。

3. 内容和方法

（1）制订早诊、早治工作计划和实施方案：各地卫生行政部门应当根据当地骨质疏松症流行特点，组织制订适合本地情况的早诊、早治工作计划和具体实施方案。科学确定开展早诊、早治工作的人群范围、技术指导及工作承担单位,建立健全包括流行病学、临床检查及辅助检查如实验室检查、骨骼测量和影响学检查等多学科协作的早诊、早治技术队伍。

（2）规范早诊、早治工作：根据国家相关诊疗规范,结合本地区卫生资源状况,统一辖区内医疗卫生机构骨质疏松症早诊、早治工作流程,统一培训医疗卫生人员,落实骨质疏松症规范化诊疗,切实保证患者有效早诊、早治,降低骨质疏松症发病率和骨折的发生率,提高治疗效果和生存质量。

4. 任务

（1）疾病预防控制机构及专业防治机构

1）依据国家相关规划、计划及方案,制订辖区骨质疏松症筛查及早诊、早治技术方案,发展和推广骨质疏松症早诊、早治的适宜技术。

2）组织发动早诊、早治工作,开展流行病学调查,收集筛查对象信息,建立骨质疏松症综合防治示范区,逐步推动骨质疏松症综合防治工作。

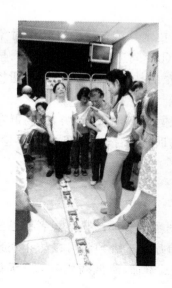
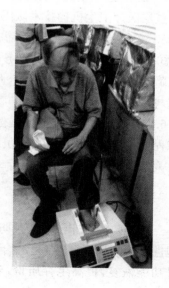

3）开展骨质疏松症健康知识普及工作,提高人民群众对骨质疏松症防治知识的知晓程度及在骨质疏松症防治工作中的主动参与意识。

4）承担对开展骨质疏松症筛查和早诊、早治工作的各级各类机构的技术指导和相关人员培训。

5）组织和参与早诊、早治工作质量和效果的评估考核。

（2）基层医疗卫生机构

1）做好健康教育,动员辖区居民参与骨质疏松症筛查工作,协助上级医院开展骨质疏松症筛查工作。

2）在上级医院指导下,参与骨质疏松症的筛查和早诊、早治工作。

（3）综合医院

1）执行骨质疏松症筛查及早诊、早治技术方案,按照分地区、分阶段、有计划、有重点的原则逐步开展骨质疏松症筛查和早诊、早治工作。

2）指导基层医疗卫生机构开展骨质疏松症筛查和早诊、早治,培养基层医疗卫生机构技术队伍。

5. 流程和步骤　①制订筛查技术路线；②确定筛查对象范围；③明确参与机构职责和任务；④时间进度安排；⑤早诊、早治的保障措施；⑥参与早诊、早治人员的技能培训；⑦确定质量控制措施与评价指标。

6. 质量控制　①广泛开展健康教育和宣传动员,提高群众的参与程度和依从性；②开展人员培训,提高技术水平,提高早诊率；③政策保障措施到位,提高治疗率。

三、三级预防

三级预防为临床预防。预防对象为骨质疏松症患者或已经发生脆性骨折的患者,重点是综合治疗。三级预防可以防止伤残和促进功能恢复,提高生存质量,延长寿命,降低病死率。三级预防主要是积极治疗和护理严重骨质疏松症患者及合并骨折的患者。

　　根据临床危险因素的评估与骨密度测定相结合,制订骨质疏松症防治方案(表4-1)。通过药物干预和康复治疗延缓骨质疏松性骨折引起的残疾和死亡,提高生命质量。步入老年后,坚持适当运动,加强防摔措施,预防骨折发生。老年人应积极补充钙和维生素D。如发现骨密度低下或患有骨质疏松症,可在医生指导下,选择适当的药物治疗,阻止、减缓骨质继续丢失,并降低骨折风险。已发生骨折的患者,积极治疗不容迟疑。除对骨折及时处理外,不可忽视合理的康复治疗和预防再次骨折。

表4-1　骨质疏松症防治方案

50 岁后骨折	骨折危险因素	BMD	处理	目的
—	√	正常	基础措施	初级预防
—	√	$-2.5 < T \leqslant -1$	药物治疗	预防骨质疏松症
—	√	$T \leqslant -2.5$	药物治疗	预防首次骨折
√	√	无论是否有测 BMD	药物治疗	预防再次骨折

　　三级预防的主要措施包括如下。①基础措施:如调整生活方式,补充钙剂和维生素 D 等;②进行药物治疗。抗骨质疏松症的药物有很多种,作用机制也有所不同,或以抑制骨吸收为主,或以促进骨形成为主,也有一些多重作用机制的药物。临床上抗骨质疏松症药物的疗效判断包括是否能提高骨量和骨质量,最终降低骨折风险。具体措施见第六章。

　　另外,骨质疏松症三级预防很重要的一点是预防骨折。骨质疏松性骨折是骨质疏松症最严重的后果,为脆性骨折,是由于骨强度降低,日常生活中的轻微损伤导致的骨折,如平地行走中,在人体高度跌倒时发生的轻微外力即可造成的骨折。此类骨折属于完全性骨折,在老年人群中患病率较高。常见的骨折部位是胸腰段脊椎、肱骨近端、桡骨远端。由于骨的质量差,骨折后内固定物及

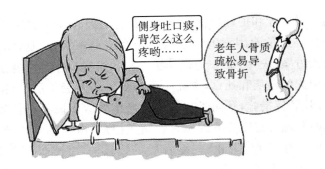

植入物固定的牢固程度差,易发生松动,骨折后骨愈合过程迟缓,而且骨质疏松症本身再次引发骨折的风险明显增大。

鉴于骨质疏松性骨折的严重后果,预防其发生尤为重要。在人的一生中30～40岁时骨量积累达到高峰,这个最高值的骨量称为峰值骨量。以后随着年龄增长,骨量逐渐下降。峰值骨量越大,丢失越慢,骨质疏松症发生也就越晚。运动刺激可以增大峰值骨量并减慢随着年龄增长的骨质流失速度,这是预防骨质疏松性骨折发生的重要措施之一。此外,骨质密度下降并不是骨质疏松性骨折的唯一危险因素。机体的反应性、平衡能力对于预防骨质疏松性骨折的发生也很重要,故防止跌倒是预防骨质疏松相关性骨折的最主要措施。

具体的预防措施实施如下。

1. 合理锻炼　体力活动可改善肌肉力量和平衡力。运动可以强度和平衡训练为主。近年来,打太极拳被认为是预防跌倒的最有效方法而得到关注,主要是打太极拳可以改善老年人群平衡力,有效降低跌倒发生。另外,美国健康协会推荐老年人至少每周150 min中等强度锻炼,或者75 min高强度有氧锻炼和每周2次肌肉强度训练,每周至少3次平衡练习。

2. 平衡膳食,调整生活方式　养成良好的生活习惯,戒烟限酒,均衡膳食,适当增加饮食中钙的摄入,多食用含钙丰富食物,如牛奶、虾皮、豆制品、鱼类、海带、坚果类等,避免过量饮用咖啡及碳酸饮料。增加户外活动,接触更多的阳光,促进钙磷代谢,从而促进钙吸收,使骨钙增多,是预防骨质疏松症和骨折的有效方法。每日做 1～2 次户外活动,每次活动时间以 30～50 min 为宜。

3. 居住环境防跌倒　因为老年人群是骨质疏松症的高发人群,预防老年人群跌倒,改善老年人的生活与居住环境,降低居家危险因素至关重要。创造适合老年人特点的居家环境,避免居家环境因素引起的跌倒。室内灯光明亮,光线分布均匀,保留夜间照明灯;地面平整防滑,在浴室中放置防滑垫;物品摆放不宜过高,方便取放;卫浴设施和楼梯安全实用,卫生间设坐厕并安装扶手;床铺和座椅高低也要考虑到方便老年人。

4. 增强安全意识　做好居住环境防跌倒的同时,还应在日常生活中注意安全,防止外伤和意外事故发生。避免容易导致骨折的活动与动作,采取保护性措施。

锻炼时选择安静人少的地方,锻炼身体需量力而行,避免碰撞及震动大的运动。外出活动结伴而行,避免外出走得太远及雨雪等不良天气户外活动。外出时选择适宜的交通工具,避开交通高峰,最好有人陪同扶持,上街时最好不要骑自行车,不要到拥挤的公共场所,上下公共汽车要扶扶手。

在日常家居生活中,在行走和转移过程中老年人宜衣着简洁、鞋子舒适得当。选择合适的平跟防滑鞋,最好不要穿拖鞋。上厕所、起床和洗漱等要站稳后才移步,上下楼梯要扶扶手,避免站着穿裤子及登高取物,避免突然起床及夜间醒后立即如厕,走路避免突然回头;行走不稳、腿力差的老年人应备拐杖和相应辅具并加强陪护。

5. 心理疏导　研究显示,有跌倒史的老年人中,29％～92％有害怕跌倒的心理,因为害怕跌倒而避免活动,形成"跌倒→失去信心→回避活动→更易跌倒"的恶性循环。通过心理疏导,增强自信心,使老年人认识到跌倒的许多危险因素是可控的,消除抑郁、焦虑等不良情绪,积极参加锻炼,增强身体平衡力和灵活性,减少跌倒发生。

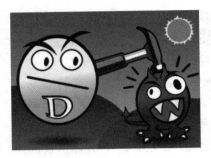

6. 补充维生素 D 维生素 D 的缺乏与肌无力、肌肉疼痛有一定关系,而跌倒与老年人肌肉功能减退和平衡能力欠佳有关。骨骼肌是活性维生素 D 代谢产物的靶器官,肌组织中存在 $1,25-(OH)_2D_3$ 受体,维生素 D 被激活后,可促进肌肉中蛋白质的合成和肌细胞生长,提高机体平衡能力,增加肌肉力量。此外,$1,25-(OH)_2D_3$ 可以进入细胞,与维生素受体基因相结合,激活其他基因如钙结合蛋白基因的表达,从而影响钙代谢。据研究,适当补充维生素 D 可以减少 22% 的跌倒风险。

7. 定期体检 加强对骨质疏松症高危人群的监测,过于消瘦、闭经早、嗜好烟酒、患有内分泌疾病以及长期使用糖皮质激素等药物都属高危人群,需要定期监测骨密度。

8. 积极治疗常见老年病 帕金森病、脑血管疾病后遗症等中枢神经系统疾病以及下肢肌肉、骨与关节的病变或发作性晕厥、眩晕症等,均可使老年人步态不稳而跌倒引起骨折,应积极治疗这些常见老年病,尤其是脑血管病及心血管病。

9. 健康教育 为了有效地预防跌倒发生,提高老年人群对跌倒预防认知是一个重要前提。健康教育是跌倒预防策略中基本而重要的环节,健康教育对象不仅包括老年人,还包括医护人员、家庭成员、社区工作人员、老年照顾与陪护人员等。有助于老年人保持良好生活习惯,减少跌倒危险。

第二节 骨质疏松症的宣传教育

骨质疏松症的宣传教育是通过信息传播和行为干预,帮助个人和群体掌握卫生保健知识,树立健康观念,自愿采纳有利于骨健

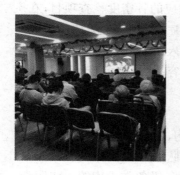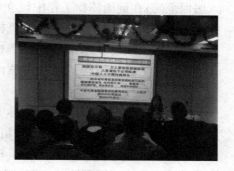

康行为和生活方式的教育活动与过程。其目的是消除或减轻影响骨健康的危险因素，预防骨质疏松症，促进骨健康，预防骨折和提高生活质量。骨质疏松症的宣传教育是骨质疏松症防控的重要策略。通过建立骨质疏松症信息和知识权威发布平台，充分利用大众媒体，大力开展骨质疏松症健康教育，广泛宣传骨质疏松症防治知识，寓预防于日常生活之中，促使人们自觉养成良好的预防和控制骨质疏松症的行为和生活方式。

第三节　社区骨质疏松症防治体系的建立与管理

骨质疏松症可防可治。在骨质疏松症防治工作中，各级政府应提供完善的组织保障，各级医疗卫生部门明确工作职责，并逐步建立起信息收集管理体系，加强督导评估工作。

一、组织保障

1. 制订骨质疏松症防治规划，出台相关政策　各级政府将骨质疏松症的防治纳入区域卫生规划，明确骨质疏松症防治工作目标及指标。在区域卫生资源配置、经费配置等方面满足骨质疏松症防治工作的需要。

出台骨质疏松症防治相关政策，如：将骨质疏松症防治措施纳入医保范畴;在健康体检工作中设立相应的骨密度检查项目;在疾病预防健康教育工作中设置骨质疏松症防治内容;增加各级预防人员培训以及预防技术推广的经费投入;将骨质疏松症防治工作开展情况作为医疗机构的绩效考核内容;将规范的骨质疏松症教学纳入医学院校课程内容等。

2. 建立健全骨质疏松症防治体系　在卫生系统内部,建立以疾病预防控制机构、基层卫生服务机构、综合医疗机构、骨质疏松症专科门诊和健康管理门诊为主干梯队的骨质疏松症防治体系。按照骨质疏松症三级预防的内容,明确各级各类机构的工作职责,配置相应的人员及基础设备。

3. 加强倡导与动员　充分动员媒体、教育、相关企业、社会团体等机构的力量,落实各项骨质疏松症防治措施。

二、组织机构与职责

(一)疾病预防控制机构

1. 省疾病预防控制机构

(1)组织制订本省社区骨质疏松症防治工作计划和技术方案。

(2)对市(地区)疾病预防控制机构进行业务指导和培训。

(3)在卫生行政部门的组织领导下,负责组织实施全省社区骨质疏松症防治工作,并进行质量控制、督导、考核和评估。

(4)及时收集、整理、分析本省骨质疏松症防治工作实施情况,研究防治策略,为制定相关政策提供依据。

2. 市(地区)疾病预防控制机构

(1)负责本市(地区)社区骨质疏松症防治工作,根据全省计划安排,制订本市(地区)年度工作计划并组织实施。

(2)对区(县)疾病预防控制机构进行业务指导和培训。

(3)负责全市(地区)社区骨质疏松症防治工作的实施,并进行质量控制、督导、考核及评估。

(4)及时收集、整理、分析本市(地区)骨质疏松症防治工作实施情况,研究防治策略,为制定相关政策提供依据。

3. 区(县)疾病预防控制机构

(1) 负责本区(县)社区骨质疏松症防治工作,根据全市计划安排,制订本区(县)年度工作计划并组织实施。

(2) 对社区卫生服务机构(乡镇卫生院)进行业务指导和培训,为社区提供适宜的防治方法和技术。

(3) 掌握社区骨质疏松症及相关疾病、危险因素分布状况及趋势,及时与相关部门进行信息沟通,制订或调整骨质疏松症防治策略。

(4) 对辖区内社区骨质疏松症防治工作进行质量控制、督导、考核及评估。

(5) 收集、整理和分析本区(县)骨质疏松症防治工作实施情况,发现问题及时反馈,及时调整防治方案,协调解决防治方案执行过程中的具体问题。

(二) 社区卫生服务机构

负责组织实施社区骨质疏松症患者的筛查、初步诊断、分级、常规治疗、随访管理和转诊等。

(1) 掌握社区骨质疏松症及相关疾病、危险因素分布的基本情况,根据全区(县)计划安排,制订和落实本社区骨质疏松症防治的实施计划。

(2) 开展社区人群健康教育,为社区人群提供预防控制骨质疏松症危险因素的知识和技能,促进社区人群普遍掌握骨质疏松症防治知识,转变对骨质疏松症防治的态度,养成良好的行为习惯。

(3) 通过建立居民健康档案和组织本社区居民健康检查

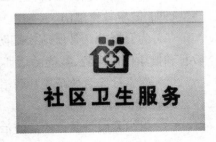

等多种方式,检出社区骨质疏松症患者。

（4）建立骨质疏松症患者管理信息库,并及时更新骨质疏松症患者的信息。

（5）对骨质疏松症患者实施分级、分层随访管理,为患者开具健康处方,同时对病情及管理效果进行评估。

（6）督促骨质疏松症患者规律服药及采取合理膳食、运动等非药物治疗措施,密切注意患者病情发展及药物治疗可能出现的不良反应,发现异常情况及时向患者预警,督促患者去医院做进一步治疗。

（7）早期发现骨质疏松症患者的危急和疑难情况,并及时转诊至上级医院。

（8）对社区骨质疏松症防治工作进行质量控制及效果评价。

（三）综合医院

（1）加强综合医院机会性筛查发现患者的职能,承担骨质疏松症的确诊工作,并为确诊的骨质疏松症患者制订个体化的治疗方案。

（2）接受并救治社区卫生服务机构（乡镇卫生院）转来的骨质疏松症患者,并将已确诊且病情稳定的患者转回社区进行规范化的社区管理。

（3）为社区卫生服务机构医务人员提供技术指导和培训。

（4）与疾病预防控制机构和社区卫生服务机构协同开展工作。

（四）健康教育部门

（1）为开展社区骨质疏松症防治的组织机构和人员提供健康教育和健康促进理论、技能的培训及技术指导。

（2）探索社区骨质疏松症防治健康教育的方法,研究、开发、制作健康教育资料。

（3）组织开展骨质疏松症防治的健康教育与健康促进活动。

（4）为社区人群提供骨质疏松症防治知识和技能指导。

三、信息收集与管理

信息收集与管理是掌握区域骨质疏松症防治工作的具体实施情况和开展防治效果评估的基础,是卫生行政部门制定骨质疏松症防治相关政策的重要依据。

1. 信息收集的主要内容

(1)辖区内基本信息,包括人口信息、辖区卫生资源信息等内容。

(2)辖区人群骨质疏松症健康知识知晓情况,辖区内不同性别、年龄人群对骨质疏松症健康关键信息的知晓率分布及变化趋势。

(3)辖区人群骨质疏松症保健行为情况,辖区内不同性别、年龄人群合理膳食、生活习惯及方式等骨健康保健行为的分布及变化趋势。

(4)辖区人群骨质疏松症健康状况,辖区内不同性别、年龄人群骨质疏松症、骨质疏松性骨折的分布及变化趋势。

(5)辖区人群骨质疏松症治疗需求、开展治疗情况,辖区内不同性别、年龄人群骨质疏松症、骨质疏松性骨折接受规范治疗的情况。

2. 信息收集方法

(1)开展常规的骨质疏松症防治数据信息收集与管理:常规的数据信息收集与管理是骨质疏松症防治工作的基础性工作,可以使开展骨质疏松症工作所涉及的各个相关部门及时得到骨质疏松症防治工作开展情况及各项措施落实情况的信息,也可以对防治措施实施后的效果进行评估。建立健全数据信息收集、管理及逐级上报的制度和工作网络。

基层卫生服务机构,应在居民健康档案的基础上建立居民骨质疏松症健康档案,以个案表形式,收集辖区内所有居民骨质疏松症保健知识、行为、治疗、骨健康状况信息,进行骨质疏松症高危人群初筛并记录工作信息,记录采取的预防和治疗措施。

骨质疏松症专科门诊和健康管理门诊,应收集初筛的骨质疏松症高危人群信息,并进行高危人群评估,做好评估记录。

(2)开展流行病学专题调查:除了常规开展医疗机构数据信息报告工作外,还需要针对性地开展各种专题调查。专题调查是获取辖区一般居民骨质疏松症健康知识、行为及健康水平的手段。区域性流行病学调查由政府卫生行政部门制订工作方案后实施,各利益相关者共同参与,科学筛选专题调查内容,讨论制订科学的调查工作、调查方法。有条件的地区,建立骨质疏松症监测系统,长期、连续、系统地收集并整理人群骨质疏松症相关信息。

3. 数据利用与信息发布 医疗机构常规报告来源的信息,应在疾病预防控制机构、基层卫生服务机构、医疗机构之间实现共享。区域性流行病学调查来源的信息,也应该在疾病预防控制机构、流行病学调查具体承担机构之间实现共享。疾病预防控制机构负责数据的整理与分析。

根据不同目的,发布和利用数据信息。数据使用对象包括卫生行政部门、医疗卫生机构、政策制定者、各利益相关团体、社会公众等。根据数据使用对象的目的、需求、使用频率等信息,确保信息使用的合理性和科学性。对社会公众公布的数据信息,一般由当地卫生行政部门进行发布。

四、评估与评价

1. 评估与评价的作用与方式 骨质疏松症防治工作评估是指定期对正在开展的工作或已经完成的工作进行系统、客观的深度分析。确定服务的实用性、效率、效果、影响和可持续性等。通过评估确定问题和产生问题的原因,为解决问题提供建议,并提出与策略有关的问题;帮助了解工作进展以及如何取得相应进展;推动人们采取行动,促进工作或服务取得积极和正面的进展。

评估可在常规工作收集的数据基础上开展,也可通过其他途径如科学研究、专项调查、深入访谈、专题小组讨论等方式收集信息。定期评估主要是为了评估工作进展、是否达到预期效果以及是否需要对工作计划进行必要的调整。终末评估是在项目结束时开展，对项目的整体情况、效果、影响、目标达成情况以及可持续性等进行全面评价。

2. 评估指标　包括居民骨质疏松症健康知识知晓率、居民骨质疏松症患病率、居民骨质疏松性骨折率、居民接受预防措施情况、居民接受骨密度检查情况、骨质疏松症危险因素评估等。

第四节　骨质疏松症健康管理

一、骨质疏松症健康管理的定义

健康管理是对个体或群体的健康进行全面监测、分析和评估，提供健康咨询和指导，并对健康危险因素进行干预、管理的全过程。

骨质疏松症防控管理是对健康人群、骨质疏松症高危人群和骨质疏松症患病人群的健康危险因素以及疾病病情进行全面监测、分析、评估、预测、预防和治疗的全过程。

在骨质疏松症健康管理中，核心是对骨质疏松症危险因素的管理，即对健康危险因素的识别、评估、预测以及干预和管理。具体措施包括维持骨的正常生长和发育，保证达到合理的峰值骨量，减少因年龄和其他继发因素所致骨量丢失，保证骨骼结构的完整和预防骨折。因此，骨质疏松症的健康管理对象应具有普遍性，在人群中开展营养

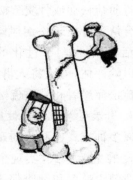

骨质疏松

和生活方式干预等措施,强调落实三级预防。包括进行骨质疏松症的健康教育,减少骨质疏松性骨折的危险因素和改变不健康的生活方式。实施防控管理的最终目的是变被动的骨质疏松症治疗为主动的骨骼健康干预管理,达到节约医疗费用支出、维护骨骼健康的目的。骨质疏松症防控管理的宗旨是调动个体和群体以及整个社会的积极性,有效利用有限的资源达到最大维护骨骼健康的效果。

二、骨质疏松症健康管理的基本内容

1. 了解个体健康状况,建立健康档案　通过问卷和健康体检收集个体健康信息,从中找出骨质疏松症危险因素。个体健康信息包括个人一般情况(性别、年龄等)、目前健康状况、家族史、生活方式(膳食、体力活动、吸烟、饮酒等)、病史采集、体检和实验室检查、骨测量及骨密度检查等。具体方法可通过普查、筛查等检出骨质疏松症高危者,登记、注册建卡,建立相关健康档案。形成一套资料齐全、管理结构和功能较完善的社区骨质疏松症健康管理体系。

2. 进行骨质疏松症风险性评估　根据所收集的个人健康信息,对个人的目前骨质疏松症相关健康状况开展评估(健康状况、存在哪些骨质疏松症相关危险因素或不健康生活方式),同时对未来患骨质疏松症或骨质疏松性骨折的危险性进行预测。主要目的是综合认识骨质疏松症风险,鼓励和帮助人们纠正不健康的行为和生活习惯,制订个性化的健康干预措施并对其效果进行评估。根据风险评估,可以将人群分为一般人群、骨质疏松症高危人群、骨质疏松症患者和骨质疏松性骨折人群。

3. 开展骨质疏松症健康咨询与指导　有计划地干预、管理健康。以多种方式控制骨质疏松症危险因素,帮助个体采取行动纠正不良的生活方式,实现个体骨质疏松症健康管理计划与目标。与一般健康教育和健康促进不同的是,健康管理过程中的健康干预是个性化的,即根据个体的骨质疏松症危险因素,进行个体指导,设定目标并动态追踪效果。
对于具有多个危险因素的高危
个体或人群,开展进一步骨密度
检查,及早发现问题并采取预防
和治疗措施;同时进行密切医学
检测,注意高危人群健康动态,
避免或减少骨折发生。

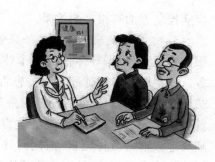

三、骨质疏松症健康管理的流程

1. 健康调查和健康体检　骨质疏松症健康管理体检是以人群
的健康需求为基础,按照早发现、早干预的原则选择体检的项目。
检查的结果对后期的健康干预活动具有明确的指导意义,体检项
目可以根据个人的年龄、性别等特点进行调整。

2. 健康评估　通过分析个人健康史、家族史、生活方式、膳食
结构等问卷获取资料,结合体检、实验室检查、辅助检查、骨测量及
骨密度测定等,为个体提供评估报告,包括用于反映各项检查指标
状况的个人健康体检报告、个人总体健康评估报告、骨质疏松症风
险评估报告等。

3. 个人健康管理咨询　根据个人健康评估情况,可以到健康
管理服务中心接受咨询,也可以进行电话沟通。咨询内容包括:解
释个人健康信息及骨质疏松症评估结果及其对健康的影响,制订
个人健康管理计划,提供健康指导,制订随访跟踪计划等。

4. 骨质疏松症个人健康管理后续服务　个人健康管理后续服
务可以根据个人及人群的需求提供不同的服务。后续服务的形式
可以是通过互联网查询个人健康信息和接受健康指导、定期寄送
健康管理通讯和健康提示,以及提供个性化的健康改善行动计划。
监督随访是后续服务的一个常用手段。随访的主要内容是检查健
康管理计划的实施状况,并检查主要危险因素的变化情况。健康
教育课堂也是后续服务的重要措施,在营养改善、生活方式改变与

疾病控制方面有很好的效果。

5. 专项的健康及骨质疏松症管理服务　除了常规的健康管理服务外,还可根据具体情况为个体和群体提供专项的健康管理服务。这些服务的设计通常会按患者及健康人群划分。对已有骨质疏松症的患者,可针对骨质疏松症类别或特定危险因素来服务;对健康的个人,可选择个人健康教育、生活方式改善咨询、骨质疏松症高危人群的教育项目等;同时建议综合医院和医疗机构建立骨质疏松症专病门诊,针对骨质疏松症患者进行个体化治疗和管理。

四、骨质疏松症健康管理的基本策略

骨质疏松症的发生和发展有一般自然规律:一般人群→高危人群(亚临床状态)→疾病→并发症,对任何一个阶段实施干预都将产生明显的健康效果,干预越早,效果越好。健康管理工作主要是用非临床的手段,对一般人群、高危人群和骨质疏松症患者进行健康评估和分层管理,主要是生活方式管理,干预和管理饮食、运动以及心理。针对高危人群,强调以预防为主的生活方式干预措施。干预内容包括骨质疏松症所有可控危险因素,包括低体重,性激素低下,吸烟,过度饮酒、咖啡及碳酸饮料,体力活动缺乏,饮食中钙和维生素 D 缺乏(光照或摄入少),有影响骨代谢的疾病或药物应用等。针对骨质疏松患者来说,健康管理应在强调骨质疏松症治疗的同时辅以行为干预。将就医和治疗纳入管理,同时管理生活方式,以配合、辅助临床治疗,提高患者的依从性,加强治疗效果,后一项内容也称为疾病管理。骨质疏松症治疗的目的包括疼痛缓解、骨量提高和骨折预防。疼痛缓解通常需要 3 周以上的对症治疗;骨量提高治疗需 1 年;而骨质疏松性骨折的预防往往要 3 年以上。针对骨质疏松性骨折患者的治疗,应在处理骨折的同时治疗骨质疏松症,即使骨折愈合后骨质疏松症治疗亦要坚持。骨质疏松症防治的管理应依据疾病的不同人群、不同干预目的而选择不同的干预方法;并强调预防跌倒,否则骨折将随时再次发生。

健康管理的基本策略,根据对象不同分为生活方式管理和疾病管理。

(一)生活方式管理

具体措施可参见三级预防。在实践中,主要有以下4种方法常用于促进人们改变生活方式。①教育:传递知识,确立态度,改变行为;②激励:通过正面强化、反面强化、反馈促进、惩罚等措施进行行为矫正;③训练:通过一系列参与式训练与体验,培训个体掌握行为矫正的技术;④营销:利用社会营销的技术推广健康行为,营造健康的大环境,促进个体改变不健康的行为。单独应用或联合应用这些方法,可以帮助人们朝着有利于健康的方向改变生活方式。

生活方式管理的目的是降低行为危险因素。随着社会转型,人们生活方式发生了很大变化,谷类食物摄入量下降,动物类食物摄入量增加,职业人群久坐少动,精神压力增加和社会交往频繁导致烟酒过度,多种行为危险因素并存。如何对骨质疏松症行为危险因素进行有效干预与管理,帮助高危人群和骨质疏松症患者建立和重塑健康生活方式是防控管理的重点和难点。

行为危险因素管理的重点是提高知信行水平。健康知识知晓率和健康信念持有率与多种行为危险因素高暴露率存在明显相关性。健康信念模式(知信行模式)是人们改变不良生活行为的重要基础,构建知识改变意识,意识改变行为,行为促进健康的良性循环是骨质疏松症防控行为危险因素管理的核心。

行为危险因素的干预管理通常采取多种形式的健康教育与行为指导,并将教育与指导贯穿于各个环节中,包括健康信息调查采集、危险因素与健康风险的分析评价、个人健康计划的制订、人群骨健康管理跟踪与实施以及定期动态的效果评估。人们通过这些管理与干预,了解自身存在的骨质疏松症可控危险因素(行为因素),知晓和掌握一定的骨质疏松症防控管理知识,认识采取预防措施后的效果,从而提高对骨骼健康的认知,并由此产生改变不健康行为的主动愿望和行动。这种综合性、多环节的干预能够有效减少骨质疏松症高危人群行为危险因素暴露率。行为改变与年龄、性别、文化程度有一定关系,但更重要的影响因素与管理时间长短、干预强度大小以及使用方法有关。

提高骨健康的生活方式调整包括:维持充足的钙质摄入和正常的维生素 D 水平,进行适当程度的运动锻炼,限制烟酒。物理治疗和缓解疼痛在控制骨折方面也很重要。跌倒在脆性骨折的病理机制中扮演重要的作用,特别是在身体虚弱者或老年人群。多种医疗与环境因素增加了发生跌倒的概率,其中多数是可以改变的。多元化的干预措施已被用于降低跌倒的发生概率,而非骨折。

(二)疾病管理

疾病管理是指针对疾病发生和发展的各个阶段采取不同干预管理措施,提供不同服务,也就是对疾病采取"全程的管理",以从根本上控制医疗保健的成本,节约有限卫生资源的医学行为与过程。作为健康管理的主要策略和方法之一,疾病管理是一个协调医疗保健干预和与患者沟通的系统,它强调患者自我保健的重要性,强调运用循证医学和增强个人能力的策略来预防疾病的恶化。应用这种方法,可为患者提供最有效的个体卫生保健实践。相对于传统的医疗模式,更有利于发现和消除影响患者健康的危险因素,有利于患者认识自身存在的问题并配合治疗,也有利于改善医患关系。

骨质疏松症疾病管理旨在通过综合运用多种健康保健干预方式协同与患者之间的沟通;调动患者自我管理与保健的积极性,增强与提高患者自我保健能力;通过对骨质疏松症病情和危险因素的有效控制和高效利用资源,实现患者健康改善效果的最大化。骨质疏松症疾病管理主要内容包括:疾病危险性和分期评估、标准化疾病控制流程、与医生协调、教育患者自我管理、疾病管理效果评估、多方动态信息沟通。总之,骨质疏松症疾病管理不仅包括药物干预,还包括生活方式的调节、患者的自我管理教育等。生活方式的调节具体见一级预防及二级预防的相关措施。在生活方式调整的基础上,在医生指导下合理用药,制订治疗计划,并定期反馈骨质疏松患者合理的用药管理。

疾病管理必须包含人群识别、循证医学指导、医生与服务提供者协调运作、患者自我管理教育、过程与结果的预测和管理,以及定期的报告和反馈。

骨质疏松症疾病管理的实施具体如下。

1. 制订诊治计划　不同个体治疗的内容和方法不同,应当制订个体化的诊治计划。

首先,根据病史采集、体检和实验室检查、骨骼测量等,确定骨质疏松症的诊断与分型。其次,评估患者骨折风险。结合患者社会心理、经济文化状况和嗜好,制订详尽的个体化治疗计划。同时,与患者保持长期联系,谋求在治疗方案上达成共识,以保证治疗的依从性。制订治疗计划应注意如下。①治疗方案个体化:由于患者危险因素的差异,不可能选择单一的固定的或"标准化"的治疗计划,而应遵循个体化的原则制订;②药物与非药物治疗措施结合;③有长期和近期的治疗目标和方案;④长期治疗对患者经济负担的可承受性等。

2. 健康教育和行为干预　骨质疏松症的发生在一定程度上与人们不良的生活方式和行为习惯有关,同时目前无"特效"方法根治。大多数患者只有坚持正规、合理和有效的药物与非药物治疗及必要的预防措施,才能得到长期和有效的控制,防止并发症的发生。实现这一目标的关键在于患者对该病要有正确、充分、科学的认识,积极配合医生的治疗和指导。这源于临床医生和卫生保健人员对患者实施良好的健康教育。通过健康教育及行为干预,指导患者改变不健康的行为和生活方式是骨质疏松症管理的重要一环。常见的行为干预措施参见三级预防措施。

3. 成本效益　成本效益包括控制骨质疏松症、预防骨折发生、减轻症状以及患者生活质量提高等。所取得的这些收益均是以就医、辅助检查、服药以及处理与治疗相关的不良反应为经济代价的,还要加上调整生活方式所付出的代价。因此,成本效益是骨质疏松症系统管理不可忽视的问题。规范化、规模化和信息化的患者管理可以增加社区医疗机构就诊人数,减少患者误工、陪护、交通等费用,是一种投资少、社会效益和经济效益均可明显提高的防治模式。

4. 监测与随访　需要对持续、稳定的患者进行定期的监测和随访。随访期间,医务人员的主要任务是确保患者骨密度达到且维持预期目标值,控制其他危险因素。随访内容包括病情监测及健康教育、检查患者治疗进展和治疗计划的效果。

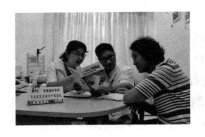
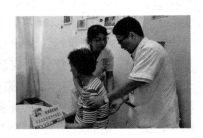

5. 医患交流　医患交流贯穿骨质疏松症系统管理全过程,是实施诊断与治疗不可缺少并决定患者治疗效果的重要一环。通过交流,医生可以掌握患者的身心状况、经济条件、用药心理等,增加患者治疗的信心和用药的依从性,从而提高治疗效果。

6. 管理效果评估与方案调整　当一个健康管理疗程结束时,从健康管理目标的达成度、行为管理的医疗效果、健康管理的经济效果等方面对患者的健康变化情况、健康管理服务质量、医疗费用支出控制情况进行评估,专家再根据评估结果,对下一个疗程的健康管理方案进行调整。对于未达成目标的,需要与患者及时进行讨论,找出原因,修改当前方案,并对下一个疗程的方案执行过程进行严格跟踪和定期审查。

对于提供基本医疗卫生服务的社区医院、职工医院以及健康体检机构的医护人员,如果掌握了骨质疏松症的健康管理及健康风险评估技术,可以在提供临床医疗服务的同时,开展长期的健康教育、健康监测、健康维护和健康管理。对个体和人群,应通过积极实施健康风险预测、评估和分层干预管理,将疾病的风险控制在发病之前或早期,为提高居民健康水平、早期发现健康隐患、预防骨质疏松性骨折发生提供高质量的健康管理服务。

第五章

骨质疏松症的临床评价

　　骨质疏松症起病隐匿,早期常无明显特异性临床症状,再加上患者认识不足,往往认为这是每个人都会发生的衰老现象,常有患者发生骨质疏松性骨折后才来就诊,从而延误了疾病的早期诊断和治疗。因此,进行详细的临床评价,如病史采集、收集临床症状和体征、开展辅助检查等对早期发现骨质疏松症高危人群、寻找骨质疏松症的病因、发现鉴别诊断的线索和治疗方案的选择等都具有重要意义。

第一节　病史采集

　　骨质疏松症患者早期常无明显症状,因此在病史采集中,尤其注意对患者高危风险因素和相关疾病及使用药物的信息采集,主要归纳如下。

　　1. 年龄　骨质疏松症是老年退化性疾病,年龄是骨质疏松症的重要风险因素。正常人在婴幼儿和青少年时期,骨量不断增加,至 30 岁左右达到一生的骨量峰值,其后缓慢减少。女性在绝经后会出现骨量的加速丢失。

　　2. 性别　女性的峰值骨量较男性低,而且经历怀孕、哺乳时损失大量钙质,再加上绝经后钙质大量流失,骨质疏松症患病率高于男性,患病时间也早于男性。

　　3. 种族　白种人和黄种人骨质疏松症的危险高于黑种人。

4. 生活习惯及嗜好　吸烟、过量饮酒会降低肠钙吸收，增加骨丢失；饮用过量咖啡、过多食用高磷酸食物、过度摄入钠盐和蛋白质都会增加钙质排出；低钙饮食和缺乏户外锻炼也是骨质疏松症的风险因素。

5. 月经史　绝经后雌激素的下降会造成骨量丢失增快，而早绝经（年龄≤40 岁）比正常绝经者骨量丢失更严重。

6. 家族史　父母是否患骨质疏松症或有髋部骨折史、有家族史者，骨质疏松症的风险增加。

7. 跌倒史　跌倒是我国伤害死亡的第四位原因，在 65 岁以上老年人中则为首位，老年人跌倒死亡率随年龄的增加急剧上升。导致跌倒的因素很多，外在因素包括环境因素、鞋具、衣着等，内在因素有步态或平衡不良、周围神经病变、前庭功能失调、肌肉无力、视力不良、日常生活功能不良、姿势性低血压、失智等。跌倒常常是长骨骨折（如髋部、前臂骨折）的诱因。

8. 骨折史　骨质疏松性骨折多为脆性骨折，即站立高度或低于此高度跌倒发生的骨折，或低创性骨折，常见部位是脊椎、髋部、前臂和肱骨近端。了解骨折史不仅有助于诊断，为及时治疗提供依据，还预示再次骨折发生风险增加。

9. 影响骨代谢的相关疾病史　临床上有多种系统疾病可导致骨骼受损或骨质疏松症，即骨质疏松症是这些"原发病"的后果之一。它们影响骨代谢的机制各不相同，但如长期未加控制，最终会导致骨质疏松症（表 5-1）。

表 5-1　导致或加重骨质疏松的疾病及因素

生活方式因素		
过量饮酒	低体重	经常跌倒
缺乏运动	低钙摄入	维生素 D 缺乏
吸烟（主动、被动）	高盐摄入	
遗传性疾病		

续　表

囊性纤维化	成骨不全	低磷酸酶血症
卟啉病	血色病	胱氨酸尿症
父母髋部骨折史		
性腺功能减退症		
雄激素不敏感	神经性厌食	高泌乳素血症
全垂体功能低下	早绝经（<45 岁）	Turner 综合征
克氏（Klinefelter）综合征		
内分泌疾病		
中心性肥胖	库欣综合征	糖尿病（1、2 型）
甲状旁腺功能亢进症	甲状腺功能亢进症	
胃肠道疾病		
炎症性肠病	胃肠手术	胃旁路术
原发性胆汁性肝硬化	胰腺疾病	
血液病		
多发性骨髓瘤	白血病和恶性淋巴瘤	血友病
系统性肥大细胞增多症	镰状细胞病	
风湿性和自身免疫性疾病		
强直性脊柱炎	类风湿关节炎	系统性红斑狼疮
神经和肌骨骼因素		
癫痫	多发性硬化	肌肉萎缩症
帕金森病	卒中	

　　10. 影响骨代谢的用药史　在病史采集中,除了要评估各种风险因素、疾病史,全面审查用药史是必不可少的,因为许多药物会导致骨骼受损或骨质疏松症(表 5-2)。

表 5-2　导致或加重骨质疏松的药物

糖皮质激素	抗凝血剂（如肝素）	抗惊厥药物
芳香化酶抑制剂	抗癌化疗药物	促性腺激素释放激素激动剂
质子泵抑制剂	噻唑烷二酮类药物	过量补充甲状腺激素

第二节 临床表现

　　骨质疏松症早期患者常无明显自觉症状,往往于体检时或者发生骨折时才发现已有骨质疏松改变(图 5-1),疼痛、脊柱变形和发生脆性骨折是骨质疏松症最典型的临床表现。

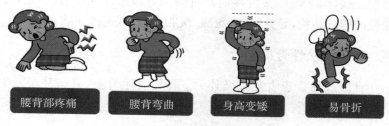

| 腰背部疼痛 | 腰背弯曲 | 身高变矮 | 易骨折 |

图 5-1　骨质疏松症的临床表现

一、症状

　　1. 疼痛　患者常有周身骨痛或者腰背疼痛,在负荷增加时或者劳累后加重,部分休息后缓解,严重时翻身、起坐及行走受限,如腰背疼痛剧烈伴翻身困难或身高变矮需考虑脊柱骨折。由于许多其他骨骼疾病也会引起骨骼疼痛,需注意鉴别。

　　2. 脊柱变形　骨质疏松症严重时可有身高缩短和驼背,脊柱畸形和伸展受限。多发椎体压缩性骨折会导致患者形成"龟背",胸廓变形,呼吸受限。

　　3. 骨折　骨质疏松症患者易发生脆性骨折,就是指从站立高度或低于此高度跌倒或其他日常活动时发生的骨折。脆性骨折是骨强度下降的最终体现,有过脆性骨折临床上即可诊断骨质疏松症。发生脆性骨折最常见的部位是胸椎、腰椎、髋部,桡尺骨远端和肱骨近端,也可发生于肋骨、骨盆和其他部位。

二、体征

骨质疏松症患者早期无特异性体征,常在行骨密度检查后发现有骨质疏松症。疾病发展后最常见的体征是身高变矮、脊椎变形,常伴脊柱压痛、活动受限,较重者因胸廓畸形、限制性肺病,可有呼吸困难。胸、腰椎发生压缩性骨折患者可有强烈腰背疼痛伴脊柱压痛,留下慢性腰背疼痛。有些患者腰椎压缩性骨折改变了腹腔的解剖结构,导致便秘、腹痛、腹胀、食欲减退等症状。

三、骨质疏松性骨折

骨质疏松症患者在轻微外力下即可发生骨折,有些甚至发生脊椎自发性骨折。

第三节　辅助检查

一、骨质疏松症的实验室检查

(一)骨形成标记

骨形成标记是反映成骨细胞活动及骨形成的代谢产物。Ⅰ型胶原和类骨质的主要成分由成骨细胞产生,成骨细胞还产生类骨质矿化所必需的酶。骨形成标记存在于血清中而被检测,反映骨形成的不同阶段,但它们并非都对成骨细胞是特异的。主要包括:Ⅰ型原胶原前肽、碱性磷酸酶、骨钙素。

1. Ⅰ型原胶原前肽(propeptide of type Ⅰ procollagen)　在骨形成早期,类骨质中约90%是Ⅰ型胶原,由成骨细胞表达。Ⅰ型胶原在成骨细胞合成时,首先合成的是原胶原,原胶原的N-端和C-端各有一延长肽,称为前肽。当合成的原胶原从成骨细胞分泌到胞外介质时,需要将分子两端的前肽切除,产生N-端前肽(amino-terminal procollagen of type Ⅰ collagen, P1NP)和C-端前肽

（carboxy-terminal procollagen of type Ⅰ collagen，P1CP）。被切下的前肽，除少量沉积于骨基质中，大部分进入血液循环。PINP的相对分子质量为 35 000，PICP的相对分子质量为 100 000。它们在血中的半衰期短，P1NP 是 1 min，P1CP 是 6～9 min，由肝脏代谢清除。由于相对分子质

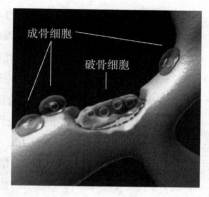

量大，不能由肾脏滤过，所以肝脏疾病影响 P1NP 和 P1CP 的代谢，但不受肾功能的影响。原胶原前肽除骨组织来源外，还可来自其他合成Ⅰ型胶原的软组织如皮肤、肌腱、血管等。但在骨组织中Ⅰ型胶原含量最多，且其转换率相比其他组织更高，因此检测血液循环中 P1NP 和 P1CP 的含量能反映成骨细胞的活性和骨形成，对于影响胶原合成的代谢性骨病如成骨不全症更具直接意义。在健康成人血液中，PICP∶PINP 约为（2～3）∶1，但在不同生理和病理情况下上述比例会发生变化。临床上原发性甲状旁腺功能亢进症、Paget 病、骨软化症和肾性骨营养不良可见 P1NP 和 P1CP 升高。库欣综合征时血 P1CP 水平下降。

2. 碱性磷酸酶（alkaline phosphatase，ALP）　ALP 可分为两种：组织特异性碱性磷酸酶（tissue specific alkaline phosphatase，TSAP）、组织非特异性碱性磷酸酶（tissue non-specific alkaline phosphatase，TNAP）。血液循环中约一半总 ALP 来自骨，其余主要来自肝脏。类骨质形成后约 2 周，基质矿化发生。对矿化必需的是 TNAP 骨亚型（bone ALP，bALP）。临床上评价成骨细胞活性及骨形成，以测定骨 bALP 更具特异性。bALP 由成骨细胞合成分泌，血液循环中的 ALP 以二聚体形式存在，在分泌入血前则以四聚体形式存在于成骨细胞表面。虽然现已建立多种方法将 bALP 从总 ALP 分开测定，如热灭活法、电泳法、麦胚凝集素凝集

法、HPLC等,但由于肝脏和骨的ALP有很高的同源性。因此,多数时候测定总ALP仍能提供足够的信息协助临床诊断。如Paget病患者血中总ALP显著升高,此时没必要再测bALP。但对肝病患者(尤其胆道梗阻患者)或骨转换仅轻度升高者测bALP是必要的。临床上骨软化症、骨质疏松症、原发性甲状旁腺功能亢进症、Paget病和肿瘤骨转移可见bALP升高。

3. 骨钙素(osteocalcin,OC) OC是人体内最丰富的非胶原蛋白,由成熟的成骨细胞和软骨细胞产生。OC由编码蛋白首先翻译成骨钙素原(proosteocalcin),由88个氨基酸组成。骨钙素原经历羧化后形成由49个氨基酸组成的成熟OC,又称为BGP(bone Gla-protein)。成熟的OC分泌出成骨细胞后,大部分沉积于骨基质,小部分进入血液循环。当骨基质降解时,沉积于其中的OC便释放入血。因此,检测血中OC,实际上既反映成骨细胞活性,又反映骨吸收活性,在更大程度上反映骨转换与骨的矿化速率有关。羧化不全骨钙素(undercarboxylation osteocalcin,UcOC)的含量随增龄而升高。儿童OC水平高于成人,青春期达高峰。女性绝经后最初5~8年处于高转换状态,血OC水平增加。老年女性,UcOC水平升高伴随髋部骨折风险增加。临床上检查OC时,应注意以下问题。①血中OC分子的非均一性:OC的整分子、中间段、N-端、C-端等各占一定比例。为使检测结果更好地反映临床实际,最好选用能同时测定整分子和N-端中段的方法。②OC半衰期短(5 min),有明显昼夜和季节节律即夜间高峰,午后低谷,冬春高于夏秋,无明显性别差异。③整分子OC在血清中不稳定,在室温放置几小时,免疫活性明显下降;反复冻融2~3次,检测结果明显降低;不同抗凝剂也会造成结果的变异。临床上骨质疏松症、原发性甲状旁腺功能亢进症、Paget病、肿瘤骨转移和肾性骨营养不良可见OC升高,而库欣综合征和甲状旁腺功能减退症时OC水平明显低于正常人。

（二）骨吸收标记

骨吸收生化标记是指与破骨细胞活动相关的蛋白质，包括Ⅰ型胶原降解产物、非胶原蛋白及破骨细胞酶。

1. Ⅰ型胶原交联N-端肽（NTX-Ⅰ）和Ⅰ型胶原交联C-端肽（CTX-Ⅰ） Ⅰ型胶原原交联末端肽纤维的氨基端通过吡啶啉或脱氧吡啶啉与另一胶原分子和930位氨基酸形成Ⅰ型胶原交联N-端肽（N-terminal telopeptide of type Ⅰ collagen，NTX-Ⅰ），在C-端通过上述吡啶交联与另一胶原的87位氨基酸形成Ⅰ型胶原交联C-端肽（C-terminal telopeptide of type Ⅰ collagen，CTX-Ⅰ）。在骨吸收过程中，这些片段被释放，可作为骨吸收的特异指标。这些来源于细胞外的胶原纤维并非新合成的胶原分子，只能是胶原降解而来，且在血中不被降解，由肾脏排除，故能直接反映骨基质胶原降解情况。两者均可在尿和血中检测出，血样本的检查结果较尿样本更稳定。国际骨质疏松症基金会（IOF）推荐将血清CTX-Ⅰ作为骨吸收的标记。血清CTX-Ⅰ水平受饮食的影响很大，所以取样时必须禁食，但NTX-Ⅰ不受饮食影响。

2. 尿羟脯氨酸（urinary hydroxyproline） 尿羟脯氨酸占人体Ⅰ型胶原蛋白氨基酸总量的12%～14%，是最早广泛应用的骨吸收标记。骨胶原降解后，90%的尿羟脯氨酸代谢后被重吸收用于胶原的合成，只有10%排泄到尿中。测量尿中游离尿羟脯氨酸的寡肽能反映骨吸收和骨转换的程度。但尿羟脯氨酸亦存在于所有胶原成分中，可来自皮肤、软骨等其他组织，故被认为是骨转换非特异性的指标。

3. 吡啶啉（pyridinoline，PYD）和脱氧吡啶啉（deoxypyridino-line，DPD） 成熟胶原有两种不可还原的荧光性环状吡啶并啉结构，即吡啶啉，又称羟赖氨酸吡啶啉（hydroxylysyl pyridinoline，HP）；脱氧后形成脱氧吡啶啉，又称赖氨酸吡啶啉（lysyl pyridinoline，LP）。当羟赖氨酰氧化酶作用于成熟胶原时，它们就从胶原分子中释放出来进入血液循环，无需经肝脏降解直接排泄于尿中,以游离(40%)形态和肽结合(60%)形态存在,且不受饮食摄入、肝代谢及前胶原降解的影响,故血和尿中 PYD 和 DPD 的含量可被认为是骨胶原降解的灵敏指标。DPD 仅存在于骨和牙本质中,PYD 还可存在于关节软骨、韧带及脉管中,因此作为骨吸收标记 DPD 较 PYD 有更高的特异性。骨I型胶原中 DPD:PYD 为1:3.5,软骨中比例为1:10。尿胶原交联物的浓度可用高压液相色谱法非常精确地测定,而游离脱氧吡啶啉也可用酶联免疫法测定。

4. 破骨细胞酶　骨吸收标记还包括破骨细胞产生的各种酶。5 型抗酒石酸酸性磷酸酶(tartrate resistant acid phosphatase, TRACP)表达于几种细胞类型,目前研究发现,TARP 存在两种异构体,5a 型表达于巨噬细胞和树突细胞,5b 型则表达于破骨细胞。在活化的破骨细胞内,可见 TRACP 的表达明显增加。在破骨细胞进行骨吸收过程中,TRACP 起重要作用。当破骨细胞进行骨吸收时,TRACP 由位于破骨细胞内的溶酶体样结构排泌至骨吸收表面,将骨桥蛋白以及骨连素等非胶原骨基质蛋白去磷酸化,从而有利于破骨细胞和骨吸收处表面的粘接。血清 TRACP 可用化学比色法和免疫分析方法测定,5b 型可用单克隆抗体免疫方法测定,结果不受饮食影响。骨质疏松症、原发性甲状旁腺功能亢进症、Paget病、肾性骨营养不良、骨转移瘤及甲状腺功能亢进症等 5b 型 TRACP 升高。

5. 血清组织蛋白酶 K(cathepsin K)　一种与破骨细胞骨吸收有关的蛋白水解酶,可以用免疫测定法测定。已有研究显示,组织蛋白酶 K 是一个骨吸收有用标记,但仍需进一步的临床评估(表5-3)。

表5-3　骨转换生化标记

骨形成标记	骨吸收标记
血清碱性磷酸酶(ALP)	空腹 2 h 的尿钙/肌酐比值
骨钙素(OC)	血清抗酒石酸酸性磷酸酶(TRACP)
骨碱性磷酸酶(BALP)	血清I型胶原交联 C-端肽(S-CTX)

骨形成标记	骨吸收标记
Ⅰ型原胶原C-端前肽（PⅠCP） Ⅰ型原胶原N-端前肽（PⅠNP）	尿吡啶啉（Pyr） 尿脱氧吡啶啉（D-Pyr） 尿Ⅰ型胶原交联C-端肽（U-CTX） 尿Ⅰ型胶原交联N-端肽（U-NTX）

注:PⅠNP、S-CTX是灵敏度相对较好的两个骨转换生化标记。

（三）骨转换生化标记测定的临床应用及测定的变异

1. 骨转换生化标记检测

（1）诊断和鉴别诊断：骨转换生化标记能无创、灵敏、及时反映骨转化率，对代谢性骨病的诊断不可缺少，如骨型碱性磷酸酶和吡啶啉、脱氧吡啶啉等对Paget病有很高的诊断准确性；对库欣综合征，骨钙素下降是评价糖皮质激素过量所致骨骼效应的最灵敏指标；在骨转移癌的辅助诊断方面，P1NP高考虑成骨性转移如前列腺癌，CTX高则多见于破骨性转移如肺癌、乳腺癌，但代谢性骨病不能仅通过骨代谢生化指标的变化而确诊。

（2）预测骨质流失：是否患有骨质疏松症主要取决于两个因素：峰值骨量和骨量丢失速度。基线骨量通过骨密度测量确定，再结合骨转换生化标记检测，可有效预测骨质丢失情况。因为在骨重建负平衡的情况下，骨重建单位越多，即骨转换率越高，骨量丢失越快。研究表明，在绝经初期检测血清BGP和尿羟脯氨酸水平所预测的骨丢失情况与2年后骨密度测量结果的相关性达0.77。基线骨量相同的绝经妇女，在初期诊断为高转换型者12年内丢失的骨量较低转换型多50%。因此，骨转换标记的连续检测可以有效识别骨流失，但是骨转换标记的检测只能用于BMD检测的补充，不能单独用于预测骨流失。

（3）预测骨折风险：骨折是骨质疏松症常见和严重的并发症。

骨折的危险性取决于骨量外,还与骨转换速率有关,而骨吸收指标往往比骨形成指标对骨折的预测更有意义。骨密度被广泛应用于预测骨质疏松性骨折,但是脆性骨折患者中只有 30％～50％检测结果高于骨质疏松症诊断阈值。有证据表明,通过检测单一或者组合的骨转换标记发现的高骨代谢率,与骨折风险的增加有关。研究表明,CTX 联合其他危险因素能更好地评价骨折,是骨转换标记中首选的评价骨折风险的标记。但是骨转换标记单独使用能否预测骨折风险还未确定。

（4）治疗的选择和疗效的监测:骨转换生化标记可以在骨密度改变能被评估之前用于监测治疗效果。骨质疏松症治疗的有效性可通过应用双能 X 线吸收仪连续监测骨密度来评估,但可检测到的骨量改变很小,12～24 个月之后才显现出来。此外,其只能检测骨骼中非常小的一部分,还要受机器和操作者经验及患者可变性（重量或退行性变）的影响。而骨转换生化标记如 CTX 在抗骨吸收治疗后 1～3 个月就有明显差异,可以早期评判治疗的有效性,指导药物的选择。此外,骨转换标记帮助确定实行"药物假期"的长短,何时和是否应重启药物治疗;定期检测骨转换标记还有助于评定患者对治疗的依从性等。

2. **骨转换生化标记测定结果的变异和判读** 测定的标本来源主要是血、尿。其中骨形成标记全部用血样,而骨吸收标记则部分为尿样。一般来说,骨吸收标记的变异大于骨形成标记。在判读检测结果时,应充分考虑到影响这些变异的因素。影响这种变异的因素可分为分析前变异和分析变异。分析前变异主要包括:影响固有生物学变异的诸多因素如昼夜节律、天-天变异、季节影响、性别差异、月经周期、生长和年龄、肝肾功能和各种疾病状态及药物影响等。大多骨转换生化标记有明显的昼夜节律,一般峰值出现在凌晨,低谷出现在下午至夜间,变化幅度达 15％～30％;天-天变异在不同的标记大小不一,TRACP 为 10％～12％,而 CTX 或 NTX 为 13％～35％;男女的 bALP 冬季明显升高,季节变异达

12%；男性 P1NP 随增龄而下降，但女性直到 60 岁前无明显改变；月经周期的影响可使变异达 10%～20%，绝经前女性样本留取时间的选择应有所考虑；儿童和青春期 bALP 明显升高，与身高生长和体重增加相关；此外，肝肾功能对骨转换生化标记有影响，如 P1NP 和 P1CP 由肝脏代谢清除，肝病可致其明显升高，而肾功能受损并不影响其血浓度。

在对检测结果判读时，需要有数据的参考区间，最好参照 35～45 岁绝经前正常健康女性的骨转换生化标记，建立当地的成人正常值参考范围。建立参考范围时，应避免疾病和药物的影响，有足够的样本量，不同实验室间结果比较需谨慎。我国研究者采用罗氏电化学发光法得出基于 35～45 岁女性的骨转换标记参考范围为：N-MID 4.91～22.31 ng/ml，P1NP 13.72～58.67 ng/ml，β-CTX 0.112～0.497 ng/ml。另一个国内研究者采用同样方法，选择的人群是 30 岁至绝经前女性，参考范围如下：P1NP 17.10～102.15 ng/ml，β-CTX 0.08～0.72 ng/ml。由于骨转换生化标记检测值即使用同一种方法在不同实验室间也有较大变异，为了检测结果的可靠性，应加入外部质量保证体系。国际上，英国外部质量评估服务（United Kingdom External Quality Assessment Service）已将骨转换标记纳入其质控体系中。

此外，样本收集、贮存是否规范会直接影响检测结果；由于存在昼夜节律，标本收集时间应标准化，CTX 有明显的昼夜节律，而 P1NP 则不受昼夜影响。温度对不同标记的敏感性也不一样，如 TRAP 在室温，甚至−20℃存放，其活性也会迅速下降；而 PYD 和 DPD 在室温下可稳定数月，在−20℃可稳定数年，经反复冻融 10 次其浓度未见明显变化。但对于检测骨转换生化标记的样本原则上还是应尽量减少反复冻融，并在一定的低温下保存。

由于骨转换生化标记的影响因素多，变异较大，个体差异亦较大，故在结果判读时应紧密结合临床表现来解释，而将其意义定位在各种代谢性骨病临床诊断的重要辅助手段上是合理的，并促使研究不断发现有利于代谢性骨病诊治的新型骨转换标记。

二、骨骼测量及影像学检查

(一) X线片测定法

20 世纪 60 年代以前,人们根据骨骼 X 线平片判断骨密度,主要分为两类:肉眼观察和骨皮质厚度测定。①肉眼观察:主要由临床医师根据 X 线片上骨骼密度,骨皮质厚度和形态,骨小梁数量、形态、分布等特点进行粗略判断,骨质疏松时可见椎体的透过度增加,椎体内水平横向的骨小梁消失,垂直纵向的骨小梁代偿增粗及椎体的骨皮质变薄等特点。此方法简单易行,无需测量工具,但对观察医师的临床经验要求较高,主观性较强;而且只有当矿物质丢失 30%～50% 时,人们的肉眼才能识别 X 线片上的密度改变。②骨皮质厚度测定:拍摄第二掌骨的正位片,测量胶片上的骨骼外侧横径(D)、骨髓腔宽度(d),通过(D－d)/D% 计算出皮质骨厚度的百分数。此法简单易行,费用低廉,辐射量小,仍用于临床筛查;但由于无法准确定量,分辨能力差,对骨质疏松症早期诊断不敏感,不能用于确诊。

(二) X线片光吸收法

此方法主要通过应用与骨密度等效的铝阶梯同测量部位一起摄片,根据 1 mm 厚的铝相当于 130 mg 骨矿物质,将所测部位的 X 线吸收程度与已知不同厚度铝梯对 X 线的吸收程度做对比,推测其骨矿含量。非优势手的指骨由于不负重,周围组织干扰少,常被优先选作测量部位。近年来,随着计算机数字成像技术的不断完善,形成了改良 X 线片光吸收法,即利用放射性吸收的原理,将非优势侧手指骨摄 X 线片后,经数码处理技术分析给出骨密度。由于其价格低廉,仪器要求简单,在临床得到广泛应用,目前有美国的第二至第四指中节指骨密度测量、日本的第二掌骨骨密度测量和欧洲的第二指骨中节指节和近侧干骺端的骨密度测量等。

（三）单光子和单能 X 线吸收测量法

单光子吸收法主要通过放射性核素^{125}I发出的光子对前臂骨进行扫描，可同时测量前臂远端的尺、桡骨，但主要是测量桡骨远端 1/3 的骨密度。其结果主要反映皮质和骨小梁的总和，不能反映代谢较快的小梁骨的变化，因此不能及时反映骨代谢改变的早期情况。由于放射性核素衰减及其放射源相对不稳定，近年来又研制出单能 X 线吸收测量仪（SXA），主要以 X 线为放射源取代同位素光子放射源，使其稳定性和精确性得到明显改善。

（四）双能光子和双能 X 线吸收测量法

双能光子测量仪（DPA）通过高、低两种不同能量的放射性核素同时扫描被测部位，减去受测部位软组织的值，校正软组织的影响，得出相应的骨矿含量值，其结果是皮质骨和小梁骨的骨密度总和。由于放射性核素衰减和扫描时间过长，目前已经被双能 X 线吸收测量仪（DXA）所取代。DXA 是通过 X 线源放射两种不同能量的射线，可明显缩短扫描时间并提高精准性，仅需 $10\sim15$ min，即可进行全身扫描，腰椎或髋关节只需几分钟，且图像分辨率高，对操作者辐射影响小。DXA 可以进行侧位检查，单独检测富含小梁骨的椎体，大大提高了骨质疏松症诊断的准确性和灵敏度，现已成为国内外骨密度测定的常用方法之一。但 DXA 测量的局限性也不容忽略，它测量的是面积骨密度，得到的数值是松质骨和皮质骨的总和，不能区分两者，而且易受软组织异位钙化、主动脉钙化、个体差异及腰椎退行性改变的影响，这些改变包括骨赘形成、小关节退变、骨质增生等。

（五）定量 CT（QCT）

QCT 可分别测量椎体的松质骨和皮质骨，也可测量两者的总和。与其他测量仪相比，能单独测量松质骨是其特点。因松质骨的表面积和体积比值高，其代谢转化率比皮质骨高 8 倍，所以选择性地测量松质骨骨量能较早反映体内骨矿含量变化。但腰椎 QCT 因设备庞大、费用高昂及被测者放射剂量较大，在应用上受到一定限制。周围骨 QCT 和显微 CT 是近年来发展的骨密度测量仪。周围骨 QCT 可分别测量桡骨远端皮质骨、松质骨的骨密度,也可测量皮质骨和松质骨的总密度。显微 CT 主要测量骨的细微结构,能对骨小梁形态、厚度、几何结构等因素进行分析,多用于标本研究。

(六)磁共振成像(MRI)

松质骨中含大量的脂肪和水分,为 MRI 提供了良好的成像基础。MRI 检查无辐射,精度高,有丰富的后处理等优势,依靠图像和结构分析技术,可以计算出小梁骨组织形态结构学的参数,从而对骨结构作出量化诊断。①高分辨率磁共振成像(HR MRI):骨质疏松的骨微结构改变主要为松质骨骨小梁变薄、穿孔甚至断裂,其数量减少,连接性降低,小梁间隙增大。HR MRI 是基于骨髓和小梁组织间的信号差异,可以显示骨髓高信号背景中的骨小梁结构。近年来随着 MRI 分辨率的提高,还可直接显示单根骨小梁,对其形态结构进行分析。临床 MRI 扫描机也可以用于 HR MRI 图像采集,评估感兴趣区的骨小梁参数,还能用于诊断骨质疏松性骨折。但由于需要精细线圈以获得高信号比,还要避免中轴骨的运动伪影,目前仅用于肢端骨的结构分析。②重横向弛豫时间(T2)测定:作为一种定量 MRI,可通过骨髓的 T2 $*$ 值间接反映骨组织的结构形态。由于骨小梁与骨髓组织的磁化率差异导致两者交界处磁场不均匀,骨小梁的形态和结构变化会影响周围骨髓的弛豫特性。研究表明,通过测量骨髓的 T2 $*$ 值可以反映骨小梁网状结构的密度。均匀骨髓内骨小梁越多,T2 $*$ 值缩短得越明显,骨质疏松症患者的骨小梁数量减少,间隙增大,与骨髓的交界面减少,T2 $*$ 值延长。测定 T2 $*$ 值能够通过骨小梁分布特点区分骨质疏松与健康人,还能判定骨折及预测危险性。③磁共振波谱(MRS):骨质疏松症研究主要通过对氢质子波谱(^{1}H‑MRS)和磷质子波谱(^{31}P‑MRS)的分析提供相应生化或代谢方面的诊断信息。^{1}H‑MRS 能够反映骨髓的脂肪含量,常用分析指标有脂肪分数（FF）、脂水峰比（LWR）、基线宽度（LW）等。随年龄增长，骨量下降，而骨髓脂肪数量和体积增加。研究表明，脂肪分数和脂水峰比与年龄变化呈正相关，脂峰线宽与骨密度显著相关，脂峰线宽越窄，骨密度越低。^{31}P - MRS 是利用骨质中^{31}P 的回波信号来判定骨无机成分的含量。骨的无机成分主要是磷灰石，研究表明磷灰石的重量与^{31}P - MRS 的峰下面积呈线性关系，可以运用^{31}P - MRS 评估骨基质特性，还可鉴别骨质疏松症与骨软化。④磁共振扩散加权成像（DWI）：DWI 能反映组织内水分子的扩散运动情况，骨质疏松症患者椎体骨髓脂肪的改变会导致相应细胞外间隙的改变，进而改变水分子的扩散状况。因此，DWI 可以从分子微观扩散运动的角度反映骨髓的变化状况，为骨质疏松症的研究提供了一个新的视角。表观扩散系数（ADC）能定量反映组织内单纯水分子随机扩散的程度，ADC 值越大，表示水分子的扩散运动越快，单位时间扩散的距离越大。有报道称，绝经后椎体 ADC 值随着骨密度的降低而下降，推测当骨质疏松症发生时，稀疏变细的骨小梁间隙填充的脂肪细胞阻碍了细胞外水分子的扩散运动，导致 ADC 值降低。然而，ADC 值不仅受组织多孔性的影响，其他因素如灌注效应也会对其产生影响，而且影响程度难以准确估计，在一定程度上限制了 DWI 在评估骨质疏松症方面的应用。

（七）定量超声测量（QUS）

QUS 测量时通过被测物体对超声波的吸收或衰减以及超声波的反射来反映被测物体的几何结构。目前利用超声波进行骨密度分析有两种方法：声速法（speed of sound，SOS）和宽带超声衰减法（broadband ultrasound attenuation，BUA）。超声波穿过身体组织时发生衰减，衰减量与组织特性有关，根据稀疏的骨组织与正常健康的骨组织响应不同进行骨密度测定。超声检测法是用探头对测量部位发出声波，由于骨的声速大于软组织，故声波进入人体后，在探头另一端接收的首先是沿骨传播的波，由此可测定声波在

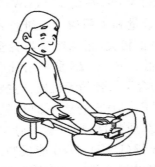

骨中的传播速度。研究证实,此速度与测量部位皮质骨的密度密切相关。运用超声波技术不仅能测量骨密度,而且能反映骨强度和骨结构情况。由于操作方便,无辐射,设备简单便携,目前广泛应用于骨质疏松症筛查。但超声波检测法测试部位有限,只能测量皮质骨,不能测量松质骨,因此不能反映骨丢失的早期情况。

第四节　骨质疏松症的诊断和鉴别诊断

一、骨质疏松症的诊断和鉴别诊断

(一) 诊断

目前,公认的骨质疏松症诊断标准主要依据以下几个方面。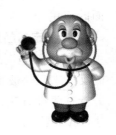

1. 脆性骨折　脆性骨折的发生是骨强度下降的最终体现,提示骨微结构破坏,骨脆性增加,预示未来发生骨折的风险明显增加。脆性骨折是指由轻微损伤引起的骨折,比如在站立高度或低于此高度跌倒所致的骨折,又如因咳嗽、打喷嚏、伸懒腰或睡眠翻身导致的骨折,以及手持重物时发生的脊椎压缩性骨折,甚至在无任何外伤的情况下发生的自发性脊椎骨折等。有脆性骨折的发生即可作出骨质疏松症的诊断。

2. DXA骨密度测定　骨密度与骨强度有很好的相关性，能反映70％的骨强度，也是未来骨折风险预测的极好指标。随着骨密度下降，骨折风险呈指数级增加。目前，双能X线骨密度测定（DXA）是公认的诊断骨质疏松症的金标准，也是预测骨折风险、监测自然病程和评价药物干预疗效的最佳定量指标。1994年世界卫生组织（WHO）推荐骨质疏松症白种人女性的诊断标准是基于DXA骨密度测定的。该标准的T值和Z值是选用美国第三次健康和营养调查（Third National Health and Nutrition Examination Survey，NHANESⅢ）中20～29岁的白种人女性股骨颈测定值为参考数据库进行计算的。中国人的诊断标准尚在研究中，中华医学会骨质疏松和骨矿盐疾病分会建议参照WHO推荐的诊断标准。与同性别、同种族健康人峰值比较的差值称为T评分（T值），与同性别、同种族、同年龄健康人平均值相比较的差值称为Z评分（Z值）。T值和Z值的计算见以下公式：

T值＝（骨密度个体测值－骨密度同性别正常人群峰值均值）/SD同性别正常人群峰值

Z值＝（骨密度个体测值－骨密度健康同年龄同性别人群的均值）/SD同年龄同性别人群

骨密度值低于同性别、同种族健康成人骨峰值＜1 SD属正常，降低1～2.5 SD为骨量减少，降低≥2.5 SD为骨质疏松，降低≥2.5 SD且有一处或多处骨折时为严重骨质疏松症。

（二）鉴别诊断

1. 内分泌代谢性疾病

（1）骨软化症：骨软化症主要是新形成的骨基质（类骨质）不能正常矿化。发生在婴幼儿和儿童期，骨骺生长板闭合以前者称为佝偻病；发生在成人骨骺生长板闭合以后者称为骨软化症。常有骨痛、活动障碍、骨畸形和骨折等临床表现。骨软化症易发生在成年女性,血钙和血磷值正常或降低,血碱性磷酸酶和甲状旁腺激素水平常增高,尿钙和磷排量减少。骨质疏松症发生在绝经后妇女或≥65岁的老人,血钙、磷和碱性磷酸酶值都正常,仅在骨折后短期内血碱性磷酸酶轻度升高,血甲状旁腺激素水平正常或略有上升,尿钙排量正常或增多,尿磷排量正常。骨软化症患者骨密度可降低或明显降低,以皮质骨更为明显。骨 X 线相显示骨密度低,骨小梁纹理模糊,有毛玻璃样改变,椎体双凹变形,骨盆呈三叶草变形,有假骨折(Looser 线),多见于耻骨上支或耻骨下支、股骨干上 1/3 和胫腓骨上段等处。而骨质疏松症患者呈现骨密度降低,首先发生在骨松质,以后累及骨皮质。骨 X 线相显示全身骨小梁稀疏、椎体楔形变。骨组织计量学在骨软化症呈现类骨质增多、宽厚,骨的总体积无异常,但骨矿盐部分减少,矿盐和骨基质比例改变。而骨质疏松症主要呈现骨小梁减少、变薄、变细,小梁与小梁间的联结减少,骨微结构有破坏,骨的容积减少,即骨矿盐和骨基质均减少,但两者比例正常。通过临床资料的详细分析,不难作出鉴别。

(2)皮质类固醇性骨质疏松:根据皮质醇来源分为内源性和外源性两种。内源性为库欣综合征,外源性为应用糖皮质激素治疗。糖皮质激素通过多种机制促进骨吸收,抑制骨形成,最终引起骨质疏松。首先,其能抑制小肠对钙、磷的吸收,增加尿钙排泄;其次,其可降低内源性垂体促性腺激素水平并抑制肾上腺雄激素合成,促黄体生成激素(LH)水平的降低,引起雌激素及睾酮合成减少;而且,长期应用糖皮质激素可抑制成骨细胞增殖、与基质结合及其Ⅰ型胶原和非胶原蛋白质的合成,促进成骨细胞和骨细胞的凋亡,最终引起骨质疏松症。

内源性皮质醇增多症在女性常有月经紊乱,在男性常有性功能减退等症状。体检常见向心性肥胖、水牛背、满月脸和锁骨上脂肪垫等征象,以及体毛增多、皮肤变薄、紫纹等。实验室检查可见血、尿皮质醇增多,地塞米松抑制试验阳性。外源性皮质激素补充治疗患者症状和体征与内源性类似,且有明确的用药史,因此临床上不难鉴别。

类固醇性骨质疏松症,血钙、磷值基本正常,血碱性磷酸酶和甲状旁腺激素水平正常或轻度升高,尿钙排量正常或增多,泌尿系结石的发生率高于普通人群。

(3)性腺功能减退症:各种性腺功能减退症均可引起骨质疏松症。

1)原发性性腺功能减退症:①睾丸曲精小管发育不良症(Klinefelter综合征)。②先天性无性腺症。③先天性无睾症。④Turner综合征(卵巢发育不良症)。⑤性腺切除。

2)继发性性腺功能减退症:①下丘脑LHRH不足。②Kallmann综合征(促性腺素不足、性腺功能低下、嗅觉低下症)。③Laurence-Moon-Biedl综合征。

3)垂体功能减退症:①希恩综合征(Sheehan病)。②先天性垂体促性腺激素分泌不足。③垂体肿瘤。④垂体切除、感染、创伤、出血等致功能减退。

4)继发于其他疾病:①血色病(铁沉积于垂体或性腺)。②营养不良——下丘脑-垂体-性腺轴功能减退。③过度剧烈运动致闭经。④精神性厌食。

原发性和继发性性腺功能减退症不论性别,均可合并有低骨量或骨质疏松症。性激素对正常骨代谢十分重要。雌激素缺少时降钙素的储备功能降低,骨吸收增加;雌激素促进 $1,25-(OH)_2D_3$ 的合成,间接促进肠钙吸收,雌激素不足,肠钙吸收减少;同时骨组织对甲状旁腺激素的敏感性增加,促进骨吸收。再者,已证实类成骨细胞中有雌激素受体,表明雌激素对其有直接作用。综上所述,雌激素缺乏,骨吸收增加,骨转换增加,易合并骨质疏松症。雄激素对骨代谢作用的研究较少,实验和临床研究均证实雄激素减少,易合并骨质疏松症,是男性继发性骨质疏松症中最常见的原因。

（4）甲状旁腺功能亢进症：甲状旁腺激素（PTH）是体内调节钙、磷代谢的重要激素，能促进骨吸收，促使骨释放钙、磷入血，增加肾小管对钙的回吸收，减少磷的重吸收，并促进活性维生素D的转化，间接促进肠钙吸收。甲状旁腺功能亢进时，PTH分泌过多，骨吸收增加，骨钙大量释放入血，同时肠钙吸收和肾小管回吸收钙增加，造成血钙水平增高。肾小管对磷的回吸收减少，血磷值降低。尿钙和磷排泄量均增多。由于破骨细胞活性增加，骨吸收增加，成骨细胞活性也偶联增加，血骨钙素和碱性磷酸酶水平增高。患者常见屡发肾结石、骨痛、头晕、乏力等症状。而原发性骨质疏松症患者血钙、磷值正常，血碱性磷酸酶和PTH一般正常，有时轻度升高。因此，对于有骨痛伴随骨密度降低的患者，进一步实验室检测钙、磷、碱性磷酸酶、骨代谢等指标尤为重要，如考虑甲状旁腺功能亢进症，可行影像学检测进一步确诊。

甲状腺功能亢进症和甲状腺素替代治疗：甲状腺激素对骨组织有明显的作用，影响骨的生长、发育和成熟，对成熟骨组织的骨重建也有显著作用。甲状腺激素增多时，成骨细胞和破骨细胞的活性增加，后者更为明显。甲状腺激素引起的骨形成加强不能完全代偿骨吸收的增加，骨吸收超过骨形成，骨转换率增加，致骨量丢失。甲状腺功能亢进症患者有骨吸收增加、负钙平衡和镁减少，加之蛋白质分解代谢过盛，引起负氮平衡，因此易导致骨量减少和骨质疏松症。在妇女更为常见，骨折的风险增加，发生骨折的年龄早于无甲状腺功能亢进史者。甲状腺功能亢进病情得到控制时，骨量丢失情况也将好转。典型甲状腺功能亢进症患者可有心率增快、体重减轻等症状，有时合并突眼、甲状腺肿大等体征，结合甲状腺功能测定，不难进行鉴别。甲状腺激素替代治疗患者，如接受比抑制促甲状腺激素过高的甲状腺激素剂量时，会造成骨丢失增加，骨密度降低。

（5）糖尿病：糖尿病患者无论骨密度如何，骨强度普遍降低。糖尿病通过不同机制对骨骼造成不利影响，高血糖会导致糖基化终末产物增多,促进破骨细胞形成;血糖升高时产生的渗透性利尿,会增加钙、磷、镁的排泄;胰岛素对于骨形成至关重要,糖尿病患者胰岛素缺乏,使骨形成减少,并阻碍维生素 D 的活化;糖尿病常伴性激素水平下降,减少了对骨的保护作用。糖尿病患者发生骨折的风险高于一般正常人。

2. 慢性疾病和骨质疏松症

(1)胃肠吸收功能障碍:胃肠吸收功能障碍引起的骨病常常是由于一系列消化和吸收障碍,影响维生素 D 和钙的吸收所致。除了胃切除术后,常见胆囊和胆管系统严重感染、肠脂肪泻(celiac disease)、节段性回肠炎(Crohn disease),以及胰腺外分泌功能不足等疾病。

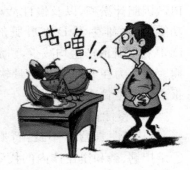

脂肪泻使小肠对脂肪的吸收减少,而维生素 D 是一种脂溶性的维生素,脂肪泻时维生素 D 吸收减少,继而肠钙吸收减少。此类患者血钙水平及尿钙排量常降低,血 ALP 水平及尿羟脯氨酸排泄量增加,血 $25-(OH)D_3$ 水平明显降低。常见骨量减少,亦可见腰椎及肋骨骨折。骨组织形态学研究发现存在骨质软化和骨质疏松症。

节段性回肠炎和溃疡性结肠炎常可合并严重的骨病。其原因是多方面的,尤其是进行肠切除术、空肠回肠分流术,以及全胃肠道外营养(TPN),近 50% 的患者有骨量丢失,与维生素 D 和钙的吸收障碍有关。

慢性胰腺炎所致胰腺功能不全,可引起吸收不良综合征和糖尿病。胰腺疾病常可因外分泌不足而引起较严重的脂肪泻,影响肠道对维生素 D、钙、磷和蛋白质的吸收。

(2)慢性肝病:慢性肝病与骨质疏松症之间有很密切的联系。其中以原发性胆汁淤积性肝硬化(primary biliary cirrhosis, PBS)、慢性活动性肝炎(chronic active hepatitis)和酒精性肝硬化(alcoholic cirrhosis)这3种肝病较常见。有关慢性肝病并发代谢性骨病的病因、发病机制以及治疗等尚不十分清楚。目前认为与以下几个方面有关:①肝脏将维生素 D 转化为 $25-(OH)D_3$ 的能力降低。②肝脏产生维生素 D 转运蛋白(DTP)、白蛋白和维生素 D 结合蛋白(DBP)的能力降低。③胆汁促进维生素 D 和钙吸收。PBS 因胆汁淤积,以及慢性活动性肝炎和酒精性肝硬化均可致肝功能受损,维生素 D 在肝脏的转化和代谢以及 DTP、白蛋白和 DBP 在肝脏的产生均减少,引起维生素 D 功能降低致使钙吸收障碍。有认为在 PBS 可发生骨软化,也可发生骨质疏松症,但大多数报道是发生骨质疏松症。

(3) 慢性肾病

1) 肾性骨营养不良:肾脏对矿盐的稳定具有重要的作用:①维持钙、磷和镁在体内的代谢平衡。②为 PTH 作用的靶组织,也是 PTH 降解和清除的器官。③近端肾单位是 $1,25-(OH)_2D_3$ 和 $24,25-(OH)_2D_3$ 生成的场所。④肾脏是铝和 β-微球蛋白等清除的重要途径,这些物质在血中浓度升高会有损骨和矿盐的代谢。因此,当肾功能进行性减退,肾小球滤过率<60 ml/min(肾病3期)时,会引起钙、磷代谢紊乱——高磷血症和低钙血症,甲状旁腺增生——PTH 继发性增多,活性维生素 D 减少,产生多种骨骼疾病。有骨软化症、纤维囊性骨炎、骨质疏松症和骨硬化4种病变,可以一种病变单独出现,也可以呈混合型。常有血钙水平降低,血磷、碱性磷酸酶和 PTH 水平升高,有慢性肾病史、肾功能损害,甚至酸中毒和软组织转移性钙化等特点。

2) 肾小管性酸中毒:Ⅰ型(病变累及远端肾小管)和Ⅲ型(近端和远端肾小管均受累)肾小管性酸中毒患者,由于远端肾小管酸化功能障碍,尿可滴定酸和氨排出减少,碳酸氢盐持续丢失,故产生酸中毒。因细胞外液浓缩,氨排出减少,肾小管再吸收 NaCl 增加,呈现高氯性酸中毒。患者常有食欲不振、恶心、呕吐、乏力和消瘦等症状,儿童常有生长发育障碍。血 pH 值、碳酸氢根和储备碱浓度都降低,但由于肾小管排酸功能障碍,尿呈中性或碱性,pH≥5.5。70％的患者有低钾血症,半数有肾结石或肾钙化以及骨骼改变。酸中毒时动用骨骼的钙盐,与酸性产物结合从尿中排出,发生低钙血症;肾小管对磷的回吸收减少,低钙血症致继发性甲状旁腺功能亢进,更增加尿磷的排出,造成血磷值降低。由于血钙、血磷水平降低及酸中毒,使矿盐沉积于骨基质减少,日久儿童发生佝偻病,成年人发生骨软化症。因为骨量丢失或伴有骨质疏松症,临床上有骨痛、活动障碍和身高缩短等表现。血钙水平多数正常,血磷值正常或降低,血 ALP 水平有不同程度的升高。X 线相显示骨密度降低、骨盆变形、假骨折和椎体双凹变形等改变。血碱性磷酸酶水平增高与骨病变的活动性相关。非晚期患者其肾小球功能常在正常范围。相当数量的患者为继发性肾小管性酸中毒,常继发于干燥综合征、慢性肾盂肾炎、慢性活动性肝炎、药物和重金属中毒等。因为这类患者存在原发病的临床表现,一般不难与原发病相鉴别。

　　3) 范可尼综合征:本病为常染色体隐性遗传,主要有近端肾小管功能障碍,磷酸盐、葡萄糖和氨基酸重吸收障碍,出现尿磷酸盐增多、糖尿和氨基酸尿。也可累及水、碳酸氢盐、钾和钙的重吸收,呈现高氯性酸中毒、低钾血症和肾脏浓缩功能减退。尿 pH 值可呈酸性、中性和碱性。慢性代谢性酸中毒可严重影响骨的生长发育。在酸性环境中,软骨细胞体积明显减少,软骨细胞表达的 IGF－1 受体和 GH 受体数目显著下降,软骨对 IGF－1 和 GH 存在抵抗,软骨内成骨过程被抑制。氨基酸能螯合钙而阻碍钙的沉着,故一般不发生肾钙化。由于尿钙和磷丢失多,血钙、磷水平降低或正常偏低,产生佝偻病、骨软化和骨量减少、骨质疏松症。本病多数发生在儿童,大多数为胱氨酸沉着于内脏,一般 10 岁内死于肾衰竭,预后不良。成年人范可尼综合征预后较好。这种继发性骨质疏松症较易与原发性骨质疏松症相鉴别。

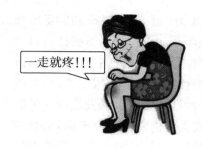

一走就疼!!!

(4) 类风湿关节炎(rheumatoid arthritis, RA)：类风湿关节炎可以出现骨质疏松症。类风湿关节炎的骨质疏松可分为局部和全身。局部的骨质疏松是由于患病关节的疼痛、关节功能受限引起的废用性萎缩，以及关节周围血运障碍造成的。全身的骨质疏松原因有许多假设，有认为是某种化学介质，如前列腺素产生破骨细胞活化因子(OAF)使破骨细胞活性增加；亦有认为免疫系统异常或由此产生的体液因子对骨形成及骨吸收有影响；尚有研究报道类风湿关节炎患者存在继发性甲状旁腺功能亢进症，血中 PTH 水平增加，血骨钙素(BGP)浓度也增加，而 $25-(OH)D_3$、$24,25-(OH)_2D_3$ 随骨病变的进展下降。此外，钙摄入不足、营养不良、日晒时间少、年龄增加都是造成类风湿关节炎全身性骨质疏松的原因。

类风湿关节炎的 X 线表现：早期有软组织肿胀，骨质疏松；中期同时有关节间隙狭窄，软骨边缘腐蚀和软骨下骨质囊性变；晚期有关节严重破坏，骨质吸收，出现脱位、畸形、纤维性或骨性强直。而原发性骨质疏松症不存在类风湿关节炎中期到晚期的特征性改变。治疗上主要以关节炎本身为重点，并辅以骨质疏松症治疗。

3. 肿瘤 原发于骨组织的肿瘤如多发性骨髓瘤会引起破骨细胞增多，骨丢失加快，骨痛症状明显，蛋白电泳和骨髓穿刺可帮助诊断。当肿瘤发生骨转移时，由于骨组织破坏，骨膜受累，骨组织血运异常，可引起骨骼疼痛进行性加重。实验室检查可伴血钙、碱性磷酸酶轻度升高。骨扫描和 CT、MRI 等影像学检查有助于诊断。

二、骨质疏松症的诊断流程

见图 5 – 2。

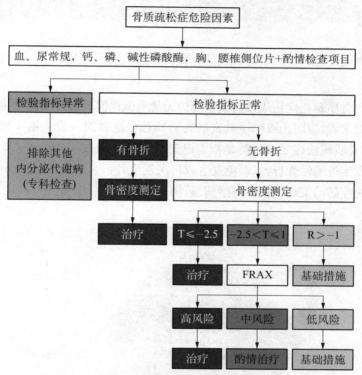

图 5 – 2 骨质疏松症的诊断流程

第六章

骨质疏松症的治疗

　　骨质疏松症初级预防是指对尚无骨质疏松但具有骨质疏松症危险因素者,应防止或延缓其发展为骨质疏松症并避免发生第1次骨折;骨质疏松症二级预防是指对已患骨质疏松症或 T 值≤−2.5 或已发生过脆性骨折者,避免发生或再次发生骨折。因此,完整的骨质疏松症防治策略包括基础措施、药物干预和康复治疗(图 6 - 1)。

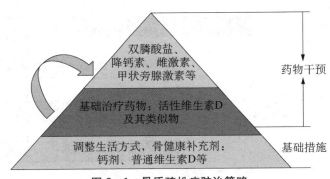

图 6 - 1　骨质疏松症防治策略

第一节　基础措施

一、调整生活方式

　　(1) 富含钙、低盐和适量蛋白质的均衡膳食。

（2）适当户外活动和日照，有助于骨健康的体育锻炼和康复治疗。

（3）避免嗜烟、酗酒，慎用影响骨代谢的药物。

（4）采取防止跌倒的各种措施，注意是否有增加跌倒危险的疾病和药物。

（5）加强自身和环境的保护措施等。

二、钙补充

在骨质疏松症的治疗中，以钙为中心的营养疗法是最基本的方法，不能缺少。然而，因高龄者的日常饮食习惯难以改变，且其骨量绝大部分由年幼时期蓄积保持，所以从幼年时就要摄取含钙丰富的饮食，预防骨质疏松症。

（1）日常膳食应多食用富含钙的食物，满足钙的摄入量。尤其是少年儿童、孕妇、哺乳期妇女更应增加钙的摄入。奶和奶制品是钙的最好食物来源，其含量与吸收率都高。虾皮、鱼、海带、硬果类及芝麻酱含钙量也高。豆类和某些蔬菜如甘蓝菜、花椰菜，含钙多而含草酸少，也是钙的较好食物来源。注意烹调方法，如谷类中的植酸、蔬菜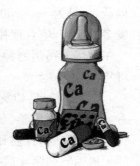中的草酸、过高的膳食纤维等都能影响肠道对钙的吸收。因此，谷类用发酵的方法，可减少植酸含量。菠菜含草酸较高，可以先在沸水中烫一下，去除部分草酸等。

（2）特殊人群可在医师的指导下选用钙剂进行补充，少量多次的分剂量补钙可以增加钙吸收利用。至于服钙剂的时间，胃酸分泌正常者，可在两餐之间服用；对于胃酸分泌减少的老年人，最好与进餐同时服用。

（3）不能认为补钙越多越好，过多的钙也会产生不良反应，会出现便秘、结石，并影响铁的吸收。在选用钙制剂时，要注意钙元素含量,不同类型的钙剂吸收率是不同的。中国营养学会于 2000 年提出钙的适宜摄入量为:18 岁至成年人为 800 mg/d。妊娠和哺乳期间应适当增加钙摄入量。

如果患者无法通过饮食途径获得所需要的元素钙含量,还是要考虑通过药物添加的方法进行补充。

(一)钙制剂

钙是人体内含量最丰富的矿物质元素,占体重的 1.5%～2.0%,总重量达 1 200～1 300 g。其中 99% 存在于骨骼和牙齿中,构成人体支架,并作为机体的钙储备库;其余的分布在血液、细胞外液和软组织细胞中,统称为混溶钙池,与骨钙维持着动态平衡。基本上机体所有的生命过程均需要钙的参与,钙代谢平衡是维持生命和健康的重要因素。我国营养调查表明,国民钙摄入量普遍偏低,每日为 400～500 mg,仅达到推荐量的 50% 左右。缺钙会引发多种疾病,应合理补钙,以维持身体的健康状况。

市场上钙制剂种类繁多,总数达上千种。根据钙制剂的发展可将其分为 3 类。

(1)无机钙:以无机盐为主的补钙产品。钙源主要存在形式有:碳酸钙、磷酸钙、氯化钙、氧化钙、氢氧化钙、碳酸氢钙、磷酸氢钙,以及用动物骨骼和贝壳等加工而成的生物钙。除生物钙以外的无机钙制剂钙含量高,但水溶性小,进入体内后需大量胃酸解离成 Ca^{2+} 才能被吸收利用,所以生物活性较差。当胃酸缺乏时,不能充分解离成 Ca^{2+},生物利用度较低;并且有一定的不良反应,较易引起胃肠道刺激症状。

无机钙的典型商品有:钙尔奇 D、盖天力、天狮牌钙咀嚼片、劲得钙、坤宁健骨胶囊、安利钙镁片、骨髓壮骨粉、高效鳗钙、康纽莱液体钙、999 纳米钙等。

(2)有机酸钙:以有机酸盐为主的补钙制剂。钙源主要有:乳酸钙、醋酸钙、葡萄糖酸钙、柠檬酸钙、枸橼酸钙、马来酸钙、丙酮酸钙、苹果酸钙、L-苏糖酸钙等。与无机钙相比,溶解性较好,对胃肠道刺激性小;缺点是含钙量相对较低,吸收较差,有一定不良反应,且 Ca^{2+} 在胃内易与食物中的草酸、植酸等结合,形成草酸钙、植酸钙等沉淀阻碍钙的吸收。因此,目前市场上单纯钙制剂越来越少,多与其他钙盐一起制成复方制剂应用,如混合有机酸钙的乳酸-葡萄糖酸钙、柠檬酸-苹果酸钙等,具有高溶解性、高生物学吸收利用性、风味良好及安全无毒的特点。

有机钙的典型商品有:盖中盖、三精葡萄糖酸钙、金箍棒 L-乳酸钙、佳加钙、凯立钙、爱尔钙、枸橼酸钙咀嚼片、龙牡壮骨冲剂、钙素母、康宝莱复合钙+D 片等。

(3) 有机钙:主要指真正具有生物活性结构的氨基酸螯合钙,是氨基酸与钙螯合成具有一个 Ca^{2+} 在骨的五元环状结构的络合物。其结构稳定,具较强的极性基团,对水分子有较大的亲和力,所以溶解性较好。但在水中不释放离子,不产生结晶。在电镜下观察到其为纳米尺寸的球状,此种结构对酸和碱有缓冲作用,不易被酸、碱破坏。

氨基酸螯合钙的吸收机制是以整个分子被肠黏膜细胞主动吸收,吸收入血后,以螯合物形式持续解离出 Ca^{2+} 供机体利用,避免了血清中 Ca^{2+} 浓度过高所致的肾排钙量增加或高钙血症,保证了钙的充分吸收和利用,且服用无毒副作用。这种缓慢释放不引起机体调节稳定系统产生反射性抑制作用,属于不饱和吸收过程。此类制剂除含大量氨基酸螯合钙外,还含 Fe、Zn 等多种人体必需微量元素,对钙在肠道的吸收利用起协同作用,因此有良好的生物利用度。

此类钙剂的典型商品有:乐力钙、螺旋藻氨基酸螯合钙、复方氨基酸螯合钙、福叶钙金、多能钙、海藻氨基酸螯合钙等。

3 代钙剂的含钙量有所不用,无机钙钙含量较高,如氧化钙72%,氢氧化钙54%,碳酸钙40%,磷酸钙38.76%,氯化钙36%;有机酸钙钙含量较低,如醋酸钙25.34%,枸橼酸钙24.12%,乳酸钙18.37%,葡萄糖酸钙9.3%;氨基酸螯合钙含钙20%左右。第2

代有机酸钙产品的吸收率略高于第一代无机钙产品,氨基酸螯合钙的吸收率明显高于第一、第二代钙产品。因此,以氨基酸螯合钙为主的第三代产品是目前较为理想的补钙制剂。

(二) 钙剂选择的基本原则

(1) 选择钙含量高的钙剂。

(2) 选择溶解度高和吸收率好的钙剂。

(3) 选择服用方便、便于携带、性价比高的钙剂。

(4) 选择酸碱度适中、对胃肠道刺激小的钙剂。

(5) 选用含有适量维生素 D 的钙剂。

(6) 要选用经临床验证、效果明确的钙剂。

(7) 要选钙源好,重金属铅、汞等含量低,且符合国家标准、安全可靠、无不良反应的钙剂。

三、维生素 D 补充

维生素 D 是钙吸收的主要调节因素。足够的钙剂和充分的维生素 D 是防治骨质疏松症的基础,是抗骨质疏松症药物达到最佳效果的必要条件,两者联用可增强老年患者的肌力,有助于维持身体的平衡和防止跌倒引起的骨折。

维生素 D 是一种脂溶性维生素,也是激素的前体,包括 5 种化合物。与健康关系较密切的是维生素 D_2 和维生素 D_3,其均为不同的维生素 D 原经紫外线照射后的衍生物。维生素 D_2 是由紫外线照射植物中的麦角固化醇产生,但其在自然界的存量很少。维生素 D_3 则由人体表皮和真皮内的 7 - 脱氢胆固醇经日光中紫外线照射后通过非酶促反应转变而成(图 6 - 2)。

维生素 D_2 或维生素 D_3 均无生物活性,在皮肤合成或从胃肠道吸收后,经血液进入各组织,包括肝脏、脂肪组织和肌肉。其生物半减期约为 60 d,需通过肝脏的 25 - 羟化酶作用转化为 25 - 羟基维生素 D[25 - (OH)D]。然后在肾脏 1α - 羟化酶(CYP2781)的作用下转化为 1,25 - $(OH)_2D_3$,后者为维生素 D 的生物活性形式。

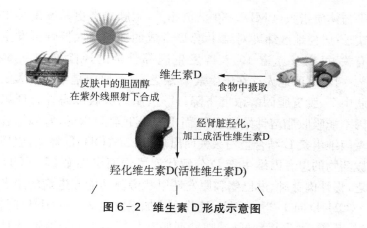

图 6-2 维生素 D 形成示意图

维生素 D_2 和维生素 D_3 都可转化为 $1,25\text{-}(OH)_2D_3$ 活性形式,但维生素 D_2 的效率较维生素 D_3 差。$1,25\text{-}(OH)_2D_3$ 的受体为核受体,存在于小肠、肾脏、骨骼和其他组织。维生素 D 可促进肠道钙的吸收。在骨组织中,$1,25\text{-}(OH)_2D_3$ 与成骨细胞上的受体结合,可刺激 NF-κB 激活受体的配体表达;与单核细胞 NF-κB 激活受体结合可诱导其向破骨细胞分化,并促进破骨细胞成熟。在肾脏,$1,25\text{-}(OH)_2D_3$ 可促进肾小管钙、磷的重吸收。

多种因素会影响维生素 D 的合成,包括居住地区纬度、季节、年龄、性别、种族、肤色、服装、文化习俗、户外活动、膳食营养和生活条件等。如北纬 $35°$ 以上冬季的太阳光入射角太小,以致大多数紫外线被臭氧层吸收,该地区人群皮肤合成维生素 D_3 的能力降低;深色皮肤合成维生素 D_3 较少;使用防晒霜亦可减少维生素 D 合成。

对于成年人来说,维生素 D 主要来源于皮肤暴露在自然阳光下而合成,而天然食物中的维生素 D 含量很少。因此,维生素 D 缺乏的主要原因为阳光暴露不足。防晒霜或防晒防护可使得皮肤维生素 D 合成效率下降 95%;而皮肤色素深的人较皮肤白皙者需要阳光暴露时间增加 3~5 倍才能合成等量的维生素 D;血 25-(OH)D

水平与体质指数（BMI）＞30 呈负相关，肥胖患者更易发生维生素 D 缺乏；居住地区纬度对维生素 D 合成的影响与人群骨折发生率亦有关，每离开赤道 10°人群发生髋部骨折的风险增加 0.6%；40%～100%的老人存在维生素 D 缺乏，主要原因是年龄增大引起皮肤中 7-脱氢胆固醇浓度下降；此外，脂肪吸收障碍综合征患者常因不能吸收脂溶性维生素 D 而出现维生素 D 缺乏，肾病综合征患者因维生素 D 结合蛋白丢失而出现血 25-(OH)D 降低，服用抗惊厥药物的患者因维生素 D 分解代谢增强而出现血 25-(OH)D 缺乏，慢性肉芽肿、淋巴瘤和原发性甲状旁腺功能亢进症的患者因 25-(OH)D 向 1,25-(OH)$_2$D 代谢增加导致血 25-(OH)D 降低；同时，儿童、青少年和妊娠、哺乳期妇女及其婴儿也是维生素 D 缺乏的高危人群。

维生素 D 缺乏可导致钙、磷和骨代谢异常，尤其是体内钙、磷水平降低可引起继发性甲状旁腺功能亢进症，代偿性骨钙释放增加，同时肾脏磷排泄增加，PTH 介导的破骨细胞活性增强，骨吸收病灶增多，骨强度下降，骨密度降低，血磷降低又导致骨骼矿化受损。维生素 D 缺乏还可引起肌肉乏力，儿童出现行走和站立困难，老人则摇摆加重容易跌倒，从而导致骨折风险增加。

流行病学研究显示，维生素 D 不足的发生率为 30%～50%，全球近 10 亿人维生素 D 缺乏或不足。老年人的血维生素 D 水平常低于年轻人，中华医学会骨质疏松与骨矿盐疾病分会提出老年人维生素 D 的每日推荐摄入量为 800 IU。中老年人均应多进行户外活动，多晒太阳，以增加体内维生素 D 的合成。老年人可在医师的指导下适量补充维生素 D。含维生素 D 丰富的食物有鱼肝油、海鱼、动物肝脏、蛋黄、奶油和奶酪等，必要时可服用维生素 D 强化食物或在医师指导下使用维生素 D 制剂。

四、磷

磷是构成骨骼和牙齿的重要原料。血中钙、磷浓度之间有一定关系。正常人钙磷乘积在 30～40 之间,如<30 时,即反映骨质钙化停滞,可能发生软骨病。但磷摄入过多时,会影响钙的有效吸收,对骨骼造成不利影响。因此,理论上膳食中的钙:磷比值宜为1～1.5。

目前,中国营养学会提出的膳食磷适宜摄入量为 700 mg/d,磷的可耐受最高摄入量是30 000 mg/d。含磷丰富的食物有瘦肉、蛋、奶、动物肝肾,以及海带、紫菜、芝麻酱、花生、干豆类、坚果、粗粮等。

五、蛋白质

保持营养的平衡必须摄取优质蛋白质,但过多摄取蛋白质将增加钙向尿中的排泄。因此,应控制高蛋白饮食。另外,由于蛋白质是构成骨基质的重要原料,长期蛋白质缺乏也会造成骨基质合成不足,新骨生成落后。如同时缺钙,可加快发生骨质疏松症。

研究表明,低蛋白、高蛋白饮食均能造成骨质疏松症。低蛋白饮食对骨代谢的影响表现为骨形成能力受抑制,骨吸收虽增加但变化不明显。总体表现为低转化,骨骼更新减少,易于骨折。高蛋白饮食对骨代谢的影响是蛋白质分解生成的硫酸盐,含硫氨基酸可使肾小管中钙的重吸收受到抑制,尿钙升高,造成骨吸收增加,矿物质减少。因此,蛋白质的摄入量宜适中。一般认为健康成年人每日摄入 1.0～1.2 g/kg 体重的蛋白质比较合适。处于生理特殊时期(生长期、妊娠期、哺乳期)应酌量增加。动物性和植物性蛋白质合理搭配(其中优质蛋白质占 1/2～1/3)。常吃一些富含胶原蛋白和弹性蛋白的食物(如牛奶、蛋类、核桃、骨糊、肉皮、鱼皮、猪蹄胶冻、鸡等)是有益的。

六、骨质疏松症营养综合防治原则

1. 提倡适宜老年特点的平衡膳食　全面均衡的营养素供应,对于机体的各种功能有保护作用,包括与骨质代谢密切相关的内

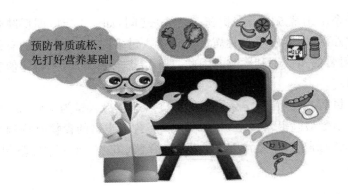

预防骨质疏松，先打好营养基础！

分泌、消化等系统功能，还可维持结缔组织正常结构和代谢。此外，骨骼的健全不仅需要钙、适量的蛋白质，还需要维生素和无机盐，如维生素 D、维生素 A、维生素 C，以及镁、铜、锰、氟等。

2. 适量蛋白质　蛋白质供给不得过高或不足，成年人每日摄入 1.0～1.2 g/kg 体重的蛋白质比较合适。动物性蛋白质与植物性蛋白质合理搭配，常吃富含胶原蛋白和弹性蛋白的食物（如牛奶、蛋类、核桃、肉皮、鱼皮等）。

3. 加强钙营养，科学补钙　多食用富含钙的食物，满足钙的摄入量，必要时可在医师指导下选用钙制剂。高磷膳食可刺激甲状旁腺激素分泌，有促进骨质丢失的可能，故膳食中磷的摄入量需要控制。由于维生素 D 可促进机体钙的吸收，故应加强户外活动，多晒太阳，必要时服用维生素 D 制剂或选用维生素 D 强化食品。

4. 清淡少盐，避免高磷、高钠和过多的膳食纤维　食物多样化，不挑食偏食，可搭配食用粗粮、坚果类的食物，补充微量元素。

低盐饮食。含钠多的食物，如食盐、酱油、面酱、味精、腌制食品、火腿、腐乳、挂面等宜少食或限量食用，因为肾脏排出钠时会引起钙的丢失。

注意烹调方法，如谷类中的植酸、蔬菜中的草酸、过高的膳食纤维等都能影响钙及其他微量元素的吸收。因此，谷类用发酵的方法，可减少植酸含量。菠菜含草酸较高，可以先在沸水中烫一下,除去部分草酸。

5. 纠正不良生活习惯　不吸烟、不酗酒,少喝咖啡和可乐,多参加户外活动。嗜烟、酗酒和咖啡因摄入过多是诱发骨质疏松症的危险因素。

第二节　药物治疗

一、需要治疗的人群

美国骨质疏松基金会推荐,对≥50岁的绝经后妇女或男性,具有以下1项就需药物治疗。①髋部或脊柱骨折(包括临床或形态学骨折);②骨质疏松,即使用双能X线吸收仪(dual X-ray absorptiometry,DXA)检测股骨颈或腰椎1～4部位的T值≤-2.5;③低骨量,即DXA检测股骨颈的T值为-1～-2.5;④骨折风险评估(fracture risk assessment,FRAX)的10年髋部骨折风险≥3%或主要骨折风险≥20%。中华医学会骨质疏松和骨矿盐疾病分会发布的新版《原发性骨质疏松症诊治指南》与上述意见基本相同。但是,很多研究表明,约50%的脆性骨折发生于骨量减少的绝经后妇女中。以骨密度检测腰椎或股骨近端的T值达到-2.5为骨质疏松干预阈值,这忽视了对骨量减少人群的干预。因此,临床上也应评估骨量减少患者的危险因素,对高风险者应及早进行药物治疗。根据国际骨质疏松基金会的建议,可对骨量减少患者评估以下危险因素:①50岁以后发生过脆性骨折;②曾使用或正在使用糖皮质激素治疗;③类风湿关节炎患者;④父母有髋部骨折史;⑤抽烟;⑥酗酒。同时伴有上述危险因素的骨量减少患者需使用抗骨质疏松症药物治疗。

二、骨质疏松症防治药物

防治骨质疏松症的药物可根据主要作用机制,分为抑制骨吸收为主、促进骨形成为主或同时具有多重作用机制的药物。下面介绍国内已批准上市的骨质疏松症防治药物的有效性和安全性（表6-1）。

表6-1　骨质疏松症常用药物

防治骨质疏松症药物			
基础补充剂	抑制骨吸收药物	促进骨形成药物	其他药物
钙剂 维生素 D	双膦酸盐 降钙素 SERM 雌激素	PTH	活性维生素 D 维生素 K 锶盐 中药等

药物	骨的作用			骨以外作用	
	BMD	椎体骨折	非椎体骨折	益处	风险
雌激素	＋	＋	＋	绝经症状	乳腺癌, 血栓, 出血
降钙素	＋	＋	（＋）	有效止痛	
雷洛昔芬	＋	＋	（＋）	乳腺、心血管病	血栓, 潮热
双膦酸盐	＋	＋	＋＋		上消化道刺激
PTH	＋	＋	＋		

（一）双膦酸盐类药物

双膦酸盐类药物是焦磷酸盐的稳定类似物，是一类与含钙结晶体有高度亲和力，并主要浓集于骨骼，与骨骼羟磷灰石亲和，能特异性结合到骨转换活跃的骨表面上，从而抑制破骨细胞的功能、抑制骨吸收、影响骨代谢的化合物。是目前应用最广泛、最重要的抗骨质疏松症和代谢性骨病的治疗药物。双膦酸盐的 P－C－P 结构使碳原子的另外二键能连接各种基团，形成带有氮原子和不含氮原子基团的两类双膦酸盐。现已应用于临床的非氮原子双膦酸盐主要有羟乙基膦酸盐、双氯膦酸盐、替洛膦酸盐等；带有氮原子基团的双膦酸盐主要有阿伦膦酸盐、帕米膦酸盐、依班膦酸盐、利塞膦酸盐和唑来膦酸等。由于双膦酸盐不受温度和代谢影响,化学性质稳定,完全不被酶解,不同双膦酸盐类药物抑制骨吸收的效力及毒性差别很大,故临床使用时的剂量及用法也有所差异。

双膦酸盐的作用特点如下。①物理化学作用:与磷酸钙牢固结合,抑制其形成结晶,延缓晶体的凝集,成为抑制钙化和矿化的理化基础;同时对固相磷酸钙表面有强烈的亲和力,成为阻抑骨溶解的理化基础。②生物活性作用,抑制固定吸收作用:双膦酸盐抑制破骨细胞活性,促进其凋亡,发挥抑制骨的吸收作用,同时改善骨的机械强度,临床效果表现为提高骨密度,降低骨折率。各种双膦酸盐抗骨吸收能力差异很大,一般含氮原子双膦酸盐的生物作用强于不含氮原子者。③作用机制:含氮原子双膦酸盐通过甲羟戊酸代谢途径抑制破骨细胞发育所需的法尼基焦磷酸盐的合成,类异戊二烯脂质和双香叶基焦磷酸盐的合成减少,对细胞有重要功能的蛋白包括 GTP 连接蛋白 Ras、Rho、Rac 和 Rab 在转录后进行甲羟戊酸化,从而影响细胞骨架的组合、细胞内信号转导等,引起破骨细胞活性下降,细胞凋亡。不含氮原子双膦酸盐的结构与焦磷酸盐极其类似,抑制破骨细胞的活性主要通过 ATP 结构的磷原子与 ATP 结合,形成不能水解的 P－C－P 结构的 ATP 结合物,细胞无法获得能量,细胞功能受阻,甚至凋亡和死亡。④抑制异位矿化:许多双膦酸盐的物理化学性能与焦磷酸盐类似,既抑制磷酸钙晶体的形成、凝聚,又阻止磷酸钙结晶的溶解。

双膦酸盐的药代动力学:双膦酸盐是人工合成药,在生物体内不能自然合成。由于 P－C－P 不能被酶分解,在体内不会被代谢而改变其结果,即不被生物降解。①吸收:口服后生物利用率,吸收不到摄入量的1%。吸收在胃部开始,大部分在小肠,主要通过被动扩散方式吸收。食物尤其是含钙、铁的食物会妨碍药物的吸收。②分布:吸收入血的双膦酸不足 1/2,甚至更少,血含量的 $50\% \sim 80\%$ 从肾脏超滤排出,吸收量的 $20\% \sim 50\%$ 被骨组织吸收。双膦酸盐在血中的半衰期很短,很大程度上取决于骨转换本身的速率,沉积在骨骼中与羟磷灰石结合的双膦酸盐只在骨转换发生时才会释放出来。③肾清除率:双膦酸盐吸收量的 50%～80%(即被骨吸收后的量)很快从肾脏排泄。需注意的是,双膦酸盐亦可沉积在肝、脾等其他器官,剂量越大,沉积越多,尤其在大剂量或快速静脉输注后沉积更多,与金属离子形成复合物或自凝集,随后被网状系统巨噬细胞所吞噬。因此,双膦酸盐不应快速大量输注,否则可因凝集形成导致肾衰竭。

1. 阿仑膦酸钠 阿仑膦酸钠是新型双膦酸盐中临床应用比较成熟的品种,是含"氮"的双膦酸盐。其对骨吸收和骨矿化的抑制比为 1 000∶1,抑制骨吸收更高效,几乎不影响骨矿化,可以连续使用。临床研究证明,阿仑膦酸钠可显著提高骨密度(包括腰椎和髋部骨),是最有效的抗骨吸收类骨质疏松症治疗药物之一。阿仑膦酸钠的临床试验提示,它可使骨质疏松症患者脊椎、髋部和手腕部骨折的发生率降低 50%。

因阿仑膦酸钠可增加骨质疏松症患者腰椎和髋部骨密度,降低发生椎体及非椎体骨折的风险,目前临床上主要应用阿仑膦酸钠治疗绝经后骨质疏松症、男性骨质疏松症和糖皮质激素诱发的骨质疏松症。

阿仑膦酸钠为口服片剂,每片 70 mg 每周 1 次或每片 10 mg 每日 1 次;如是阿仑膦酸钠 70 mg 和维生素 D_3 2 800 IU 的复合片剂,则每周口服 1 次。为避免该药口服时对上消化道的刺激反应,建议空腹服药,用 200～300 ml 白开水送服,且服药后 30 min 内保持直立(站立或坐直)体位而不要平卧。此外,在此期间避免进食牛奶、果汁等饮料,以及任何食物和药品。

注意事项:阿仑膦酸钠对上消化道黏膜有刺激作用,并有可能加重潜在的疾病,故应慎用于患有活动性上消化道疾病如吞咽困难、食管疾病、胃炎、十二指肠炎、溃疡,以及近期有胃肠道病史(近1年内)如消化道溃疡或活动性胃肠道出血或消化道手术(除外幽门成形术)的患者。

2. 伊班膦酸钠 依班膦酸钠是含氮的第三代双膦酸盐类药物,它可强效抑制破骨细胞活性,甚至诱导破骨细胞凋亡,从而抑制骨吸收过程,已广泛用于预防和治疗恶性肿瘤骨转移。又因依班膦酸钠能通过对骨的二次矿化作用有效增加骨密度,故用于预防和治疗骨质疏松症。中国食品药品监督管理局于 2009 年 1 月批准国内依班膦酸钠 2 mg 静脉滴注,每月 1 次,治疗绝经后骨质疏松症。

随着人口老龄化的进展,增龄性男性骨质疏松症的发病率也逐年上升。对男性原发性骨质疏松症患者的研究发现,依班膦酸钠 2 mg 每 3 个月静脉注射 1 次治疗 2 年后,腰椎、大转子骨密度分布均明显增加,表明依班膦酸钠 2 mg 每 3 个月静脉注射 1 次是治疗男性骨质疏松症的很好治疗方案。

此外,有研究证实依班膦酸钠可显著提高糖皮质激素性骨质疏松症患者腰椎、股骨颈的骨密度,也可以显著降低该类患者新发椎体骨折的发生率,明显改善疼痛症状。

适应证:治疗绝经后骨质疏松症。

用法:静脉注射剂,每 3 个月经静脉输注 1 次 2 mg(加至 250 ml生理盐水中,滴注 2 h 以上)。

注意事项:急性期反应是依班膦酸钠静脉使用后最常见的不良反应,但发生率不高。主要表现为发热、流感样症状(如疲乏、不适、骨痛、肌痛、关节痛等),多在首次给药后 28~36 h 出现,18~36 h 消失,一般症状较轻,无需特殊处理可自行缓解,症状较重者可给予解热镇痛药物对症治疗。再次给予依班膦酸钠静脉治疗,一般不再出现此类不良反应。依班膦酸钠的肾毒性较其他双膦酸盐类小,只有在严重肾功能不全时禁用,肌酐清除率<35 ml/min 者慎用。

3. 利塞膦酸钠 利塞膦酸钠亦为第三代双膦酸盐类药物,在结构上与阿仑膦酸钠类似,也含有"氮"元素。循证医学研究表明,利塞膦酸钠是一种安全有效的骨质疏松症治疗药物,能明显提高腰椎和髋部骨密度,显著降低脊柱骨折的发生率;且利塞膦酸钠治疗骨质疏松症在缓解骨痛、提高骨密度方面均疗效确切,具有良好的顺应性。

目前,利塞膦酸钠在临床上主要用于治疗绝经后骨质疏松症和糖皮质激素诱发的骨质疏松症。在有些国家已被批准治疗男性骨质疏松症。

疗效:增加骨质疏松症患者的腰椎和髋部骨密度,降低发生椎体及非椎体骨折的风险。

用法:口服片剂,5 mg 每日 1 次,或 35 mg 每周 1 次。服法同阿仑膦酸钠。

注意事项:胃及十二指肠溃疡、反流性食管炎患者应慎用。

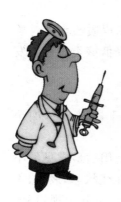

4. 唑来膦酸　唑来膦酸是最强力的含"氮"双膦酸盐之一。它主要通过抑制甲羟戊酸通路抑制破骨细胞的形成及破骨细胞介导的骨吸收,诱导破骨细胞凋亡,从而强力抑制骨吸收。静脉注射后大部分唑来膦酸盐与骨结合,后药物缓慢释放入血,维持一定的血药浓度。唑来膦酸盐不被降解,以原型从肾脏排泄。

不同的双膦酸盐与羟磷灰石之间的亲和常数存在差异。总的来说,唑来膦酸盐＞阿仑膦酸钠＞依班膦酸钠＞利塞膦酸钠＞依替膦酸钠。这决定了不同双膦酸盐的生物学特性,唑来膦酸盐对羟基磷灰石的亲和力明显高于其他双膦酸盐。动物实验表明,与阿仑膦酸钠比较,唑来膦酸盐防止骨量丢失的强度高 10 倍。

适应证:治疗绝经后骨质疏松症。

疗效:增加骨质疏松症患者的腰椎和髋部骨密度,降低发生椎体及非椎体骨折的风险。

用法:静脉注射剂,每年经静脉滴注 1 次 5 mg(至少滴注 15 min)。

注意事项：部分患者初次注射唑来膦酸盐后有短暂的流感样症状，其中最常见的症状包括：发热（发生率 15%）、肌痛（发生率 8%）、流感样症状（发生率 7%）、头痛（发生率 6%）和关节痛（发生率 5%）。这些症状主要为轻至中度，常发生在静脉输注后 3 天内，3 天左右缓解，也有持续 7～14 天者，应用解热镇痛药物可降低这些症状的发生率及严重程度。再次注射后急性期反应发生率减低。

5 mg 唑来膦酸盐静脉输注，短期内可能引起肾功能变化，但长期对肾功能无明显影响。因此，建议肌酐清除率＜35 ml/min 者慎用。用药后注意监测肾功能。

5. 双膦酸盐类药物的安全性　双膦酸盐类药物的安全性总体较好，但仍应注意以下几点：①少数患者口服双膦酸盐类药物后可能发生轻度的胃肠道反应，包括上腹疼痛、反酸等食管炎和胃溃疡症状。因此，除严格按说明书服用外，有活动性胃及十二指肠溃疡或反流性食管炎患者应慎用。②经静脉输注含"氮"双膦酸盐类药物后可引起一过性的发热、骨痛和肌痛等类流感样不良反应，但大多在用药 3 天后明显缓解。对症状明显者可用非甾体类抗炎药或普通解热止痛药对症治疗。③进入血中的双膦酸盐类药物约 60% 以原型从肾脏排泄。对肾功能损害患者，应慎用此类药物或酌情减少药物剂量。对经静脉输注用双膦酸盐类药物，每次给药前都应检测肾功能。如患者的肌酐清除率＜35 ml/min，则不宜用此类药物。此外，输注时间不应＜15 min，液体量不应＜250 ml。④双膦酸盐类药物相关的下颌骨坏死罕见，且绝大多数发生于恶性肿瘤患者使用大剂量双膦酸盐类药物之后，以及存在严重口腔健康问题如严重牙周病或经多次牙科手术等的患者中。对患有严重口腔疾病或需接受牙科手术的患者，不建议使用该类药物（正在使用者可停药半年以后或待骨吸收生化标记水平达到正常后再施行手术，且手术后至少停用双膦酸盐类药物 3 个月）。⑤目前没有大样本的临床研究表明心房纤维性颤动与双膦酸盐类药物治疗有直接的相关性。⑥虽有少数长期使用双膦酸盐类药物可能提高非典型骨折发生率的报道,但确切原因尚不清楚,与双膦酸盐类药物的关系也不确定。为安全考虑,可定期对长期使用双膦酸盐类药物的患者进行评估。

(二) 降钙素类药物

降钙素的基本结构由 32 个氨基酸组成,相对分子质量为 3 500。第一和第七位的两个胱氨酸残基之间由二硫键连接,是降钙素具有生物活性的重要结构。不同动物分泌的降钙素氨基酸残基有一定差别,来自鱼类(如鲑鱼、鳗鱼)的降钙素比哺乳动物(包括人)分泌的降钙素生物活性高 50 余倍。降钙素水平随着年龄的增加而降低。1982 年 Chamber 等证实降钙素对骨细胞有直接抑制作用,还具有增加肾 α-羟化酶活性的作用。1984 年美国食品药品监督管理局(FDA)批准降钙素用以治疗骨质疏松症。1995 年美国 FDA 又批准鲑鱼降钙素鼻吸剂型治疗骨质疏松症。

降钙素作为一种钙调节激素,能抑制破骨细胞的生物活性和减少破骨细胞的数量,进而阻止骨量丢失并增加骨量。因此,降钙素主要应用于骨吸收增加的疾病如骨质疏松症、变形性骨炎以及癌性高钙血症等。降钙素类药物的一大突出特点是能明显缓解骨痛,对骨质疏松性骨折或骨骼变形所致慢性疼痛以及骨肿瘤等疾病引起的骨痛均有效,更适用于有疼痛症状的骨质疏松症患者。目前,临床应用的降钙素类药物有鲑降钙素和鳗降钙素两种。

1. 鲑降钙素 鲑降钙素的镇痛有效率达 95%,用药 3 日后开始明显起效。其止痛机制可能与其作用于中枢感受区的特异性受体抑制前列腺素及刺激内源性镇痛物质 β-内啡肽释放有关。目前,关于骨质疏松性骨痛的机制尚不明确,一般认为与骨组织机械变形压迫神经、骨钙动员增加及化学因子的异常刺激有关,尤其是降钙素的止痛作用不受纳洛酮的破坏,并与吗啡有协同作用。此外,还可以治疗创伤性急性骨萎缩引起的疼痛。

适应证:治疗绝经后骨质疏松症。

用法:鲑降钙素制剂有鼻喷剂和注射剂两种。鼻喷剂的使用剂量为 200 IU/d;注射剂的使用剂量为每次皮下或肌内注射 50 IU,根据病情每周注射 2～7 次。鲑降钙素的目前推荐疗程是<3 个月。

注意事项:少数患者有面部潮红、恶心等不良反应,偶有过敏现象(可按说明书要求确定是否做过敏试验),个别过敏反应可导致心动过速、低血压和虚脱。使用本药前建议进行皮肤试验。长期卧床治疗的患者,每日需检测血液生化指标和肾功能。治疗过程中如出现耳鸣、眩晕、哮喘应停用。

2. 鳗降钙素 鳗降钙素直接作用于破骨细胞膜受体,通过增加破骨细胞内 cAMP,胞质游离钙水平和激活蛋白激酶 C 等途径而抑制破骨细胞骨吸收,同时调节成骨细胞活性和数量而促进骨生成。鳗降钙素不仅能降低骨转换,而且对骨小梁数量、结构、形态的保持发挥着重要的作用。

鳗降钙素除抑制骨吸收、增加骨形成、维持骨质量外,还有中枢镇痛作用,可改善骨质疏松症患者的疼痛。临床试验表明,鳗降钙素治疗 2 个月患者疼痛开始缓解,2 个月后疼痛改变率达90.2%。

适应证:治疗绝经后骨质疏松症。

用法:注射剂,每周肌内注射 20 IU。

注意事项:鳗降钙素为肽制剂,有引起休克的可能性,故对有过敏史者应详细问诊,过敏体质者慎用(可按说明书要求确定是否做过敏试验),支气管哮喘或有其既往史者慎用。少数患者有面部潮红、恶心等不良反应。动物实验表明,大剂量皮下注射 1 年后,垂体瘤的发生率明显增加,故不建议长期用药。

3. 降钙素类药物的安全性 降钙素作为一种 32 个肽键的氨基酸生物制剂,过敏反应及周围血管扩张现象是其临床应用时常见的不良反应。过敏反应通常出现在注射部位的局部反应或全身皮肤过敏反应,表现为皮疹、荨麻疹,严重者甚至可造成气道痉挛。对于经常哮喘发作或持续性气道梗阻的患者,不要轻易使用降钙素制剂。鼻喷剂的不良反应以潮红和局部鼻黏膜反应为主,偶尔发生鼻出血、部分味觉丧失。但降钙素类药物的安全性总体良好,在老年人应用,胃肠道、肾脏、药物相互作用等方面安全性较好。近期研究表明,鲑降钙素有增加肿瘤发生的风险,故推荐短期使用,疗程限制在 3 个月以内。

(三) 雌激素类药物

女性在青春早期卵巢开始分泌少量雌激素。当血雌二醇为 20 pg/ml 时,即可刺激长骨生长,身高增长加快,成骨多于破骨,骨量增多。于 30 岁左右骨量达高峰,并维持 15 年左右,直至绝经前(图 6-3)。进入绝经过渡期,骨吸收相对明显增强,骨丢失加快。在 41~50 岁的同龄妇女中,围绝经期者腰椎松质骨的丢失比月经正常者快 2.5 倍左右,绝经后则快 3.5 倍左右。无论皮质骨还是松质骨,均在绝经头 3 年内丢失速度最快,丢失骨量最多。绝经即低雌激素对松质骨骨量的负面影响要高于对皮质骨骨量的影响。绝经使骨丢失加快是由于骨组织负平衡代谢增强所致。由于骨吸收相对增多,骨量减少,在骨组织形态上,皮质骨变薄,松质骨的

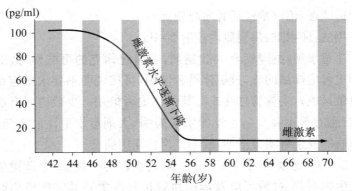

图 6-3　雌激素不同年龄的变化($n = 257$)

骨小梁变薄断裂,多孔性增强,局部微骨折,损害了骨结构和降低了材料的生物力学性能,骨质量受损,导致骨强度降低,抗骨折能力减弱而易骨折。与妇女绝经相伴的雌激素迅速降低作为一个重要病因,通过这样的过程,最终可使妇女发展为绝经后骨质疏松症。与男性相比,由于50岁左右发生绝经这一事件,妇女骨丢失较早、较快且较严重,因此女性发生骨质疏松性骨折较早,发生率也较高。1986年结合雌激素被美国FDA批准用于预防骨质疏松症。

雌激素类药物(包括雌激素补充疗法和雌孕激素补充疗法)能抑制骨转换,阻止骨丢失,有效维持并提高骨密度,从而降低骨质疏松性骨折的危险。

适应证:60岁前的围绝经期和绝经后妇女,特别是有绝经期症状(如潮热、多汗等)及有泌尿生殖道萎缩症状的妇女。

禁忌证:雌激素依赖性肿瘤(如乳腺癌、子宫内膜癌)、血栓性疾病、不明原因的阴道出血、活动性肝病和结缔组织病为绝对禁忌证。子宫肌瘤、子宫内膜异位症、有乳腺癌家族史、胆囊疾病和垂体泌乳素瘤患者慎用。

用法:有口服、经皮和阴道用多种剂型;药物有结合雌激素、雌二醇、替勃龙等。治疗方案、制剂选择及治疗期限等应根据患者的个体情况决定。

注意事项:严格掌握适应证和禁忌证,绝经早期(60岁前)开始用药,但应使用最低有效剂量,同时定期(每年)进行安全性评估,重点是乳腺和子宫。

安全性:绝经后妇女正确使用雌激素类药物总体上是安全的,但需特别注意以下几点。①对有子宫的妇女长期只补充雌激素,会增加子宫内膜癌的发生风险。因此,自20世纪70年代以来,对有子宫的妇女在补充雌激素的同时也适当补充孕激素,可使子宫内膜癌风险降低。②有关雌激素类药物治疗与乳腺癌的关系仍有争论,但风险不大,小于每年1/1 000妇女。乳腺癌仍是雌激素类药物治疗的禁忌证。③雌激素类药物不应用于预防心血管病。没有心血管病危险因素的妇女,60岁前开始使用雌激素类药物可能对其心血管有一定的保护作用;已有血管损害或60岁后开始使用雌激素类药物,则没有这种保护作用。④雌激素类药物治疗会轻度增加血栓风险,血栓是雌激素类药物治疗的禁忌证。非口服雌激素类药物因无肝脏首过效应,这种风险较小,但需更多临床研究证实。⑤雌激素类药物不是同化激素,尽管大剂量使用时会因水钠潴留而致体重增加,但绝经后妇女使用的雌激素类药物为低剂量,一般不会导致水、钠潴留。总之,使用雌激素类药物治疗应进行全面的利与弊评估,开始治疗前必须评估患者是否有明确的治疗适应证并排除禁忌证,这是保证治疗利大于弊的基础。医生应与患者讨论可能的获益和风险,取得患者的知情同意,治疗前要询问病史和全面体检,特别是检查子宫和乳腺。建议雌激素类药物治疗遵循以下原则:①明确的适应证和禁忌证(保证利大于弊);②绝经早期(<60岁)开始用药的获益更大,风险更小;③使用最低有效剂量;④治疗方案个体化;⑤局部问题采用局部治疗方法;⑥坚持定期随访和安全性监测(尤其是对乳腺和子宫);⑦是否继续用药应根据每年进行的利弊评估结果而定。

(四) 甲状旁腺激素类药物

甲状旁腺素(PTH)是由84个氨基酸构成的多肽激素,是调节钙、磷代谢及骨转换最为重要的肽类激素之一,它能精细调节骨骼的合成代谢及分解代谢过程。早在1929~1937年,北美不同实验室就报道PTH有明显促进骨形成、增加骨量及改善骨生物力学性能方面的动物实验及临床研究,并取得突破性进展。

特立帕肽(重组DNA来源的PTH)[rhPTH9(1~34)]是首个促进骨合成代谢类药物,外源性PTH间歇性注射对人骨组织有强的合成作用。1980年英国Reeve首先报道,用rhPTH(1~34)每日皮下注射6~24个月,配对的骨活检显示髂骨骨小梁体积增加,有新骨形成,观察到骨形成率和骨吸收率的分离。随后开展了多项临床试验,在全球 64 个国家被批准用于治疗男性和绝经后妇女的骨质疏松症。2002 年 11 月,rhPTH(1~34)被美国 FDA 批准为具有合成作用治疗骨质疏松症的新药正式上市。2011 年 3 月 16日,特立帕肽在中国被批准用于存在高度骨折风险的绝经后骨质疏松症妇女的治疗。

特立帕肽可降低骨折风险。在一项多中心、双盲、安慰剂对照的骨折预防试验(fracture prevention trial,FPT)中,共 1 637 例已经发生骨折且未接受抗骨吸收药物治疗的绝经后妇女随机分组,分别接受安慰剂、特立帕肽 20 μg/d、特立帕肽 40 μg/d 的治疗。结果显示,与安慰剂相比,特立帕肽 20 μg/d 和特立帕肽 40 μg/d 可分别降低 65% 和 69% 的椎体骨折风险,以及降低 53% 和 54% 的新发非椎体骨折的风险,并分别增加 9% 和 13% 的腰椎骨密度,以及3% 和 6% 的股骨颈骨密度。当用脊柱畸形指数进行评估时,接受特立帕肽治疗的患者新发骨折的数量和严重度下降,且可减少与基线骨折数量严重度相关的新发骨折风险。特立帕肽治疗组新发骨折风险不随既往骨折次数和严重程度的增加而升高,其相对骨折风险的降低与年龄大小、骨密度基线值、已有椎体骨折、治疗前骨转换率及肾功能状态无关。还发现停止特立帕肽治疗后,椎体骨折风险的下降可持续至少 18 个月,非椎体骨折风险的下降可持续至少 30 个月。

虽然骨密度可作为特立帕肽治疗后椎骨骨折风险下降的预测因子,但研究显示接近 70% 的骨折风险下降是骨强度增加的结果。对髂骨活检的骨组织形态学检测和 QCT 扫描的随访分析发现,特立帕肽治疗患者的骨微结构(包括骨小梁、骨皮质厚度和骨小梁连接性)明显改善。特立帕肽治疗可使骨基质矿化、骨矿物质结晶和胶原交联比例明显降低,增强骨骼稳定性和骨皮质厚度,并且增加股骨颈和股骨粗隆区域骨轴向和抗弯曲的强度。特立帕肽治疗还可增加骨构建和骨重建骨单位的成骨活性,增强远端桡骨干的机械强度。

近年研究发现,特立帕肽还可用于男性骨质疏松症的治疗。与安慰剂相比,特立帕肽治疗男性特发性骨质疏松症 18 个月时可使患者腰椎骨密度增加 13.5%,且血清骨特异性碱性磷酸酶和骨钙素持续升高约 6 个月。

长期使用糖皮质激素可导致严重的骨质疏松症,糖皮质激素治疗 3～6 个月内出现迅速的骨丢失,6 个月内骨折风险明显增加。根据糖皮质激素通过干扰成骨细胞的生成、诱导成骨细胞凋亡而抑制骨形成,特立帕肽通过促进骨形成的作用机制能更有效地治疗糖皮质激素所致骨质疏松症。

适应证:治疗绝经后骨质疏松症。

用法:注射剂,一般用药剂量 20 μg/d,皮下注射。

注意事项:当有肾结石和(或)痛风史的患者接受特立帕肽治疗时,建议密切随访,并在专科医生指导下使用。用药期间应监测血钙水平,防止高钙血症的发生。治疗期限不宜超过 24 个月。

安全性:患者对特立帕肽治疗的耐受性总体较好,部分患者可能有头晕或下肢抽搐的不良反应。有动物研究报道,特立帕肽可能增加成骨肉瘤的风险。因此,特立帕肽并不适用于骨 Paget 病、不明原因碱性磷酸酶升高、甲状旁腺功能亢进症、高钙血症、骨营养不良性肾病、骨放疗史、骨骺开放(儿童和青年)、原发性骨肿瘤和肿瘤骨转移的患者。

(五) 选择性雌激素受体调节剂(selective estrogen receptor modulators, SERM)

SERM 通过经典的雌激素通道发挥雌激素的拮抗作用,通过非经典途径发挥雌激素活性作用。对骨骼具有明显的防止骨量流失、增强骨强度的作用。

目前,临床治疗骨质疏松症应用的 SERM 为盐酸雷洛昔芬。口服后迅速吸收,约 60% 被吸收,在肠道吸收后进入全身血液循环前大部分与葡萄糖醛酸结合,绝对生物利用度降至 2%。雷洛昔芬有首过效应和肠肝循环,由于首过效应、肠肝循环及雷洛昔芬与其葡萄糖醛酸代谢产物在体内可以相互转换，所以观察到的血浆峰浓度和半衰期变化很大，达到血浆峰浓度的时间以及药物的生物利用度也受这些因素的影响。雷洛昔芬在体内分布广泛，其分布容积与剂量无关。雷洛昔芬主要经粪便排泄，以药物原型经尿液排泄的量<0.2%，以葡萄糖醛酸复合物经尿液排泄的量小于雷洛昔芬给药剂量的6%。

　　临床研究发现，雷洛昔芬能增加骨量，改善骨代谢和矫正异常骨转换。短程治疗显示有增加骨密度和改善骨转换的疗效，长期治疗能明显降低骨折的危险性，降低骨折率。另有研究发现，雷洛昔芬对心血管有益，可以降低血清低密度脂蛋白胆固醇和总胆固醇，不影响总高密度脂蛋白胆固醇水平。对乳腺组织和子宫，雷洛昔芬表现为拮抗雌激素活性作用。

　　适应证：治疗绝经后骨质疏松症。

　　用法：口服，每日1片60mg。

　　注意事项：少数患者用药期间会出现潮热和下肢痉挛症状，潮热症状严重的围绝经期妇女暂时不宜使用。

　　安全性：①对乳腺组织的作用，可降低侵袭性乳腺癌和雌激素受体阳性乳腺癌的危险性。②对生殖系统的作用，无子宫内膜增生或内膜癌的发生。总体来说，雷洛昔芬治疗的安全性良好。静脉血栓栓塞是唯一与雷洛昔芬相关的严重不良事件。雷洛昔芬不能用于绝经前妊娠妇女或可能妊娠妇女，禁用于活动性静脉血栓栓塞性疾病或有深静脉血栓、肺栓塞和视网膜血栓形成等既往史的女性。肝功能不全时慎用，不推荐雷洛昔芬与全身应用雌激素联合应用。

（六）维生素 D 类似物

　　在骨质疏松症治疗领域内，应用最广泛的制剂是骨化三醇（1，25 -二羟基维生素 D_3）和阿法骨化醇（1α -羟基维生素 D_3）。前者不需要经过肝脏和肾脏羟化酶羟化就有生物活性，后者需要经25 -羟化酶羟化为骨化三醇后才具生物活性。维生素 D 类似物更适用于老年人、肾功能不全以及 1α -羟化酶缺乏的患者(图 6 - 4)。

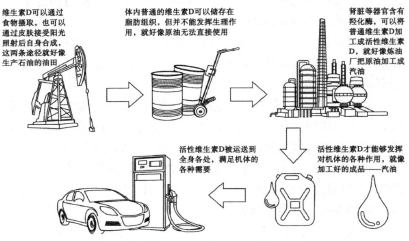

图 6 - 4 维生素 D 类似物形成与作用

　　活性维生素 D 可促进肠钙吸收,从十二指肠到结肠的肠黏膜细胞中都有 $1,25-(OH)_2D_3$ 的受体。其分布在十二指肠最高,以下肠道逐渐减少。在基础状态下,正常成年人空肠部位的净钙吸收是回肠的 3 倍,若给予 $1,25-(OH)_2D_3$ 1 周后,空肠和回肠的钙吸收显著增加,而且回肠的钙吸收率可达到空肠的水平。结肠在 $1,25-(OH)_2D_3$ 作用下,钙吸收率也会明显增加,这对保证小肠切除后患者的钙吸收具有重要意义。

　　维生素 D 在固定吸收形成代谢过程中起双向作用,且这种双向作用的侧重取决于其剂量。

　　对骨形成的作用如下。①间接作用:维生素 D 促进肠钙吸收,提高血钙浓度,为钙在骨中沉积、骨矿化提供原料;②直接作用:成骨细胞是活性维生素 D 作用的重要靶器官,因为 $1,25-(OH)_2D_3$ 受体在此较集中。

　　对骨吸收的作用如下。①间接作用:破骨细胞功能的激发主要来自对成骨细胞产生的某些破骨细胞活化因子作出的应答,维生素 D 活性产物可刺激成骨细胞产生,促进破骨细胞增强其活性因子以促进骨吸收的作用。②直接作用:成熟破骨细胞中,无 $1,25-(OH)_2$ 受体存在,$1,25-(OH)D_2$ 受体仅存在于其前体细胞受体被激活后,促进前体破骨细胞向成熟破骨细胞分化,从而增加破骨细胞的数量,引起骨吸收。

另外,活性维生素 D 代谢物通过增加肠钙吸收,提高血钙水平,间接抑制 PTH 的合成与释放。血清 $1,25-(OH)_2D_3$ 的降低会削弱其对 PTH 分泌的正常抑制作用,必然导致继发性甲状旁腺功能亢进症并增加骨的吸收,这也是肾性骨病患者 PTH 增高的原因,肾病患者 1α-羟化酶减少导致 $1,25-(OH)_2D_3$ 产生减少。

1. 骨化三醇　骨化三醇口服后在小肠内很快被吸收,生物利用度高达 70%。在体内无需肝肾羟化激活而被机体直接利用,服药后 $2\sim4$ h 达到血药浓度高峰。半衰期 $6\sim10$ h,单一剂量的药理作用持续 $3\sim5$ 天,如服药后发生高钙血症,在服药后 $3\sim6$ 天逐渐消失。骨化三醇的失活代谢在肾内进行,无活性的代谢产物经肝肾排泄,主要从胆汁中排出。

生化指标观察显示,仅 0.25 μg 的骨化三醇就可发挥促进肠钙吸收的作用。多数研究认为,服用骨化三醇可以较为一致地使骨转换受抑,骨化三醇剂量在 0.5 μg/d 时,主要表现为抑制骨吸收,对绝经后骨质疏松症有良好作用。骨化三醇还可以增加老年人的肌肉力量和平衡能力,降低跌倒的危险,进而降低骨折风险。

适应证:治疗骨质疏松症。

用法:口服,$0.25\sim0.5$ μg/d。

注意事项:长期使用应注意监测血钙和尿钙水平。

2. 阿法骨化醇　阿法骨化醇属于 $1,25-(OH)_2D_3$ 前体药物,进入人体后,必须经过肝脏的再羟化形成 $1,25-(OH)_2D_3$,其生物利用度略低于 $1,25-(OH)_2D_3$,约 40%。阿法骨化醇的生物活性作用或抗骨质疏松作用是通过其在体内转化成 $1,25-(OH)_2D_3$ 来实现的,因此两者对骨质疏松症的作用、疗效和安全性类似,能促进骨形成和矿化并抑制骨吸收,对增加骨密度有益,能增加老年人的肌肉力量和平衡能力,降低跌倒的危险,进而降低骨折风险。阿法骨化醇对骨质疏松症的常用剂量为 $0.5\sim2$ μg/d,大多采用 $0.5\sim1$ μg/d。生化指标监测可观察到,阿法骨化醇 0.5 μg/d 即有促肠钙吸收作用,1 μg/d 可使血钙、尿钙明显升高,血 PTH 水平下降。目前国内普遍采用的剂量为 0.5 μg/d。

适应证:治疗骨质疏松症。

用法:口服,$0.5\sim1.0$ μg/d。

注意事项:肝功能不全者可能会影响疗效,不建议用于这些患者。

安全性:使用上述剂量的维生素 D 类似物治疗骨质疏松症总体上是安全的。长期使用应定期监测血钙和尿钙水平。可与其他抗骨质疏松药物联合使用。

(七)维生素 K_2

四烯甲萘醌是维生素 K_2 的一种同型物,是 γ-羧化酶的辅酶,在 γ-羧基谷氨酸形成过程中起着重要作用。γ-羧基谷氨酸是骨钙素发挥正常生理效应所必需的。动物实验和临床试验显示,四烯甲萘醌可促进骨形成并有一定的抑制骨吸收作用。

四烯甲萘醌治疗绝经后妇女骨质疏松症的疗效确切,可预防椎体和髋部的骨量丢失,并使骨密度有所增加,并且其安全性高,耐受性良好,为骨质疏松性骨折的防治提供了新的选择。

安全性:维生素 K_2 不良反应的发生率为 4.78%,主要是胃肠道症状、皮疹、瘙痒等,多数属轻微反应。此外,多项研究证明,一组患者服用维生素 K_2 24 个月后,凝血功能与基线相比虽有差异,但尚在正常范围之内,未见增加血栓事件。

适应证:治疗绝经后骨质疏松症。

疗效:增加骨质疏松症患者的骨量,降低骨折发生的风险。

用法:成年人口服 15 mg,每日 3 次,饭后服用(空腹服用时吸收较差）。

注意事项：少数患者出现胃部不适、腹痛、皮肤瘙痒、水肿和肝转氨酶水平暂时性轻度升高。禁用于服用华法林的患者。

（八）中成药

国内批准了数种治疗骨质疏松症的中成药，多数有缓解症状、减轻骨痛的疗效。但中成药缺乏有关改善骨密度、降低骨折风险的大型临床研究，其长期疗效和安全性需进一步研究。

目前上海食品药品监督管理局批准的用于骨质疏松症治疗的中成药有：仙灵骨葆、强骨胶囊、金天格胶囊等。

三、疗效评估和随访要求

防治骨质疏松症药物的疗效评估应当包括是否能提高骨量和骨质量，最重要的是能否降低骨折风险。目前，临床上对防治骨质疏松症药物的疗效评估和监测内容包括：①疼痛、活动功能和生活质量等改善；②骨密度检测；③骨转换生化指标的检查，至少在骨吸收和骨形成指标中各选一项。使用 DXA 检测腰椎 1～4 和左侧股骨近端部位的骨密度，对了解治疗后的骨量变化、预测骨折发生风险具有重要意义，可每年检测 1 次。骨密度变化达到 3％甚至5％以上具有临床意义，骨密度没有变化或者轻微下降表明药物治疗失败或者换用药物无效。应注意检测的误差等，良好的质量控制和规范操作对 DXA 检测非常重要。其他评估手段如骨转换生化指标的变化等可每半年检测 1 次。此外，骨折是否发生、跌倒次数是否减少、活动功能是否改善等均是药物疗效的评估内容。部分患者使用抗骨质疏松症药物治疗后骨密度继续下降或没有变化，此时临床上应特别注意如下可能的原因：①治疗期间体重是否下降。②是否存在其他伴随疾病或者诊断是否有误。③药物是否按要求在服用。④补充的钙剂和维生素 D 是否充足。⑤骨密度检测是否标准化。

第三节 运动和康复治疗

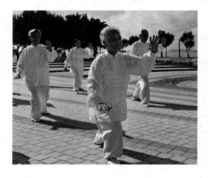

有效的运动可对骨组织产生应力效应,刺激骨细胞,在组织局部发生生物学反应,促进骨的形成;另外,运动对骨的刺激作用还导致骨形成相关调节激素和细胞调节因子水平升高,有利于骨矿含量增加;老年人经常做户外运动,可以使维生素 D 的合成增加,改善胃肠功能及钙磷代谢,促进体内钙的吸收,进而增加钙的利用和在骨的沉积;运动还能增强肌肉力量,提高人体的灵敏性、协调性和平衡性,有效减少跌倒,从而降低骨质疏松性骨折的发生率。

骨质疏松症老年人可选择的运动项目有负重运动、对抗性运动和灵活性运动,运动量因人而异。跳跃、奔跑、球类和体操等均属于有氧运动。其中,短跑和跳跃运动预防骨质疏松症的作用已被多项研究证实。40 岁以下的人可以选择全身运动为主,以达到较长时间维持高峰值骨量,避免或减少骨丢失的目的。对于 40 岁以上的人,因为身体逐渐衰老,为了减少骨量的下降速度,延缓骨质疏松症的发生,可选择适合其生理特点和运动能力的有氧运动项目,如慢跑或快走、中老年健美操、太极拳和广播操等。美国运动医学会所推荐的骨质疏松症预防运动方案是力量训练、健身跑和徒步走。

从运动的安全性和有效性角度考虑,运动强度一般选择中等强度为宜。运动时应达到最大摄氧量的 60%～70% 或最大心率的 70%～85%。这不仅能有效增加骨密度,预防和延缓骨质丢失,还能使身体得到全面锻炼,增进健康,提高体质。目前,以心率确定运动强度是广泛用于运动时间的简单而科学的方法。运动的最佳心率范围＝(220－年龄)×(70％～85％)。60 岁左右的老年人,其脉搏数每分钟达到 110～130 次,即运动后稍稍出汗是安全的。一般每次运动的持续时间最好控制在 30～60 min,锻炼频率为每周 3～5 次。具体情况需要根据个体差异而定,总体以次日不感觉疲劳为前提。鼓励患者持之以恒地坚持进行,以达到维持较高骨量、延缓骨量丢失的目的。

第七章

骨质疏松性骨折的诊断与治疗

骨质疏松性骨折是骨质疏松症最严重的后果。常见于老年人群及骨量低下的骨质疏松症患者。骨质疏松导致骨量（quantity）减少，骨质量（quantity）衰退，骨机械强度明显降低。骨骼丧失了正常的载荷能力，以致较轻微的损伤甚至躯体自身的重力即可造成骨结构的破坏、骨连续的中断，从而发生骨质疏松性骨折。骨质疏松性骨折是由于骨强度降低导致正常承载功能丧失，在低能量的轻微损伤作用下即可发生的骨折，因此被认为是骨骼功能衰竭的表现。

第一节　骨质疏松性骨折的概述

骨质疏松性骨折属于脆性骨折，包括两种形态特点：由骨疲劳累积与骨内微裂隙发展而来的骨折。一类是单纯髓内的小梁骨折，又称为微骨折，长骨骨骺端或椎体内的小梁骨折即属于此种类型，一般影像学检查方法不易被发现，MRI 发现髓内信号异常有助于作出判断和鉴别；另一类是松质骨与皮质骨的完全性骨折，如髋部股骨颈、转子间的骨折，桡骨远端与肱骨近端骨折，且以粉碎性骨折多见。

骨小梁骨折与缺损，往往导致力学结构的破坏，尤其是连接性骨小梁结构的缺失，使应力载荷的分散与传递受阻，应力集中使骨结构进一步受到破坏，最终由微骨折发展为完全性的脆性骨折。

骨质疏松性骨折严重威胁老年人身心健康,降低生存期生活质量,致残率与病死率显著增高。骨量、骨质量降低及骨修复能力减弱,骨折愈合时间延缓,骨愈合质量与力学强度降低,再骨折的风险显著增加,并使骨折内固定植入物固定困难,牢固度差,失败的风险增大。这些临床治疗中的难点也是骨质疏松性骨折治疗的探索方向和临床治疗中有待进一步解决的问题。

一、骨质疏松性骨折的临床流行病学

随着经济的发展,社会医疗保障体系逐步改善,人类平均寿命明显延长。2010 年人口普查结果显示,我国 60 岁及以上人口为 1.78 亿人,占 13.26%。其中,65 岁及以上人口为 1.2 亿人,占 8.87%。社会老龄化使与增龄相关的老年退化性疾病越来越普遍,常见疾病的疾病谱必然发生相应的变化。骨与关节退化引起的大量骨关节炎与骨质疏松症相关的临床问题是当前医务工作者所必须面对的重大公共卫生问题。

全球 50 岁以上人群中,约 1/8 一生中预期会发生椎体骨折。平均每 30 s 即有 1 例骨质疏松性骨折发生。WHO 估计至 2050 年,全球妇女中髋部骨折者将有一半发生在亚洲地区。

骨质疏松性骨折的发生率女性高于男性。1998 年欧洲骨质疏松学会报道,欧洲女性一生中发生骨质疏松性骨折的风险为 30%~40%,男性为 10%~15%。欧洲妇女髋部骨折的发生率相当于乳腺癌、子宫内膜癌与卵巢癌的总和,男性髋部骨折的发生率与前列腺癌相当。在 70 岁以上老年高龄患者,髋部骨折发生率随年龄增高明显上升。欧洲地区妇女椎体变形率在 50 岁以下妇女中为 3.5%,而 85 岁以上老龄妇女中则高达 27.9%。我国徐苓报道了中国北京地区 50 岁以上妇女椎体骨折的患病率是 15%。目前,我国尚缺乏全国性大样本流行病学调查资料,尚无国人确切的骨质疏松性骨折患病率数据。

骨质疏松性骨折常见发生部位是脊椎,尤其是胸腰段椎体。

髋部、桡骨远端、肱骨近端也是常见的骨折部位。美国统计资料显示,轻微损伤所致骨折在老年人群骨折中占很大比例:肱骨近端占75%,桡骨远端占50%,髋部(包括股骨颈与转子间)占80%,胫骨与踝部占60%。骨质疏松性骨折的发生是骨骼本身退化与骨骼外因素综合的结果。

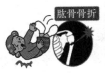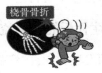

骨质疏松性骨折的患病率除与年龄、性别、种族、遗传等有关外,还与外伤概率、骨折发生部位等密切相关。

二、骨质疏松症的"骨量"与"骨质"

骨的"质"与"量"决定了骨的刚度、弹性模量等物理性能。骨量减少和骨质衰退均影响骨的强度。美国国立卫生研究院(NIH)2001年的报告强调指出:骨强度取决于骨质量与骨密度(BMD)。骨量与骨强度之间存在密切的相关性,骨密度值与弹性模量相关系数为0.82,与骨强度的相关系数为0.79。骨密度(骨量)减低意味着骨强度减弱,骨折风险增高。围绝经期妇女脊椎骨密度降低1SD,髋部骨折风险可能增加2~3倍。

骨的质量由骨的微结构、骨胶原成分、基质矿化、骨内微损伤(骨疲劳与微骨折)积累和修复能力以及骨的转化率(更新率)等因素构成。围绝经期妇女参与更新的骨单位多,陈旧骨的吸收时间远快于新骨的形成(3个月),因此在空间和时间两个方面导致骨的快速丢失。骨小梁纤细、变薄,由板状结构变为棒状结构,力学强度减弱,导致骨小梁断裂、穿孔,甚至缺失,进一步降低骨的物理性能。

(1)骨质疏松症骨小梁的特点:参与骨转换的重塑单位,有较多量陈旧骨被清除,较少量新骨形成,骨膜下骨吸收形成 40～60 μm 的陷窝(约为小梁平均厚度的 1/3)。骨小梁变薄,穿孔,缺损,连接性骨小梁缺失,使骨的微结构受到破坏,应力载荷的传递与分散功能丧失,应力的集中导致残存骨小梁进一步损坏。

(2)骨质疏松症皮质骨的特点:老年期管状骨骨外膜下成骨功能减退,成骨过程迟缓,而股内膜吸收趋于活跃,骨吸收加速,使骨皮质变薄,髓腔增大,这种构建适应力载荷的需要。骨皮质表面的孔隙率明显增加,骨皮质单位容积骨密度降低。骨量与骨结构的改变,使管状骨对抗剪切应力与扭转应力的功能明显减弱,当外加的承载高于骨骼强度时,骨折随之发生。

三、骨质疏松性骨折的发生原因

一方面由于骨量减少,骨质量衰退,微结构破坏造成了骨本身机械强度的降低,对抗外加应力明显减弱;另一方面是存在超过骨骼机械强度的外加应力。对于非椎体骨折尤其是四肢长骨骨折,骨折的发生必定存在暴力的诱因,尽管这种暴力属于低能量的或轻微的损伤。对于脊柱骨折,仅仅由于骨折平面以上躯体自身重力的作用,或者由于腹肌或腰部肌肉强力收缩即可造成骨折的发生。一般多见于下胸或上腰段脊椎,表现为微椎体楔形变或压缩性骨折。

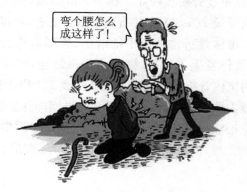

一般认为,在人体重心高度跌倒时所产生的损伤暴力称为低能量损伤暴力。低能量暴力造成的骨质疏松性骨折又称为脆性骨折,是骨质疏松症特有的骨折。因此,一旦发生脆性骨折,则骨质疏松症的存在可确信无疑。骨质疏松性骨折的发生,除了暴力大小、作用方向等因素外,损伤概率也是重要的因素。老年人由于视力减退,神经系统与肌肉、骨骼等运动系统功能减退,协调能力降低,加之全身健康状况衰退,安眠、镇静及降压药物的作用等骨骼外的因素都增加了损伤概率与骨折发生的风险。

第二节 骨质疏松性骨折临床诊断的进展

一、症状与体征

骨折发生率在骨质疏松症患者中约占 20%,往往是骨质疏松症患者作为首发症状而就诊的原因。骨折一旦发生,疼痛、畸形与功能障碍等症状和体征随之出现。但高龄老年人往往对疼痛的敏感性差,如椎体轻度压缩性骨折、股骨颈的嵌插型骨折等,容易造成漏诊或误诊,应引起重视。

身高变矮或驼背畸形(round back)提示存在多个椎体楔形变或压缩性骨折。70 岁以上的人群比自身青年期最身高丢失 4 cm以上,往往存在重度骨质疏松症。在 WHO 诊断标准中,如果骨密度值低于峰值骨量 2.5 SD,合并有脆性骨折史者,可以确诊为重度骨质疏松症。椎体骨折常常因平地滑倒、臀部着地的传达暴力所致,一旦某一椎体发生了骨折,则暴力传递终止,极少会发生 2 个或 2 个以上的椎体骨折。如同时发生 2 个或 2 个以上椎体骨折,一般由于直接撞击性损伤或因腰、腹部肌肉强烈的保护性收缩所致。在重度骨质疏松症患者中,仅由自身躯体重力作用即可造成椎体的变形与压缩。椎体压缩变形存在 3 种形态:楔形、扁平形和双凹形。

骨质疏松症是一种隐匿性、进行性病变,具有慢性骨痛症状者占 42%,若出现急性疼痛症状或者疼痛突然加重,常常是骨折发生的征象。

女性围绝经期骨量快速丢失,松质骨丰富部位如桡骨下端、椎体等,骨折的风险明显增加。70 岁以上的脆性骨折史不仅反映骨量、骨质量低下,而且往往伴随骨骼以外的其他危险因素,增加跌倒后损伤的概率。脆性骨折史对于预测再骨折风险的意义远远大于骨密度值的预测作用。

二、影像学检查

影像学检查对于骨质疏松症和骨质疏松性骨折是十分重要的诊断手段。

1. 常规 X 线检查 对骨质疏松症的诊断缺乏敏感性,但有很高的特异性。X 线检查有骨质疏松、皮质菲薄的典型骨质疏松表现,则说明骨量的丢失已达 30% 以上。对骨折诊断的重要性在于明确骨折的诊断,显示骨折的部位、程度、移位方向和畸形类型,也是选择治疗方法的依据。

2. CT 检查 对于 X 线二维图像骨折诊断不能肯定、骨折移位方向不能确定时有助于作出正确的诊断。CT 三维重组成像技术尤其对粉碎性骨折、关节内或关节周围骨折以及骨折合并脱位能清晰显示,对治疗决策有重大帮助。

3. MRI 检查 近年来被广泛应用于骨质疏松性骨折的诊断,并被证实具有重要的价值。对于髓内骨折(微骨折),X 线及 CT 都不能明确诊断,通常依据外伤史、局部疼痛与压痛诊断为挫伤。MRI 可依据微骨折造成的髓内出血、水肿导致含水量的变化通过信号异常敏感地反映出来;对于干骺端及椎体内的微骨折,MRI 能够鉴别出新鲜骨折的椎体,对正确定位以及避免盲目治疗非常有益。在鉴别骨质疏松性骨折及骨肿瘤引起的病理性骨折时,增强扫描与脂肪抑制技术等方法也有助于作出鉴别诊断。MRI 可同时显示周围软组织病变,如合并脊髓、神经、血管损伤及周围血肿等病理变化。一旦椎体压缩性骨折发生,MRI 出现异常信号,且该信号异常将会持续至骨愈合后,6 个月至 1 年方能转为正常。故有异常信号的椎体是否为新鲜骨折,尚应结合外伤史与疼痛、压痛等病史加以确定。

4. 骨密度值测定　目前双能 X 线骨密度吸收仪(DEXA)已成为国际通用的骨质疏松症诊断金标准。将测量值与同性别年轻人骨峰量值或与同年龄、同性别人群骨量平均值作比较,以标准差(SD)表示,前者称为 T 值(T 参数),后者称为 Z 值(Z 参数)。凡老年脆性骨折患者均应常规做骨密度检查,以便了解骨量状态、骨质疏松程度。此外,对骨质疏松症进行干预治疗的患者,可复查骨密度,评价疗效。虽然 DEXA 检查方法精度高,准确率高,重复性好,但仍存在不足。对老年患者,脊柱有广泛增生、骨赘形成以及韧带钙化或骨化者,甚至存在腹主动脉钙化时,DEXA 在腰椎 L2～L4 前后位测得的骨密度值显著高于实际值,造成假象。因此,对 65 岁以上老年男性,以髋部测得的骨密度值进行诊断比较可靠。而髋部骨密度值取髋部总体的骨密度更有意义。其他骨密度值测定法如 QCT(定量 CT 骨密度测定法)、定量超声皆各有优缺点。前者精度高,由于定位要求极高,故重复性差。后者的参数虽然反映骨的强度,设备与操作相对简便,但至今尚缺乏仪器本身的数据库与诊断参数。这两种仪器由于与 DEXA 测定原理完全不同,用作诊断时不能移用 DEXA 的－2.5 SD 诊断公式。

三、鉴别诊断

骨质疏松性骨折主要发生于老年患者,而且骨折多发生于富含松质骨的长骨骺、椎体等部位。这些部位是骨转移瘤的常见部位,老年人群也是多发性骨髓瘤的易感人群,因此老年人的骨质疏松性骨折往往要与多发性骨髓瘤或骨转移瘤相鉴别。除了详细询问病史、仔细查体、必要的血液检查外,影像学检查具有重要价值。

常规 X 线摄片、CT 扫描、E‑CT 全身骨扫描、MRI 以及 PET/CT 等的合理应用都有助于鉴别诊断。必要时可以进行活检，以便作出明确诊断。

第三节 骨质疏松性骨折的治疗

一、骨质疏松性骨折的治疗

骨质疏松性骨折的外科治疗目的不仅仅是治疗骨折，还可预防骨折并发症，降低病死率，提高康复水平，改善生活质量。老年人骨质疏松性骨折的治疗难点应着重关注"老年、高龄"和"骨质量差"两个方面。

人老了，很多问题都变了……

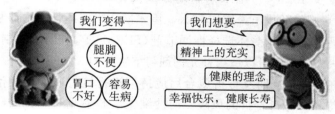

随年龄增大，系统性合并症增多，因脏器功能衰退，代偿功能差，麻醉与手术风险明显增高。

老年患者免疫功能低下，创伤或术后 3 周内、卧床、制动等易并发呼吸道感染，长期卧床更易导致肺炎、压疮、下肢深静脉血栓形成，严重的并发症能导致死亡。肢体肌肉萎缩、关节僵硬等功能障碍也常有发生。

骨质疏松、骨质量低下，骨折常常呈粉碎性，使骨折的整复与固定十分困难。内固定物与植入物难以牢固固定，容易造成手术失败。

骨折的愈合延迟，骨痂的质量与力学强度较差，影响早期负重

117

以及体能和肢体功能的康复。

骨量和骨质量在短时间内难以得到改善,发生再骨折的风险明显增加。这种再骨折可以发生在其他部位或植入物周围。

对患者进行外科治疗前,应对其全身健康状况作出评估,确定外科治疗指征,选择最合理的治疗方案。手术治疗方法应以简便、安全、有效为原则,优先选择创伤小、正常生理功能干扰少、术后康复快且医生本人最熟悉的方法。术前应请相关科室医生协同处理合并症,使麻醉与手术风险尽可能减低。

二、围术期抗骨质疏松治疗的意义

骨折后急性期,由于卧床、制动使骨量丢失加速。有研究表明,骨折后骨密度(BMD)在 3～6 个月内持续下降,股骨颈部 3 个月下降 9.6%、6 个月下降 13.7%;胫骨近端 3 个月减少22.1%、6 个月减少 18.6%。围术期制动 2 周内每 24 h 尿钙排出量增加 40%,羟脯氨酸排出量增加 50%。围术期适当应用骨吸收抑制剂,如降钙素、雌激素受体选择性调节剂(SERM)等,有助于抑制骨量快速丢失。同时可以适当补充钙剂与维生素 D。

在骨折康复期及骨折愈合后应持续进行抗骨质疏松症治疗,以预防和降低再骨折的风险。活性维生素 D 有增进肠钙吸收、促进骨基质矿化、改善神经肌肉的协调功能,减少老人跌倒风险。在患者能长时间坐或站立行走后,对重度骨质疏松症患者也可选择双膦酸盐类制剂,以提高骨密度,降低再骨折风险。围术期用药应考虑到抗骨吸收药的应用不致影响骨折的愈合,可依据循证医学证据合理选择制剂。

三、骨质疏松性骨折外科治疗进展

(一)填充材料与方法的改进

脊柱后凸成形术(kyphoplasty):经椎弓根置入充气扩张球囊,使椎体恢复一定高度,注入液态骨水泥,固化后使骨质锥体增加物理强度和承载能力。要点是严格掌握手术指征和规范化的操作。优点是术后能解除疼痛，早期离床活动。缺点是除了本方法技术上固有的并发症外，对重度骨质疏松症，骨水泥注入后可能造成相邻椎体间刚度和弹性模量级差，产生新的力学失衡，易造成相邻椎体骨折；同一椎体内的骨水

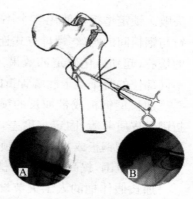

泥分布不均也可造成非充填部位再骨折。被骨水泥充填部位已无新骨成长空间。大范围填充（超过椎体容积 75% 及以上）相当于骨水泥的椎体内置换术，已有发生残存骨坏死的报道。

转子间骨折的内固定术：对局部骨质量极差的病例可以采用骨水泥（PAMA）或人造骨（如液态单水硫酸钙）等注入加固，同时用加压滑动鹅头钉（HDS）或髓内钉（gamma 钉或 PNF 钉）等内固定以达到强化固定的目的。生物可降解材料（包括同种异体骨）的植入好处是伴随植入材料的降解，有新生骨形成；缺点是即时固定强度尚嫌不足，难以达到早期负重目的。

（二）植入物材料的改进

钛合金材料被认为是目前所有合金材料中刚度和弹性模量较接近于骨的材料，已被广泛用于制造各种类型的植入物，如钢板、螺钉、钛合金髓内钉、钛合金的人工假体等。

金属钽制成的人工材料作为骨缺损的填充物，由于金属本身特性与表面几何形态特点，具有一定的骨传导性能。

单水硫酸钙、磷酸三钙等作为植入物具有生物降解性能，在降解的同时有新生骨的逐步形成，已被临床结果所证实。

（三）植入固定物设计上的改进

锁定型钢板的设计：肱骨近端的骨质疏松性骨折，如符合手术指征，普通的钉板固定往往造成内固定物松脱、切割、穿透骨质而

失败。锁定型钢板使用多个不同方向螺钉固定肱骨头部,通过螺钉与钢板间的螺丝-螺母方式连接达到钉板间一体化,防止植入物的松脱,起到强化固定的效果。不同类型的锁定型钢板也被用于不同部位的骨干及干骺端骨折的治疗。

加长型钢板或带加长的锁髓内钉设计:骨干的骨质疏松性骨折因骨皮质菲薄,固定牢度差,且应力集中,易导致固定物周围骨折。加长型钢板或加长的带锁髓内钉使固定范围增大,扩大了应力的分布范围,提高了固定的稳定性。

加长假体柄的人工关节设计与骨水泥的联合应用:对伴有明显骨质疏松症的患者,骨水泥型肩、髋人工关节置换术是一种相对合理的选择。

Garden Ⅲ～Ⅳ移位的股骨颈的囊内高位头下型骨折,若患者高龄,则首先考虑骨水泥型人工假体置换术。对于虽属骨质疏松性骨折,但局部骨质量尚可的患者,也可根据情况进行近端固定型、远端固定型或长柄的非骨水泥型假体植入,以利于应力分散与传递,降低松动、骨折的失败风险。

对肱骨近端骨质疏松性骨折,凡符合人工关节置换术指征者,宜采用骨水泥型假体置换术。

四、骨质疏松性骨折的综合防治

骨科医生在治疗骨折的同时,应当进一步确定患者是否存在骨质疏松症,并评估骨质疏松程度,以有效的措施治疗骨质疏松症,预防患者发生骨折。对于已发生脆性骨折的患者,接受长时间的抗骨质疏松症药物治疗,对降低再次骨折发生的风险很有必要。

1. 围术期 由于骨折或手术治疗制动期的快速骨量丢失,选用降钙素或女性患者应用雌激素受体选择性调节剂(SERM)是有益的,这种适度的骨吸收抑制剂可降低骨丢失,而且常规剂量不会对骨折愈合带来不利的影响。降钙素本身还具有围术期中枢性与周围性止痛作用。维生素 D 和钙剂作为基础用药,在骨质疏松症与骨质疏松性骨折患者治疗中不可或缺。每日摄入总量 1 000 mg 钙,600 和 1 000 IU 维生素 D 是必要的。

2. 骨折愈合及功能康复期 骨质疏松症治疗应当是长时间的,与高血压病患者对降压药的依赖性相仿。一般依据药物特性决定疗程,还应配合体能锻炼、日光照射、增加饮食钙的摄入、改善生活方式、预防跌倒的措施等方面综合防治。对于骨量很低的重度骨质疏松症患者,康复期开始较长时间采用双膦酸盐类制剂治疗,有助于骨量改善。此外,老年患者应用活性维生素 D 不仅有利于肠钙吸收,基质矿化,抑制骨吸收,而且有利于预防跌倒,降低损伤概率。双膦酸盐制剂加上活性维生素 D 及适量的钙剂补充,对于高转换率的重度骨质疏松性骨折患者是一个恰当的选择。活性维生素 D 超过常规推荐剂量应用时应注意监测血钙与尿钙水平。对低转换率的高龄老年骨质疏松症患者,促进骨形成制剂也许是更合理的选择。

骨质疏松性骨折的诊疗尽管有上述一些改进,依然存在诸多局限性,有待进一步探索。从力学角度探索更接近骨刚度和弹性模量的材料;从生物学角度寻求具有更好生物相容性并且有更好生物降解能力、有更强的骨诱导与骨传导性能的植入物或替代物;探索理想的促进宿主骨与植入物更快、更好整合的生物工程材料与力学环境;在药物方面,开发出能更快速、更有效增加骨量和改善骨质量的制剂,提高骨密度和预防骨折,以期达到更理想的防治效果。

第四节 骨质疏松性骨折的临床特点及并发症

骨组织的连续性发生中断即为骨折。其原因有两种:一种情况是作用力非常强大,超过了正常骨骼的载荷限度;另一种情况是骨的正常组成及结构发生变化,失去正常组成及结构发生变化,以及正常的力学特性,很轻微的作用力或者体重本身就可以发生骨折。后者又可以分为两种情况，一是骨肿瘤或其他器官肿瘤骨转移造成骨组织结构的破坏而发生病理性骨折；二是随着人体的衰老过程，骨组织出现骨小梁减少，骨皮质变薄，发生骨质疏松后导致骨折，这是本章节的讨论重点。

骨质疏松性骨折（脆性骨折）指患骨质疏松症后，因骨密度和骨质量下降导致骨强度减低，受到轻微暴力甚至在日常活动中即可发生的骨折，属病理性骨折，是骨质疏松症最严重的后果。常见的骨折部位是脊柱、髋部、桡骨远端和肱骨近端。骨折愈合缓慢，且骨折后再次骨折的风险明显加大。其致残率、致死率高，严重威胁中老年人的身心健康和生活质量（图 7-1）。

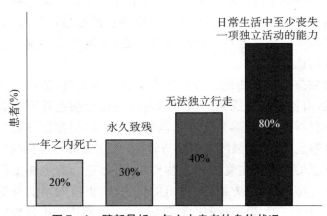

图 7-1 髋部骨折一年之内患者的身体状况

一、临床特点

（一）骨质疏松性骨折的临床特点

1. **发病年龄** 主要为 60 岁以上的中老年人群，女性多于男性。

2. **发病原因** 多为轻微外伤，即平地或身体重心高度跌倒所引起的损伤，或没有明显外伤史，甚至在日常活动中也可发生。

3. 临床表现

（1）骨折后骨折部位出现疼痛、畸形、功能障碍等骨折的症状体征：X线摄片除显示骨折的部位、类型、移位方向和程度等一般骨折影像学表现外，还有骨质疏松的表现，如骨密度降低、骨小梁稀疏、骨皮质变薄、骨髓腔扩大等。

（2）身高变矮，驼背畸形：主要是因为脊柱椎体骨小梁疏松脱钙，发生压缩性骨折。

（二）骨质疏松性骨折常见的部位及特点

1. 髋部骨折　髋部骨折包括股骨颈骨折和股骨转子间骨折。是骨质疏松症引起的老年最常见骨折之一。文献报道，髋部骨折在50岁以前，发病率无性别差异；60岁以后每5年发病成倍增长。女性发病率为男性的2倍以上。进一步统计显示，股骨转子间骨折患者的平均年龄高于股骨颈骨折，发病率两者相同。50岁以下的髋部骨折多为暴力或病理性骨折所致（图7-2）。髋部骨折与其他骨折相比有一些明显的特点。①病死率高：患者平均年龄高，受伤前常有高血压、心脏病、糖尿病及脑血管疾病等多种老年性疾病，伤后卧床时间长，易合并肺炎、压疮和静脉血栓等疾病导致死亡。有报道，美国50岁以上白种人妇女，髋部骨折并发症的致死

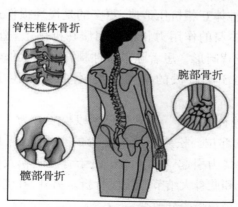

图7-2　常见骨折的部位

率为 2.8%，与乳腺癌相同，仅次于心血管疾病。②不愈合率高：由于股骨颈血供的特殊性，骨折部位血供减少，骨折不愈合率高，还可造成股骨头坏死，发生率为 20%～40%。③致畸率高：股骨转子间骨折愈合率高，但常有髋内翻、下肢缩短、外旋畸形。④费用高：由于以上特点，髋部骨折的治疗不仅是骨折本身的治疗，还应针对并发症进行处理。此外，这类骨折的康复和护理有较高的要求，所需费用高于其他骨折。

2. 桡骨远端骨折　桡骨远端骨折有 3 种类型，即 Colles 骨折、Smith 骨折、Barton 骨折。受伤机制均为跌倒所致，老年人跌倒，无意识的手掌或手背撑地，体重的反作用力沿手部传导至桡骨远端。此处骨质以松质骨为主，是骨质疏松症较早发生且程度最严重的部位，易发生骨折。程度较重，多为粉碎性，影响腕关节面。据国内外报道，此类骨折女性明显多于男性。由于损伤严重，如不及时复位和治疗，常造成腕关节和手指功能障碍。

3. 脊柱椎体压缩性骨折　脊柱椎体属于松质骨，是全身最早发生骨质疏松的部位，骨小梁变细、中断及消失，骨内孔隙增多等现象表现最为典型。椎体压缩性骨折有两种改变，一种是跌倒后臀部着地，脊柱受到垂直压缩力作用，使椎体呈鱼尾双凹改变；另一种是椎体前方压缩楔形改变，受伤机制可以是急性跌倒，脊柱猛烈屈曲，椎体互相挤压造成，更多的是慢性损伤过程，由于骨质疏松，体重本身的作用力长期作用压在椎体上，造成椎体压缩楔形变而致驼背畸形。患者除了慢性腰背痛症状外，并无急性损伤的感觉。由于胸腰段的活动度大，骨折常发生于此部位，约占 90%。

4. 肱骨外科颈骨折　肱骨外科颈以松质骨为主，是骨质疏松性骨折的好发部位。松质骨与皮质骨的交界处，极易发生骨折。骨折多为间接暴力引起，在老年人，由于骨质疏松及韧带松弛，常合并关节脱位和肱骨大结节撕脱性骨折。另外，在老年人，骨质疏松的肱骨头常呈鸡蛋壳样改变。

（三）骨质疏松性骨折常见并发症及特点

1. 脂肪栓塞综合征 脂肪栓塞综合征是骨折后的严重并发症之一。多见于长骨干骨折后，骨髓脂肪进入血液，形成脏器及组织的脂肪栓塞。临床上以呼吸困难、皮肤黏膜出血点及神经系统症状为主要表现，严重者由于肺部病变而导致呼吸衰竭。老年人皮质变薄，髓腔扩大，各系统、器官功能呈降低状态，特别是骨髓造血功能减退，脂肪髓增加，是老年人发生此症的主要因素。

（1）发病原因：①骨折：脂肪含量丰富的长骨骨折，尤以股骨骨折时发生率最高。②骨折处理不当：手法整复粗暴，固定不良，骨折端错动，可增加释放脂肪栓子进入血液的机会。③骨折的手术治疗：在髋和膝人工关节置换术中，有报道由于髓腔压力骤然增高，髓腔内脂肪以及术中应用的骨水泥分子侵入血液，造成脂肪栓塞。

（2）临床表现：骨折创伤是否发生脂肪栓塞综合征，取决于许多因素。①典型脂肪栓塞综合征：有明显的骨折创伤史。潜伏期12 h 至 6 天，可出现发热、心动过速、呼吸困难、神经系统症状体征以及皮肤出血点等。实验室检查包括血红蛋白含量降低，血小板进行性减少，红细胞沉降率增快，血脂代谢紊乱，凝血功能障碍。胸部 X 线片可表现斑片状阴影，以肺野为显著，典型者出现暴风雪样或类似肺水肿的影像。②亚临床脂肪栓塞：有骨折创伤史，发病隐匿，伤后 1～6 天内出现轻度发热、心动过速、呼吸次数增加，同时出现轻度低氧血症。大多经数日即自愈。临床中此类型最多，易被忽视。③暴发型脂肪栓塞：常在伤后 24 h 内突然发病，有类似急性右心衰竭或肺栓塞的表现，在临床未及时诊断前已发生死亡，最后由尸解证实。

（3）诊断：将症状、体征和实验室检查各项指标归纳后，主要指标如下。①皮肤黏膜出血点；②除外胸部外伤后，呼吸系统症状和肺部 X 线典型影像；③除外颅脑损伤后具有神经系统症状。次要指标：发热，心动过速，痰、尿脂肪球染色阳性，眼底改变，贫血，血小板减少,红细胞沉降率增快。

1)早期诊断:骨折创伤史,显性低氧血症,血白蛋白下降。心动过速、发热、血小板下降不能用其他原因解释者,可诊断为早期脂肪栓塞综合征,应密切观察并采取治疗措施。

2)临床诊断:根据骨折创伤史,明确潜伏期、显性或严重低氧血症、具有一个或多个主要指标以及相关次要指标,即可诊断为脂肪栓塞综合征。

(4)治疗:①呼吸支持疗法:是基本的治疗措施。轻者鼻管、面罩给氧,重者可行气管插管或气管切开、呼吸机给氧。②重症监护:应密切注意呼吸机运转,定时血气分析,防止酸碱失衡及水、电解质紊乱。护理上定时翻身、拍背、吸痰,防止误吸及交叉感染。③药物治疗:包括激素、抑肽酶、利尿剂、高渗糖、白蛋白及抗生素等。

2. 坠积性肺炎　坠积性肺炎多继发于各种创伤、慢性疾病患者。尤以老年长期卧床患者最常见,一旦发生,病死率高。

(1)发病原因:老年人免疫力减弱,抗感染的能力降低;另外,老年人肾上腺素和皮质激素减少,影响呼吸道纤毛的运动,降低了呼吸道的自净作用。此时再发生骨折创伤而导致长期卧床,胸壁和腹肌的呼吸运动受限,咳嗽反射减弱,使肺部产生坠积性瘀血,极易导致感染而发生肺炎。

(2)临床表现:主要表现为发热、呼吸困难、咯泡沫黏液脓性痰或血痰、发绀等,老年人症状可能不典型。

(3)预防:本症以预防为主,对老年卧床患者应鼓励活动、翻身、咳嗽咳痰,重者可拍背促进排痰。防治感冒,积极治疗原发病。

(4)治疗:选用有效的抗生素及支持疗法。

3. 泌尿系感染　老年人肾脏和膀胱等器官的衰老变化,加上骨折后患者长期卧床,常并发泌尿系感染。

(1)临床表现:骨折创伤后,长期留置导尿、长期卧床、牵引固定等,常有尿频、尿急、尿痛和尿失禁等表现,尿常规检查常见脓尿、血尿。

（2）预防：此症以预防为主，对老年长期卧床患者应定期检查尿液，插管要求严格无菌操作。定期膀胱冲洗，定期更换导尿管，鼓励多饮水，保持清洁卫生。

（3）治疗：选用有效的抗生素。

4. 压疮　压疮是骨折创伤后，由于长期卧床，固定、牵引等特殊治疗，造成皮肤局部长期过度受压，局部缺血，皮肤坏死而发生。预防压疮，理论上讲较简单，即避免某一部位长期受压。可以使用变换压力的气垫，帮助患者勤翻身，变动体位，避免粪尿污染，保持皮肤清洁干燥等。治疗以局部创面处理为主要措施，包括清除坏处组织及结痂，创面使用消炎药或胰蛋白酶粉剂等。

5. 下肢深静脉血栓形成　撕裂伤或骨折碎片创伤机械性损伤静脉局部，均可导致静脉血栓形成。股骨颈骨折损伤股总静脉，骨盆骨折常能损伤髂总静脉或其分支，均可并发髂股静脉血栓形成。本病发病急骤，数小时内整个患肢出现疼痛、压痛及明显肿胀。股上部及同侧下腹壁浅静脉曲张。沿股三角区及股内收肌管部位有明显压痛。在股静脉部位可摸到条索物，有压痛。严重者，患肢皮色呈青紫，称"股青肿"（phlegmasia cerulea dolens），提示患肢深浅静脉广泛性血栓形成，伴有动脉痉挛，有时可导致肢体静脉型坏疽。全身症状一般不明显，体温≤39℃，可有轻度心动过速和急倦不适等症状，"股青肿"较罕见。

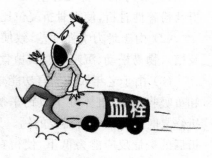

（1）临床表现：最常见的临床表现是一侧肢体突然肿胀，局部疼痛，行走时加剧。轻者局部仅感沉重，站立时症状加重。体检有以下特征。①患肢肿胀：肿胀的发展程度，须依据每日用卷带尺精确测量,并与健侧下肢对照,单纯依靠肉眼观察是不可靠的。这一体征对确诊深静脉血栓具有较高价值,小腿肿胀严重时,常致组织张力增高。②压痛:静脉血栓部位常有压痛。因此,下肢应检查小腿肌肉、腘窝、内收肌管及腹股沟下方股静脉。③Homans 征:将足向背侧急剧弯曲时,可引起小腿肌肉深部疼痛。小腿深静脉血栓时,Homans 征常为阳性,这是由于腓肠肌及比目鱼肌被动伸长时,刺激小腿血栓静脉引起。④浅静脉曲张:深静脉阻塞可引起浅静脉压升高,发病 1～2 周后可出现浅静脉曲张。

(2)治疗

1)非手术疗效:①卧床休息和抬高患肢。②抗凝血疗法。③溶血栓疗法。

2)手术治疗:一般不做手术取栓。但对于广泛性髂股静脉血栓形成伴动脉血供障碍而肢体趋于坏疽者(股青肿),则常需手术取栓。

二、骨质疏松性骨折的处理原则

(一)骨质疏松性骨折的治疗难点

(1)由于骨折部位骨量低,骨质量差,且骨折类型多为完全骨折及粉碎性骨折,使得骨折复位比较困难,不易达到满意效果。

(2)由于骨力学强度差,致使内固定治疗稳定性差,内固定物及植入物易松动、沉降、脱出,植骨易于被吸收。

(3)由于老年人各器官功能减退,维生素 D 缺乏,使钙的吸收和重吸收减少,机体处于负钙平衡,钙储备能力降低,难以保证骨折修复时基质矿化所需要的钙。另外,老年人生物反应性下降,骨折后的炎症反应能力低下,使得在随后的修复期中难以很快完成血肿机化,纤维素渗出,机化组织内大量毛细管芽形成。新生纤维组织包围吸收血肿,纤维性连接的进程减慢。另外,在骨折愈合早期,血肿中出现很多生长因子,可引起成骨样细胞和软骨细胞有丝分裂。老年人由于其细胞有丝分裂能力下降,以及对生长因子的

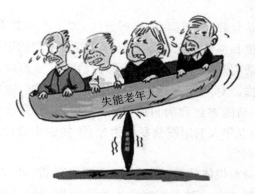

失能老年人

反应性降低,细胞增殖减缓,新骨生成减慢。此外,老年人由于活动少,给予骨骼的应力刺激较年轻人低得多,造成重建哈弗系统、髓腔再通进程缓慢,而且修复后的骨骼强度差,有机成分减少,骨骼的弹性减弱。

总之,老年人的骨折修复不仅愈合期延迟,而且修复效果差,易发生骨折延迟愈合甚至不愈合,致残率高。

(4)发生骨质疏松性骨折的老年人,常伴发其他器官或系统的疾病,全身状况差,治疗时易发生并发症,增加了治疗的复杂性与风险性,致死率较高。

(5)骨质疏松症患者罹患骨折并卧床后,将发生快速骨量丢失,进一步加重骨质疏松症,使得骨折后再次骨折的风险明显加大。

因此,骨质疏松性骨折的治疗有别于一般的创伤性骨折,既要重视骨折本身的治疗,又要积极治疗骨质疏松症。

(二)骨质疏松性骨折的治疗方案及原则

整复、固定、功能活动和必要的抗骨质疏松药物是治疗骨质疏松性骨折的基本原则。理想的骨折治疗是将四者有机地结合起来,不加重局部损伤而将骨折整复,不妨碍肢体活动而将骨折固定。适当的功能练习配合用药,可使骨折愈合和功能恢复达到比较理想的结果。

　　骨折的整复和固定有两种施行方法，即手术和非手术治疗，应根据骨折部位和损伤情况具体而定。骨折整复和固定的目的是为骨折愈合创造有利条件，无论选择哪种治疗方法都应以不影响骨折愈合为前提。对老年人骨折的整复和固定标准，应以关节功能不受影响、生活能够自理为目的，即使对位稍差，留有轻度畸形也不重要，因为老年人的组织修复能力差，不能强求骨折的解剖复位而加重组织创伤。

　　手术本身对机体就是一个创伤，会破坏骨折部的血运，降低骨折的自身修复能力。对于那些手术疗法可取得同样效果者，以非手术治疗为宜。但是，老年患者在伤前一般常伴有关节功能障碍，对于某些骨折，疗程较长，需长期卧床和关节制动，非手术治疗势必影响关节功能的恢复和其他并发症的发生，重者可导致患者死亡，此时应该尽快手术治疗。

　　随着医学技术的提高，麻醉方法及监测手段的改进、内固定方法的改进、关节假体的产生都为缩短手术时间、提高成功率创造了良好的条件。手术治疗的优点是减轻骨折疼痛，早期下床活动，进行关节功能练习，避免长期卧床的并发症，便于患者早日恢复生活自理能力，减轻家庭与社会的负担。因此，目前对于某些骨折如髋部骨折，只要患者健康状况允许，符合手术指征，应尽早争取手术治疗。

　　1. 整复　包括手法整复和手术整复。手法整复中忌粗暴或强求解剖复位而反复多次整复，手法越重、次数越多，创伤的机会和程度越大。手术整复时，应尽量少剥离软组织和骨膜，保留骨折碎片。

　　2. 牵引　老年人肌力弱，持续的过度牵引，使骨折端分离，容易发生延迟愈合。

　　3. 固定　有效的固定可维持骨折断端的对位对线，保证早期恰当的功能锻炼，否则断端存在剪力或旋转力，可破坏愈合中的骨痂,影响愈合。

4. 功能练习 早期锻炼可促进血液循环,增强新陈代谢,并给骨适当的应力刺激,有利于骨折的愈合和功能的恢复。

三、常见骨质疏松性骨折的处理原则

1. 髋部骨折 髋部骨折属于老年常见骨折,青壮年发生时多为强大暴力所致,非常少见。髋部骨折发生后,如果采用保守治疗,常会发生各种并发症。故主张在患者健康状况允许和经济条件许可的前提下,尽早采取手术治疗。

髋部骨折包括股骨颈骨折和股骨转子间骨折,手术方法不同(图7-3)。

(1)股骨颈骨折:空心钉内固定。对于Ⅰ、Ⅱ型及某些Ⅲ型股骨颈骨折,患者年龄相对不大(≤65岁),可行闭合复位空心钉固定,创伤小,手术时间短。对于Ⅲ、Ⅳ型股骨颈骨折或年龄偏大的患者,股骨头坏死的发生率增加,多采用人工股骨头置换或全髋置换。目前,由于手术器械的改进,手术操作简单易行,大大缩短了手术时间并减少了手术创伤,一般老年患者完全可以耐受。

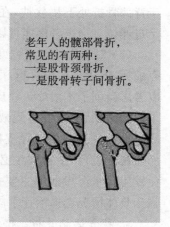

老年人的髋部骨折,
常见的有两种:
一是股骨颈骨折,
二是股骨转子间骨折。

图7-3 常见老年人髋部骨折示意图

(2)股骨转子间骨折:为囊外骨折,骨折不愈合率低,可切开复位内固定。髓内固定系统包括 Gamma 钉、股骨近端髓内钉(PFN)、股骨重建钉等;髓外固定系统包括动力髋螺钉(DHS)、动力髁螺钉(DCS)、锁定加压钢板(LCP)、髋部解剖钢板等。可根据患者具体情况及术者经验选择髓内或髓外固定。对于骨质量较差的患者,髓内固定更符合生物力学的要求。如患者系多发伤或全身情况较差,不能承受较大手术,可在局部麻醉下进行闭合复位,外固定架固定,固定后患者可早期进行功能锻炼。

2. 脊柱压缩骨折 脊柱压缩骨折是老年人的最常见骨折,多发于胸腰段,为非暴力骨折。老年胸腰椎楔形骨折无严重脱位或合并脊髓损伤者可不需手术治疗,治疗主要针对骨质疏松和疼痛。

(1)单纯胸腰椎压缩骨折:无论压缩程度如何均无需特殊处理,嘱患者卧硬板床。于骨折处垫一软枕,2周后即可进行腰背肌过伸练习,6~8周可下床活动。

(2)复杂的胸腰椎骨折:采用逐步过伸复位法,仰卧于硬板床,于背部骨折处下垫软枕,在可忍受的情况下,逐步加高,使脊柱处于过伸位。当患者疼痛可以耐受后,即开始腰背肌练习。

(3)对于椎体压缩程度明显(高度丢失大于 1/3),椎体后壁没有破坏,或为多节段骨折,疼痛明显,经保守治疗效果不明显者,可以考虑微创手术治疗。经皮椎体成形术和后凸成形术是目前建议采取的微创手术,可达到减轻疼痛、稳定脊椎、恢复脊柱生理弧度和早期活动等目的。经皮椎体成形术和后凸成形术,应在 X 线密切监视下进行,手术医生必须经过正规培训,手术技术规范化,避免发生骨水泥渗漏等主要并发症。对于多椎体压缩骨折,需根据临床具体情况选择治疗手段。

3. 桡骨远端骨折 桡骨远端骨折是指桡骨远端 3 cm 内的松质骨骨折,多为间接暴力所致。分为伸直型、屈曲型和桡骨背侧缘型,又分别称为 Colles 骨折、Smiths 骨折和 Barton 骨折。无论哪种类型的骨折,一般均采用手法复位、夹板固定或石膏固定,无需手术治疗。切忌整复时手法粗暴。不稳定的或再移位的 Barton 骨折应考虑手术治疗,以螺钉或克氏针固定。

第五节 骨质疏松性骨折的康复

1981 年 WHO 医疗康复专家委员会对康复(rehabilitation)的

定义是:"康复是指应用各种有用的措施以减轻残疾的影响和使得残疾人重返社会。"康复治疗以功能锻炼作为主要内容,在骨折的治疗过程中占有重要地位,是治疗骨折的三大原则(复位、固定和功能锻炼)之一。

骨质疏松性骨折是骨质疏松症的严重并发症,其导致肢体功能丧失。早期由于侧重于骨折本身治疗,功能问题未显现出来。随着骨折的愈合,功能障碍逐渐成为主要矛盾。现代治疗学认为,无论是在骨折早期还是晚期,都不应忽视康复治疗对功能的影响。康复治疗能促进骨质疏松性骨折患者水肿消失、骨折愈合,减少关节僵硬、肌肉萎缩和长期卧床产生的并发症。

一、概述

骨质疏松性骨折后的康复是临床治疗骨质疏松性骨折的重要组成部分。合理的康复不仅能大大减轻社会的医疗负担,而且能极大程度地提高患者的生活质量,恢复肢体功能。康复评定和康复治疗是康复的两大内容,采用正确的康复评定方法能客观地评判康复治疗的效果。

(一)骨质疏松性骨折后的康复评定

1. 骨折愈合情况注意骨折对位对线、骨痂形成情况　注意发现是否存在延迟愈合或未愈合、假关节形成、畸形愈合等愈合不良情况;注意有无感染,血管、神经损伤,关节挛缩,骨化性肌炎等并发症。

2. 疼痛评定　疼痛是一种对现实存在或潜在可能性的组织损伤的刺激所引起的不良情绪反应和不愉快的感觉。疼痛评定常采用视觉模拟评分法(visual analogue scale,VAS)、麦吉尔疼痛调查问卷(McGill pain questionnaire,MPQ)等。

临床使用较为广泛的评估疼痛方法为 VASO。基本方法是使用一条游动标尺,一面标有 10 个刻度,两端分别为"0"端和"10"端。"0"表示无痛,"10"代表最剧烈疼痛。使用时,将有刻度的一面朝向医生,让患者在直尺上标出能代表自己疼痛程度的相应位置,医生根据患者标出的位置为其评分。一般认为:>8分为差,6~8分为可,3~5分为良,0~2分为优。康复前后使用同样的方法能得到较为客观的疼痛评分,从而对康复效果进行客观评价。

3. 关节活动范围评定　关节活动范围(range of motion,ROM)是指关节的远端向着或离开近端运动,远端骨所达到的新位置与开始位置之间的夹角即远端骨所移动的度数。通常可以通过量角器、指关节测量器、电子量角器等工具对 ROM 进行测量。

4. 肌力评定　肌力是肌肉收缩或紧张时所表现出来的能力,以肌肉最大兴奋时所能负荷的重量来表示。肌力评定常采用手法肌力检查(manual muscle test,MMT)来评定。目前国际上普遍应用的肌力分级方法是补充 6 级(0~5 级)分级,见表 7-1。

表 7-1　手法肌力检查补充分级法

分级	标　准
0	没有可以测到的肌肉收缩
1	有轻微的肌肉收缩,但没有关节运动
1+	有比较强的肌肉收缩,但没有关节运动
2-	去除重力时关节能完成大部分范围活动(ROM>50%)
2	去除重力时关节能完成全范围活动
2+	去除重力时关节能完成全范围活动,同时抗重力时可完成小部分范围活动(ROM<50%)
3-	抗重力时关节不能完成全范围活动(ROM>50%)
3	抗重力时关节能完成全范围活动
3+	抗重力时关节不能完成全范围活动,同时抗较小阻力时关节能完成小部分范围活动(ROM<50%)
4-	抗部分阻力时关节能完成大部分范围活动(ROM>50%)
4	抗部分阻力时关节能完成全范围活动
4+	抗充分阻力时关节可完成小部分范围活动(ROM<50%)
5-	抗充分阻力时关节可完成大部分范围活动(ROM>50%)
5	抗充分阻力时关节可完成最大范围活动(ROM=100%)

5. 肌张力评定 肌张力属于生理学术语,是指肌肉在放松、被动拉长或牵拉肌肉时所具有的一种表面张力。临床上的肌张力是检查者按压肌肉或被动活动肢体时所感觉到的阻力。通常将肌张力分为以下几种类型(表 7-2)。

表 7-2 肌张力临床分级

等级	肌张力	标　准
0	软瘫	被动活动肢体无反应
1	低张力	被动活动肢体反应减弱
2	正常	被动活动肢体反应正常
3	轻中度增高	被动活动肢体有阻力反应
4	重度增高	被动活动肢体有持续性阻力反应

6. 肢体围度的评定 骨质疏松性骨折后患者由于卧床及肢体活动量减少,可能出现肢体废用性萎缩,需对肢体的围度进行测量。

(1) 上肢围度测量:被测量对象取坐位或站立位,上肢在体侧自然下垂。

上臂围度:用皮尺绕肱二头肌肌腹或上臂最隆起处一周,其结果即为上臂周径,一般在用力屈肘时和上肢下垂放松时各测量 1 次。

前臂围度:用皮尺在前臂最粗处测量。

(2) 下肢围度测量:分别测量大腿围度和小腿围度。

大腿围度:被测量对象取仰卧位,大腿肌肉放松,从髌骨上缘向大腿中段量一距离(一般取髌骨上极向上 10~15 cm),然后测量其周径。

小腿围度:被测量对象取仰卧位,屈膝,双足平放床上,用皮尺在小腿最粗处测量。

7. 日常生活活动能力评定 日常生活活动(activities of daily living, ADL)是指人们为维持生存及适应生存环境而每日必须反复进行的、最基本的、最具有共性的生活活动,包括衣、食、住、行和个人卫生等。

ADL 的评定是了解患者身体功能、残存能力的重要评定方法之一，对确定患者能否生活独立及独立的程度、判定预后、制订和修订治疗计划、评定治疗效果均十分重要。ADL 的评定主要通过量表法来实现。目前常用的量表是改良 Barthel 指数（modified Barthel index，MBI）。改良 Barthel 指数评定的内容不变，而是将每一项细分为 5 级，且每一项每一级的分数有所不同，总分 100 分。独立能力与得分呈正相关（表 7 - 3）。

表 7 - 3　改良 Barthel 指数

评定项目	1 级	2 级	3 级	4 级	5 级
大便控制	0	2	5	8	10
膀胱控制	0	2	5	8	10
进食	0	2	5	8	10
穿衣	0	2	5	8	10
如厕	0	2	5	8	10
个人卫生	0	1	3	4	5
自己洗澡	0	1	3	4	5
椅/床转移	0	3	8	12	15
行走	0	3	8	12	15
坐轮椅*	0	1	3	4	5
上楼梯	0	2	5	8	10
范围	0				100

*：只有在行走评定为 1 级时，才评定坐轮椅。

8. 生存质量评定　生存质量（quality of life，QOL）是一种主观评价，指不同文化、价值体系中的个体对他们的目标、期望及有关的生存状况等的体验。在康复医学领域，QOL 是指个体的水平和体验，这种水平和体验反映患者在不同程度的伤残情况下，维持自身躯体、精神以及社会活动处于一种良好状态的能力和素质。常用的 QOL 评分量表包括：世界卫生组织生存质量评定量表

（WHOQOL-100量表）、健康状况调查问卷（SF-36）和健康生存量表（QWB）等。

（二）骨质疏松性骨折后的康复治疗

骨质疏松性骨折发生后，除了药物治疗、手术治疗外，应在早期进行康复干预，以最大限度地恢复患者的运动功能，使其早日回归社会。

1. 物理因子治疗　物理因子治疗简称理疗，是指利用电、光、声、磁、热等物理因子以促进病后机体康复、延缓衰老的治疗方法，可用于骨质疏松性骨折后康复治疗。

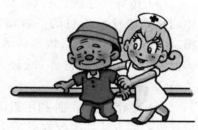

（1）电疗法：主要包括直流电疗法与直流电离子导入法、低频电疗法、中频电疗法和高频电疗法。

1）直流电疗法和直流电离子导入法：应用较低电压（30～80 V）的直流电治疗疾病的方法称为直流电疗法；借助直流电将药物离子导入人体以治疗疾病的方法称为直流电离子导入法。直流电疗法与直流电离子导入法在骨科的康复中主要起改善局部组织营养和代谢、促进伤口肉芽生长、松解粘连、软化瘢痕、促进骨折愈合的作用。

2）低频电疗法：是指运用频率1 000 Hz以下的脉冲电流治疗疾病的方法。其在骨折康复中的作用主要是兴奋神经肌肉组织、镇痛和促进局部血液循环。

3）中频电疗法：是指应用频率1 000～100 000 Hz的脉冲电流治疗疾病的方法。其主要治疗作用是促进局部血液循环、镇痛、消炎、软化瘢痕、松解粘连等。

4）高频电疗法：是指应用频率为100 kHz～300 000 MH的高频电流或其形成的电场、磁场或电磁场治疗疾病的方法。其主要治疗作用是改善血液循环、镇痛、消炎、降低肌肉张力及加速组织生长修复。

（2）光疗法：是指利用日光或人工光辐射能作用于人体以防治疾病的方法。光疗法所采用的人工光源包括红外线、可见光、紫外线和激光4种。在骨质疏松性骨折的康复治疗中，常用到的是红外线和紫外线，治疗作用主要为抗炎、镇痛、促进创口愈合。

（3）传导热疗法：是以各种热源为介体，将热直接传导给机体而达到治疗疾病目的一种治疗方法。其传热介体有石蜡、地腊、泥、热气流、酒、醋、坎离砂等。适当的温热能降低肌张力，改善血液循环和组织营养，减轻水肿，镇痛，软化瘢痕，松解挛缩关节。

（4）磁疗法：是一种利用磁场作用于人体穴位或患处，以达到治疗目的的方法。磁疗在骨折中的治疗作用为消炎、消肿、止痛、促进创面愈合、促进骨折愈合及软化瘢痕。

（5）超声波疗法：应用频率＞20 kHz 的机械振动波作用于人体治疗疾病，称为超声波疗法。国内临床常用的超声波频率为800 kHz。超声波能够升高组织温度，改善局部血液循环和营养，促进水肿吸收和炎症消散；增强组织代谢，提高组织再生能力；软化瘢痕、硬结，松解粘连；降低周围神经兴奋性，减低神经传导速度，具有镇痛和调节自主神经的作用。

2. 运动治疗　有研究表明，运动疗法是防治骨质疏松症最有效、最基本的方法之一。

（1）机制：运动可促进性激素分泌，有利于骨的蛋白合成，骨基质总量增加，从而促进骨的生长发育；运动可促进钙吸收，减少骨丢失；运动增加骨皮质血流量和促进骨形成；运动通过提高肌力增加骨量，改善骨密度。

（2）运动处方：临床上，对急性期骨质疏松症的运动治疗，以主动等长运动或主动辅助运动为主，其作用是增加肌力和耐力。在此运动训练过程中，相关部位骨的应力负荷增加，血液循环改善，

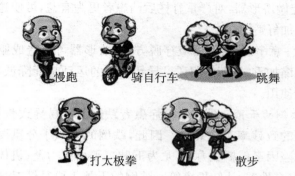

慢跑　　骑自行车　　　　　跳舞

打太极拳　　　　散步

骨密度增加。慢性期患者以肌力和耐力的渐进抗阻运动为主,其作用是维持并逐渐增加骨量。常用的运动方式有步行、健身跑、体操、骑自行车、划船、跳绳、跳舞、水中运动、登山以及打太极拳和气功等。各种运动训练应循序渐进,运动的强度与频率宜根据个体情况而定,一般以患者第2天不感到疼痛或疲劳为度。

(3)注意事项:运动疗法主要增加用力部位的骨质,故应有目的地选择骨质疏松症好发部位的相关肌群进行运动训练;运动训练应遵循有计划、循序渐进、逐渐加力、不超过患者耐受力的原则;对脊柱骨质疏松症禁用屈曲和等张运动,禁用负重训练。

3.矫形器的应用　矫形器可辅助力弱的脊柱肌,缓解疼痛,预防可能出现的骨折。

(1)矫形器的选择

1)Jewett支架:多用于椎体压缩性骨折,但佩戴时由于接触胸骨底部和耻骨,老年人难以耐受,且因力量过于集中于较小区域而产生不适。

2)蚌式夹克支架:可使压力均匀分布于贴身表面,但散热差,在上、下接触关节处易擦破皮肤。

3)刚性或半刚性紧身胸衣:属于灵便性腰背支撑结构,相对较为舒适,肩带增加了对脊柱后凸的限制,没有支撑条的腹带增加了舒适度和使用的方便性。

4）定做矫形器：对严重脊柱后凸患者更为有益，可使这类患者坐位时更加舒适。

（2）注意事项：矫形器应穿脱方便；矫形器可能造成躯干肌的无力或萎缩加重，长期使用还可导致脊柱的运动功能降低，因此患者宜间断使用。

4. 跌倒的干预　骨质疏松症患者跌倒不仅易导致骨折，还可导致极高的致残率和致死率。因此，跌倒的干预十分重要。导致跌倒的危险因素包括肌力弱（尤为下肢）、平衡能力差、机体活动性差、居住安全性差、认知损害等。跌倒的干预主要是针对这些危险因素制订预防策略，特别是针对髋部骨折的预防。

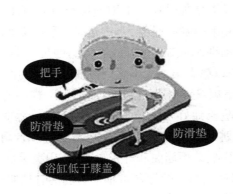

除了运动疗法中介绍的一些内容外，跌倒的干预还应包括：避免使用有产生眩晕等造成平衡功能问题的药物；加强平衡训练，尤其是动态和站立平衡训练，平衡训练可在利用移行辅具的条件下进行；必要的家庭改建（如调节灯光、移去小块地毯、安装抓握杆等），以增加室内安全性，矫正视觉损害等。

二、常见骨质疏松性骨折的康复

骨质疏松性骨折具有 3 个特征：①女性发病率明显高于男性；②随年龄增长，骨折发生呈指数增加；③对含有骨松质成分较多的骨骼部位可以进行骨折预测。髋部、脊柱和前臂远端的骨折具有这种特点,是常见的骨质疏松性骨折类型。以下对这3种常见的骨质疏松性骨折后康复评定和治疗进行简单介绍。

（一）脊柱骨折

老年人脊柱骨折多与骨质疏松症有密切的关系,常发生于胸腰椎椎体,多无严重外伤史,以胸腰段多椎体连续性压缩性骨折多见。有时发病缓慢呈进行性加重,症状较轻,隐蔽而不典型,与青壮年急性外伤性脊柱骨折的临床特点有显著差别。老年人骨质疏松引起的脊柱骨折临床表现常为:①腰背痛;②下肢放射性疼痛;③胸肋部放射性疼痛;④腹痛及腹胀;⑤局部压痛及叩击痛;⑥身长缩短及驼背。

1. 康复评定

（1）脊柱稳定性评价:脊柱的稳定状况主要根据 X 线、CT、MRI 等影像学资料,应用三柱理论进行评价。总分≥5 分就可判定为脊柱不稳定（表 7 - 4～表 7 - 6）。

表 7 - 4　颈椎稳定性评价表

评价	得分	评价	得分
前柱破坏,失去功能	2	颈髓损伤	2
后柱破坏,失去功能	2	颈椎牵引试验阳性	2
矢状面旋转>11°	2	根性损伤	1
矢状面移位>3.5 cm	2	椎间盘狭窄	1

表 7 - 5　胸椎不稳定性评价表

评价	得分	评价	得分
前柱破坏,失去功能	2	颈髓损伤	2
后柱破坏,失去功能	2	矢状面移位>2.5 cm	2
矢状面旋转>5°	2	肋椎关节撕裂	1

表7-6 腰椎不稳定性评价表

评价	得分	评价	得分
前柱破坏,失去功能	2	马尾神经损害	3
后柱破坏,失去功能	2	屈伸位矢状面移位>8%~9%	3
矢状面旋转<9°	2		

（2）骨折严重程度的评定

1）椎体楔形变的测量：利用 X 线侧位片可进行椎体楔形变的测量，一般分为 0～＋＋＋＋级共 5 个等级。正常椎体：0 级，无楔形变；椎体前缘压缩 0～1/3 椎体高度：＋级楔形变；椎体前缘压缩 1/3 椎体高度：＋＋级楔形变；椎体前缘压缩 1/3～1/2 椎体高度：＋＋＋级楔形变；椎体前缘压缩超过 1/2 椎体高度：＋＋＋＋级楔形变。

2）椎体旋转的测量：利用 X 线正位片可进行椎体旋转的测量。正常椎体分 6 等分，棘突居于椎体中线，为正常位；棘突向凹侧旋转 0～1/6 等分，则旋转（＋）；棘突向凹侧旋转 1/6～2/6 等分，则旋转（＋＋）；棘突向凹侧旋转 2/6～3/6 等分（椎体外侧），则旋转（＋＋＋）；棘突向凸侧旋转（一）。

3）腰椎稳定性的测定：若骨折发生于腰椎，则以腰椎 X 线正、侧位进行腰椎稳定性测量。

若上下椎体向侧方或前后方移位＜25％，为稳定；≥25％，为不稳定。

（3）神经伤害情况评定：神经伤害情况的评定常采用美国脊髓损伤协会（ASIA）制定的评价表。通过对 10 对运动肌和 20 个感觉关键点的检查确定患者的脊髓神经损伤水平，并通过感觉运动点的总分体现患者神经状况的改善或恶化。

ASIA 根据脊髓损伤后患者的临床表现，提出脊髓损伤分级（表 7-6）。

表7-6 ASIA 脊髓损伤分级

级别		指标
A	完全性损伤	骶段(S4，S5)无任何感觉或运动功能保留
B	不完全性伤	损伤平面以下包括骶段有感觉但无运动功能
C	不完全性伤	损伤平面以下存在运动功能，大部分关键肌力3级以下
D	不完全性伤	损伤平面以下存在运动功能，大部分关键肌力3级或以上
E	正常	感觉和运动功能正常

（4）疼痛的评定：见本章第一节。

（5）骨折愈合后的运动功能评定：骨折愈合后，为进一步了解腰背部及下肢运动功能，可进行如下评定。

1）关节活动范围评定：定期进行脊柱关节活动范围的评定及双下肢关节活动范围的评定。

2）肌力评定：包括腰背肌肌力及双下肢肌力的评定。

3）下肢围度评定：存在下肢肌肉萎缩时进行。

2. 康复治疗 主要介绍无脊髓损伤的胸腰椎骨折患者康复治疗。伴有脊髓损伤患者的康复治疗应按照脊髓损伤后的康复治疗方案进行。此外，应注意稳定性骨折与不稳定性骨折的康复治疗有很大不同。

（1）稳定性骨折

1）早期

● 卧床休息、复位、制动。对于单纯压缩性骨折患者，可采用如下方法：①卧硬板床休息1周。②仰卧硬板床，腰下垫枕，并逐步加高，以使伤区胸腰椎前凸，达到复位的目的。具体方法：开始垫枕时枕头高度5～8 cm，患者适应数天后，再逐渐以患者可耐受的程度增加，1周后达15～20 cm。注意：增加的程度不可过快，尤其是高龄患者，复位过于急促可导致严重的消化道症状。③用足部悬挂法（全身麻醉后，患者俯卧，将足用布带缓缓吊起，使腰过度背伸,利用脊柱前纵韧带的拉力将骨折复位)或双桌法(患者俯卧在不等高的两个桌子上,上肢伏于高桌边缘,低桌置于大腿根部,腹部垫矮凳,在无麻醉的情况下,将凳移开,此时腰部完全悬空并背伸)一次性复位后做石膏背心(上缘达胸骨上缘,下缘抵耻骨联合)固定3～4个月(适用于年轻患者)。

此外,也可选用矫形器制动。无神经损伤者,可应用低温热塑背心式脊柱矫形器;有神经损伤者,多应用高温热塑前后两片马甲式脊柱矫形器;多发性压缩性骨折者,应用高温热塑矫形器;椎体压缩严重并伴有后纵韧带损伤者,应用中立位高温热塑矫形器。

● 缓解由于肌肉保护性痉挛所致的疼痛:最主要的镇痛康复手段为超短波疗法。采用局部左右或上下并置,也可用对置法,每次15 min,每日1次。如有石膏固定,待石膏干后,可放在石膏上进行治疗。超短波还具有加速骨折愈合的作用。也可采用热敷、红外线照射等。必要时可给予镇痛剂、肌肉松弛剂等药物治疗。

● 局部肌力训练:一旦疼痛缓解,患者立尽快进行腰背肌、腹肌等长收缩,以逐渐改善局部的肌肉力量及脊柱前后肌肉力量的平衡。

● 预防并发症:胸腰椎骨折患者由于卧床、制动等可出现肌肉萎缩、关节挛缩、下肢静脉血栓形成、肺部感染等并发症。为避免此类并发症,应在床上进行非制动部位及上下肢肌肉静力性收缩、主动运动以及呼吸运动。

2) 中期

● 卧位肌力训练:卧床休息的患者在局部疼痛减轻后,石膏固定的患者在石膏干后,即可开始腰背肌训练。动作依次为:仰卧位挺胸、俯卧位抬头;仰卧位"半桥""全桥"、俯卧位后抬腿;俯卧位"小燕飞"(无痛时进行)等。1～2周后增加适度的腹肌训练,如仰卧位抬头、抬腿等。

● 站立位训练：卧位训练4～5周后如无疼痛症状，可起床站立进行行走等训练。由卧位起立时，先移动身体至床沿俯卧位，然后一下肢先着地，再放下另一下肢成站立位。注意：中间不经过坐位的过渡（骨折基本愈合后才可取坐位，且坐位时仍需要保持腰椎前凸曲度，避免腰椎屈曲坐位），以避免腰部屈曲。由站立位卧下时按相反的顺序进行（石膏固定后，可考虑进行站立行走训练）。

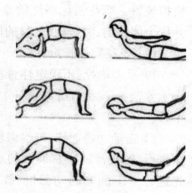

3）后期：骨折愈合、石膏去除后，应进行强化运动功能的训练。

● 进一步的腰背肌肌力训练：可在前期训练的基础上增加运动强度和运动量。

● 腹肌肌力训练：腰背肌肌力训练的同时应结合腹肌肌力训练，以保持腰椎屈、伸肌的平衡，改善腰椎的稳定性。尤其是骨折处遗留成角畸形时，应在骨折愈合牢固后着重加强腹肌肌力训练，以控制腰椎前凸弧度，防止腰痛。

● 腰椎柔韧性训练：重点加强腰椎屈曲、伸展、侧屈、旋转等方向的柔韧性。

● 职业强化训练：需要恢复工作的患者，应在以上训练的基础上针对性地进行与职业直接相关的功能活动训练。通过分级健身锻炼或模拟工作活动的方法，逐渐改善与实际工作活动直接相关的生物力学状态、神经肌肉功能、心血管功能、代谢功能和心理功能。患者开展职业强化训练的条件为患者骨折已良好愈合，运动功能有一定基础，患者已能借助自身可以完成的生物力学机制进行一定的日常活动和家务，同时患者的肌肉骨骼系统无运动疗法训练的禁忌证。职业强化训练所采用的装置包括垫子、哑铃等自由重量器材，自行车、滑雪器等各种训练装置，以及各种职业工作模拟装置。职业强化训练的基本程序为每周逐渐增加功能目的，并按个体化的、分级性的、目的性明确的训练程序完成。

（2）不稳定性骨折

1）手术治疗：不稳定性骨折的患者多采用切开复位及脊柱融合术等治疗。术后卧床 3～4 周，然后改用石膏背心固定 3～4 个月。

2）运动功能训练：可参考稳定性骨折石膏固定患者的有关方法进行，但要特别注意训练的进度应适当延缓。一般在卧床期间先进行床上的非制动部位、肢体的关节活动度训练和呼吸训练，2～3 周后开始轻度的腰背肌训练及轻度的腹肌训练，1～2 个月后开始站立行走。

（3）骨折后腹痛后遗症：胸腰椎压缩性骨折愈合后，部分患者可存在慢性腰痛的后遗症。产生腰痛后遗症的原因：创伤和失用导致的脊柱周围肌肉萎缩，使脊柱稳定性减弱，容易再度受损；脊柱周围肌群的耐力减退，容易引起劳损；合并的小关节、韧带和软组织的创伤、失用可导致挛缩、粘连，使脊柱僵硬，也易造成再度受损；骨折复位不全或其他伤病使脊柱重力线改变，致使肌群负荷失去生理平衡，引起新的损伤。存在腰痛后遗症的患者可不同程度地伴有脊柱关节活动范围受限的表现。为了减少这种因胸腰椎压缩性骨折后引起的腰痛后遗症，可采取以下治疗措施。

1）主动功能训练：上述功能训练方法是有效防治这类后遗症的重要措施。

2）增加腰背肌耐力训练：由于人体在生活和劳动时，常需要维持躯干于一定姿势，故需要腰背肌持续保持一定张力。为此，应重视增加腰背肌的耐力训练，一般可采用抗阻方法以增加耐力。

3）理疗：红外线、电疗、磁疗等可缓解腰痛症状。局部超声波疗法可治疗顽固性腰痛。

（二）髋部骨折

1. **康复评定** 骨质疏松性髋部骨折除了进行髋关节活动度检查、周围肌力检查和日常生活质量评价外，还可采用一些量表对髋关节康复前后进行定量评价。Harris 标准是目前国内外最常用的髋关节功能评定标准，内容主要包括疼痛、功能、关节活动度和关节畸形 4 个方面（表 7-8）。

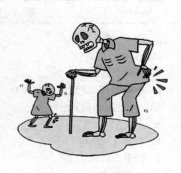

表 7-8 Harris 髋关节功能评定标准

指　　标	分数
Ⅰ疼痛（44 分）	
A. 无疼痛或可忽略	44
B. 轻微或偶尔疼痛	40
C. 轻度疼痛，不影响平常生活；很少时候，如在个别活动时有中度疼痛需要服用阿司匹林	30
D. 中度疼痛，能忍受，日常生活或工作受到某种程度的限制，有时需要服用阿司匹林等更强的止痛药	20
E. 明显疼痛，活动严重受限	10
F. 完全病残，跛行，卧床疼痛，卧床不起	0
Ⅱ功能（47 分）	
1. 步态（33 分）	
（1）跛行（11 分）	
a. 无	11
b. 轻度	8
c. 中度	5
d. 严重	0
（2）帮助（11 分）	
a. 无	11
b. 长时间行走需要手杖	7
c. 大部分需要手杖	5

续　表

指　　标	分数
d. 用一个拐杖	3
e. 用两个手杖	2
f. 用两个拐杖	0
g. 不能行走（详细说明原因）	0
（3）行走距离（11 分）	
a. 不受限	11
b. 行走 1 000 m 以上	8
c. 行走 500 m 左右	5
d. 不能行走	0
2. 活动（14 分）	
（1）上楼梯（4 分）	
a. 正常	4
b. 正常但需扶扶手	2
c. 使用任何方法	1
d. 不能上楼	0
（2）穿鞋子和袜子（4 分）	
a. 容易	4
b. 困难	2
c. 不能	0
（3）坐（5 分）	
a. 可坐普通的椅子 1 h,无不适	5
b. 可坐高椅子 0.5 h,无不适	3
c. 不能舒服地坐任何椅子（不能超过 0.5 h）	0
（4）乘坐交通工具（1 分）	1
Ⅲ无畸形（4 分）,患者如表现以下情况可计 4 分	4
A. 固定屈曲挛缩＜30°	
B. 固定内收畸形＜10°	
C. 伸直位固定内旋畸形＜10°	
D. 肢体不等长＜3.2 cm	
Ⅳ活动范围（5 分）（各指标分值＝各活动幅度×相应的指数）	
1. 屈曲 0～45°×1.0;45°～90°×0.6;90°～110°×0.3	

指　　标	分数
2. 外展 0～15°×0.8；15°～20°×0.3；>20°×0	
3. 伸直位外旋 0～15°×0.4；>15°×0	
4. 伸直位内旋任何范围均为 0。	
5. 内收 0～15°×0.2	
活动范围的总得分＝各指标分值的总和×0.05	

注：Trendelenburg 试验记录为阳性、等高或正常。

满分为 100 分。优：90～100 分；良：80～89 分；中：70～79 分；差：<70 分。

2. 康复治疗　骨质疏松性髋部骨折后康复的主要任务是加强肌力和防止关节僵硬。其中肌力训练的重点在于屈曲、后伸及外展训练。不同阶段康复治疗的内容不同。

（1）第 1 阶段：骨折后当天，立即进行患侧股四头肌的静力性收缩练习，以及足趾、踝关节的主动运动；对非固定关节进行被动运动，预防关节僵硬。另外，预防并发症的发生也是该阶段的主要任务之一。采取的措施：定时放松牵引，使患肢皮肤得到休息；每 3～4 h 定时翻身，预防压疮；大小便后及时做好局部卫生工作。

（2）第 2 阶段：骨折后 1～2 周内，在不引起疼痛的前提下，开始行髋关节周围肌肉的等长练习。分别练习前、后、内、外 4 组肌肉。开始时可先由健肢来试练，熟练后再由健侧帮着患侧进行等长练习。5～6 周后，练习在床边坐、小腿下垂或踏在小凳子上。为减少患肢处于外展、外旋的不良体位，应当避免直接坐在床上伸腿的动作。8 周后，逐步增加恢复膝关节屈伸活动范围的练习，股四头肌抗阻力练习，下肢内收、外展、坐起、躺下等练习，斜板站立练习，患肢不负重的双拐三点步行或温水浴等练习。

（3）第 3 阶段：该阶段目的是患肢负重和步行能力训练，具体训练方法如下。

1）第 1 步：患肢不负重下训练。

● 床边坐位，小腿前后自由摆动，开始时幅度由小到大，左右

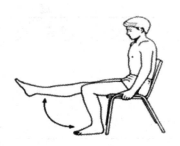

腿轮流,时间和速度可加以控制。如已经能很自然摆动,可令患者自由摆动3～4次后,突然使健肢停止在伸直位,慢数3下,然后继续自由摆动;再突然使患肢停止在伸直位,同样慢数3下,然后继续摆动。如此反复地进行训练。慢慢地,在伸直位的停止时间逐渐延长后,再让患者做一腿停止于伸直位同时另一腿停止在屈曲位,最后再进行腿向前摆动的同时做足踝和足趾的背屈,腿向后摆动的同时做足踝和足趾的跖屈的功能训练。

● 床边坐位:两腿模仿踏自行车的运动。

● 放置两张椅背相对的椅子,两手扶椅,用健肢支持体重,人站立在两椅中间,让患肢前后摆动,逐渐使比较僵硬的膝关节和踝关节逐渐放松自如。再逐渐过渡到当腿向后摆动时,膝关节屈曲,踝关节跖屈,当腿向前摆动时,膝关节伸直,踝关节背屈,以达到步行时所需的髋、膝、踝的自然协调姿势。

2) 第2步:患侧部分负重下训练。

● 坐位,膝关节屈曲90°;足跟不离地,轮流提起两足足趾,直至不能提起为止才放下。

● 坐位,膝关节屈曲90°;足尖不离地,轮流提起两足足跟,直至不能提起为止才放下。

● 坐位,膝关节屈曲90°;右足趾提起(足跟不离地)再放下——左足趾提起(足跟不离地)再放下——右足跟提起(足趾不离地)再放下——左足跟提起(足趾不离地)再放下,放下时踏地有声响,使患者养成节律感。

● 坐位,两小腿交叉,以足外缘着地,向前后滑动。

3) 第3步:患侧增加负荷下训练。

● 坐于椅上,双手扶椅的前缘,两小腿交叉,以足的外缘着地,用手的力量撑起身体离开椅数寸,逐渐撑高,时间延长,最后使身体完全直立。

● 坐位,面对椅背,扶住椅背站起,重量主要由健肢承担。扶住椅背站立,两膝半屈。

● 扶住椅背站立,健肢支撑体重,患肢前后摆动,当足落在前方时,足跟着地,接着身体重心前移,足趾落地,最后健肢足跟提起。

● 扶住椅背站立,以患肢支撑体重,健肢前后摆动,当足落在前方时,足跟着地,接着身体重心前移,足趾落地,最后患肢足跟提起。

● 不扶椅练习。

● 立位,逐渐按正确步态在两条相距不远的平行线之间开始练习行走。

● 当患者支持力较差时,可使用两根腋杖练习走路,以后逐渐改为两根手杖。待患者的支撑力已经充分增强,步态正确时,才能弃杖行走,以免造成因支撑力不够而形成日后难以纠正的错误步态。

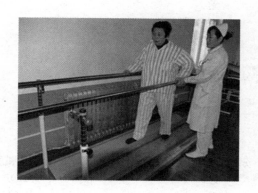

4) 第 4 步:患肢全部负重下训练。

● 足部练习:扶椅或不扶椅站立,体重落在两足外缘,然后依次做下列活动:提起足跟,将重心转移至第五跖关节上——放下足跟,提起足内侧缘,同时足趾背屈——放下足内侧缘,提起足趾,用足跟站立。通过该练习,可以训练患肢正确的负重和预防扁平足。

● 屈膝蹲坐:提起足跟,用足趾支撑蹲坐,两膝不分开,两腿平行——提起足跟,用足趾支撑做蹲坐,两膝和两足分开,足跟仍相靠。

● 步行练习:练习各种普通步行和复杂步行,如足尖步和足跟步等。

5)第5步:进一步练习复杂步行以及实用性练习,如游泳和自行车运动等。

(三)前臂远端骨折

Colles 骨折和 Smith 骨折是前臂远端骨折的两种最常见类型。

1. 康复评定　Colles 骨折的康复评分常采用改良 Green 和 O'Brien 临床评分系统(表 7 - 9)。

表 7 - 9　改良 Green 和 O'Brien 临床评分系统

类别	临　　床		得分
疼痛(25 分)	无		25
	轻度,偶尔		20
	中度,可忍受		15
	重度,不能忍受		0
功能状态(25 分)	恢复正常工作		25
	工作能力受限		20
	工作能力受限		15
	不能从事原工作		10
	不能工作		0
活动范围(25 分)	相当于健侧的百分数(%)	屈伸弧度	
	100	>120°	25
	75～99	91°～119°	20
	50～74	61°～90°	15
	25～49	31°～60°	10
	0～24	<30°	0

续　表

类别	临床	得分
视力（25 分）	相当于健侧的百分数（%）	
	100	25
	75～99	20
	50～74	15
	25～49	10
	0～24	0

注：90～100 分为优；80～89 分为良；65～79 分为可；<65 分为差。

2. 康复治疗

（1）Colles 骨折：在经 X 线检查骨折完全复位后，将腕部以石膏前后"U"形夹板固定于掌屈、尺倾斜位。固定后定期复查 X 线片，如有移位，应及时处理。固定后开始手指及肩关节活动。固定当天即可做肩关节大幅度主动运动，以及肘屈伸、握拳、伸拳、拇指的对指等主动练习，逐步增大用力程度。第 2 周起，可以手握拳做屈腕肌静力性伸缩练习，暂不做伸腕练习。第 3 周增加屈指、对指、对掌的抗阻练习。骨折愈合后再行系统的腕屈伸、尺桡屈及前臂各组肌肉练习。5～6 周后解除石膏固定，再行腕关节活动，防止关节僵直。

（2）Smith 骨折：固定后当天或第 2 天做肩部摆动运动。2～3 天后开始做患肢肩关节，肘关节主动运动，手指未被固定部分的主动练习，逐渐增加运动幅度和用力程度。第 2 周起增加伸指位的伸腕肌静力性收缩练习。第 3 周增加手指抗阻力练习。到骨折恢复期，开始做腕屈伸主动练习，腕背伸抗阻练习，然后逐渐增加前臂旋转主动练习，腕屈曲抗阻力练习，腕背伸牵引。最后进行前臂旋转抗阻练习，腕屈曲牵引，前臂旋后牵引和前臂旋前牵引。

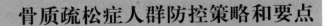

第八章

骨质疏松症人群防控策略和要点

骨质疏松症的预防策略可以分为人群防控策略和个体防控策略。基于人群的干预措施通常包括：健康评估、健康促进、卫生服务的监测和评价。为达到目标，所采用的方法包括公众教育项目、社区项目和媒体干预等。

第一节　骨质疏松症防控策略

一、骨质疏松症人群防控的基本策略

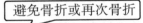

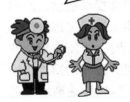

骨质疏松症人群防控的基本策略包括：骨质疏松症的预防控制要贯穿生命全过程；从青少年时期开始预防骨质疏松症，获得最佳骨峰值；维持骨量，减少骨量流失；尽早发现骨质疏松症患者，及早治疗；预防跌倒，减少骨质疏松性骨折的发生。

（一）预防控制贯穿生命全过程

骨质疏松症是影响老年人群健康的重要健康问题。虽然多在老年人中发病，但是骨质疏松症的发生通常经历了漫长的过程。

人体的骨骼并不是一成不变的,与其他组织器官一样,在人的一生中也在进行新陈代谢和更新。骨骼的合成与骨骼的吸收同时进行,成骨细胞形成新骨骼,而破骨细胞则吸收骨骼。儿童时期,骨合成大于骨吸收,骨量快速增加;中年时期,骨量保持稳定;老年时期,骨吸收大于骨合成,骨量减少。

骨量低下是诊断骨质疏松症的重要依据。老年人的骨量取决于:骨发育成熟期达到的骨峰值、中年期骨量的维持以及之后的骨丢失速率。青年时期获得的骨峰值高低对老年时期的骨量产生重要影响。因此,预防骨质疏松症需要从儿童时期开始。

对于女孩来说,12～13 岁期间骨量增加的速度最快,初潮后骨量增加的速度逐渐放缓;在男孩中,骨量增加的速度在 13～14 岁最快。研究表明,从婴儿期到儿童期,骨钙含量大幅增加。从儿童到青年,骨量增长数倍,大约 50% 的骨钙增加量是在青春期获得的。虽然达到骨峰值的确切时间存在争议,但是普遍认为在 20～25 岁时达到峰值(图 8-1)。

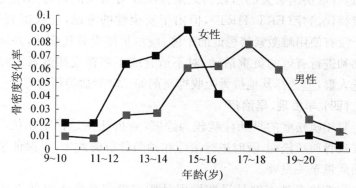

图 8-1　儿童和青少年时期骨密度变化的速率

在达到骨峰值随后的 10 年中,骨量基本维持稳定。中年之后,骨量开始流失,在此阶段需要控制和减少骨量流失,维持骨骼健康。

因此,预防和减少骨质疏松症,人群防控不应只针对老年人,更应关注生命的整个过程,从儿童和青少年时期开始。

（二）从青少年时期开始预防,获得最佳骨峰值

从婴儿到青少年时期是形成骨骼、建立骨骼健康良好习惯的关键阶段,不仅在此时期获得骨峰值,而且儿童时期建立起的习惯对其一生维持骨骼健康具有重要影响。

骨峰值主要受遗传因素影响,但是达到遗传因素决定的最大骨量主要依据生活方式,包括足够的钙摄入、体育锻炼以及避免吸烟和过度饮酒;同时,还应关注儿童期常见的可导致骨质疏松症的疾病和药物的情况。

（三）维持骨量,减少骨量流失

成年人保持良好的生活习惯,不吸烟、不酗酒,营养均衡,补足钙,并坚持适量的室外活动和体育锻炼,也是维持最佳骨量、延缓骨丢失的重要措施。所有个体都应进行危险因素的评估,并避免各种促使骨量丢失的因素。在女性中,围绝经期和绝经后的前10年,是骨量快速丢失的阶段。此阶段减少骨丢失的最好措施是雌激素替代治疗（ERT/HRT）,但出于安全性的考虑,应权衡利弊。对于没有使用雌激素禁忌证的个体,应尽早接受替代疗法,并同时补钙和进行有效的负重活动;对不适合或不愿接受雌激素治疗的高危人群,应选择其他抗骨吸收抑制剂如二膦酸盐类药物等。

（四）早发现、早治疗

骨质疏松症的早期症状较为隐匿,骨折往往是首要症状。尽早发现骨质疏松症,及时进行治疗和预防骨折的发生,对保证患者生活质量至关重要。

定期检查骨密度是早期发现骨质疏松症高危人群的有效方法。应尽早发现低骨量,及时采取应对措施,预防用药。尤其对于40岁以上的妇女,应尽早和定期进行骨密度测量。以居住或工作社区为基础,开展骨密度筛查和定期检查,是人群防控的重要措施。

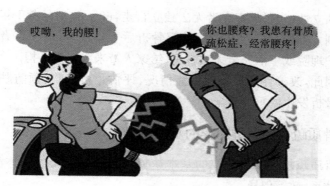

开展骨质疏松症筛查是提高居民关注骨骼健康、尽早发现骨质疏松症的有效措施。骨质疏松症筛查可以针对一般人群，也可以针对特定的目标人群（如绝经后女性、过度饮酒的男性等），也可以开展周期性的骨质疏松症筛查，如针对特定年龄组的人群等开展定期的筛查。

DXA 是诊断骨质疏松症的金标准。有研究显示，进行骨密度检测可以大大提高骨质疏松症患者接受治疗的概率，而且进行骨密度检测的患者更倾向于坚持治疗。由此可见，进行骨密度测量对于骨质疏松症防控具有重要意义。

（五）减少骨折的发生

国际骨质疏松症基金会报道，全世界每 3 s 就发生一起骨质疏松性骨折。1/2 的女性和 1/5 的男性将在 50 岁之后的生活中遭遇一次骨折。大约 50% 的人在遭受一次骨质疏松性骨折后还会遭受第 2 次骨折，每次骨折之后，出现再次骨折的风险以指数级方式增长。出现骨折的风险随着年龄增加而以指数级方式增长。

骨质疏松症影响人体所有骨骼，但骨折发生频率最高的是椎骨（脊椎）、腕骨和髋部。骨盆、上臂和小腿的骨质疏松性骨折也很常见。髋部和脊椎骨折还与更高的死亡风险有关：20% 的髋部骨折者在骨折后的 6 个月内死亡。骨折的发生不仅导致死亡，还导致骨折后生活质量严重下降。髋部骨折幸存者经常会丧失生活能力和独立性,40%的幸存者无法独立行走,60%的幸存者1年后仍需要别人照料生活。在经历髋部骨折后1年,33%的幸存者需要住进护理院或生活完全无法自理,给家人带来沉重的负担。

因此,改善骨骼骨质疏松症情况、评估骨折风险、预防跌倒是减少骨折发生的重要措施。

二、骨质疏松症人群防控的基本途径

骨质疏松症人群防控的基本途径包括:社区干预,媒体教育,监测体系,政策倡导。

(一)社区干预

以社区为基础的健康促进,为骨质疏松症防控提供了可靠的组织保证,可以更有效地影响人们的观念和行为,使新的观念、生活方式扎根于社区,使干预活动与社区日常生活、文化融合,取得更好的效果。

社区健康促进一般包括社区诊断、干预计划与培训、健康促进活动的管理与信息收集、健康促进活动的评价几个步骤。社区诊断的目的是进行需求评估,对已确定的问题进行分析,为制订有效的、符合成本效益的干预策略和措施提供依据。干预计划与培训是针对社区诊断进行背景分析,确定主要危险因子、不同目标人群策略和干预活动、评价经费预算等。根据干预目标,针对不同目标人群进行培训,包括对领导、卫生人员、非卫生人员的培训,每次培训要有明确的目的。健康促进活动的管理与信息收集主要是指健康促进活动中定期收集信息、不定期调查、信息反馈等,尤其注意干预活动实施过程的记录。健康促进活动的评价重点是过程评价,其次是效果评价和结果评价。

以社区为基础的骨质疏松症干预项目,其根本目的是以高危人群作为重点对象实施骨质疏松症防治干预,提高年轻人的骨峰值量,减少绝经后妇女和老年人的骨量丢失与骨质疏松症发病率,提高骨质疏松症的知晓率、管理率、服药依从性,减少骨折和并发症。

（二）媒体项目

通过媒体项目，可以针对大众传播中的常见障碍对职业传播者进行培训，进一步促进骨质疏松症相关知识的大众传播。在培训中，应关注被培训者对骨质疏松症知识传播过程中的准确性、科普性、简单明了以及生动活泼的特点。根据不同媒体的主要受众人群和特点，开展富有针对性的媒体培训。

互联网传播作为一种全新的现代化传播方式，有着与传统传播媒介截然不同的特征。互联网传播将人际传播和大众传播融为一体，还使得以往话语权和发声权较小的普通民众有了自行传播的可能，开启了"精英文化"向"大众文化"发展的进程。但新媒体的传播缺乏清晰的"把关人"。因此，科学的健康信息如何在新媒体传播中得到广泛传播，减少伪科学内容的不良影响，需要更多的探索和努力。

针对媒体的培训内容：骨质疏松症的基本知识（如定义、流行病学、症状、病因、危害、预防和治疗等）、骨质疏松症媒体报道中的常见误区、骨质疏松症知识获取的常用网站等。

（三）监测体系

通过对疾病的监测，获得国家或地区及某人群中将会或正在发生的某些疾病的发病率、病死率、致残率及性质、程度、特点等，是为制订、改进或纠正、补充与完善疾病全方位预防措施提供科学依据的重要手段。监测体系有助于发现疾病在人群中的分布，识别高危人群及其危险因素暴露水平，了解人群的疾病负担和卫生服务需求，在提供适应需求的卫生服务、疾病预防和控制方面具有重要意义。同时，监测体系还有助于了解疾病人群防控工作的进展和效果，对现有干预措施进行评价，从而为更多的政策制定提供可靠的证据支持。

（四）政策倡导

政策、法规、制度是群体行为的根本原则与依据，对群体行为的改变有重要的影响。因此，需要利用文件报告、数据分析、典型案例、媒体呼吁等策略和活动积极影响决策者,以制定有益于健康的公共政策,并使群体行为干预得到组织、资源、舆论等方面的支持。例如,公共场所禁止吸烟的相关法规、社区运动场所的配套标准、学校等机构运动设施向公众开放等。

针对大众的健康促进倡导行动的目的是:使人们认识到某些特殊问题的重要性,并付诸行动。政策倡导即是在政治、经济、社会系统和制度内影响公共政策和有关公共资源配置决定的一系列努力。

三、骨质疏松症的分级诊疗

(一) 骨质疏松症分级诊疗服务目标

充分发挥团队服务的作用,以基层首诊、双向转诊、急慢分治、上下联动作为骨质疏松症分级诊疗的基本诊疗模式,指导骨质疏松症患者合理就医、规范治疗,从而降低骨质疏松症及骨质疏松性骨折的发病率和死亡率(图 8-2)。

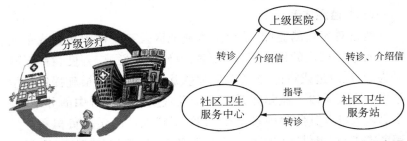

图 8-2 骨质疏松症的分级诊疗示意图

1. **基层首诊** 坚持群众自愿、政策引导的原则,鼓励骨质疏松症患者首先到基层医疗卫生机构就诊,对于超出基层医疗卫生机构功能定位和服务能力的,由基层医疗卫生机构为患者提供转诊服务。

2. **双向转诊** 坚持科学就医,方便群众,提高效率,完善双向转诊程序,畅通慢性期、恢复期患者向下转诊渠道,逐步实现不同级别、不同类别医疗机构之间的有序转诊。

3. 急慢分治 明确和落实各级各类医疗机构急慢病诊疗服务功能,完善治疗-康复-长期护理服务链,为患者提供科学、适宜、连续性的诊疗服务。急危重症患者可以直接到二级以上医院就诊。

4. 上下联动 引导不同级别、不同类别医疗机构建立目标明确、权责清晰的分工协作机制,以促进优质医疗资源下沉为重点,推动医疗资源合理配置和纵向流动。

(二)不同医疗机构骨质疏松症分级诊疗分工

根据上述定义和分类,按照如下分级诊疗。

1. 一级医院 基层医疗卫生机构建立健康档案和专病档案,做好信息报告工作;实施患者年度常规体检,有条件的可以开展并发症筛查;开展患者随访、基本治疗及康复治疗;开展健康教育,指导患者自我健康管理;指导骨质疏松症患者预防跌倒;实施双向转诊。接诊患者时,询问病史,对既往已确诊病例,维持原治疗;诊断不明确者、严重并发症者转往上级医院治疗。

2. 二级医院 负责疾病临床初步诊断,按照疾病诊疗指南、规范制订个体化、规范化的治疗方案;接诊患者时应评估病情,完善相关实验室检查(如血常规,电解质,血清钙、磷及碱性磷酸酶,尿钙、磷等),诊断不明及重症者尽快转诊到三级医院治疗。

3. 三级医院 明确病因,根据需要完善实验室检查、X线检查、骨密度测量、骨活检和骨计量学检查。强调综合及规范的治疗。治疗后病情稳定的患者可以转诊到一、二级医疗机构进行后续治疗、恢复及随访。积极开展骨质疏松症的机会性筛查和诊断,例如骨折患者、长期接受可引起骨质疏松症药物治疗的患者等。

四、骨质疏松症预防的一般措施

骨质疏松症预防的一般措施有:摄入足够的钙和维生素 D;定期进行体育锻炼,尤其是力量训练;避免吸烟、过度饮酒等不良生活方式；预防跌倒。

（一）摄入足够的钙和维生素 D

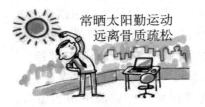

常晒太阳勤运动
远离骨质疏松

每日摄入足够的钙和维生素D是降低骨质疏松症和骨折风险安全且经济的途径。临床随机对照试验证明，补充钙和维生素 D的摄入会降低骨折风险。

建议个体从饮食中获取足够的钙（至少 1 200 mg/d，包括必要的补充剂摄入）。据估计，中国人群钙摄入不足。2009 年中国居民营养与健康状况调查结果显示，2009 年中国男女性居民膳食钙摄入量达到适宜摄入量（AI）的比例，成年人分别为 4.8% 和 2.6%，老年人分别为 2.4% 和 2.2%，而儿童青少年中该比例仅为 0.4% 和 0.8%。奶制品中的钙比较容易被吸收，是钙获得的最佳途径。根据《中国居民膳食指南》推荐，人均每日应摄入奶类及奶制品＞300 g。研究表明，中国居民膳食钙主要来源为蔬菜、豆类和谷类食物，乳类制品来源在成年人中仅占 4%，儿童青少年中占 25%。

（二）定期的力量训练

力量练习（骨骼和肌肉对抗重力与脚和腿承受体重）包括：散步、慢跑、打太极拳、爬楼梯、跳舞等。肌肉力量练习包括负重练习和其他有抵抗力的练习。骨质疏松症患者在开始一项新的锻炼之前，需要临床医生进行评估。

为了达到提高骨质健康的目的，应该不间断地进行至少30 min的中强度有氧运动，每周 5 次。如果采用散步的形式进行锻炼，需要快走（相当于 4.8～7.2 km/h）才能达到效果。建议骨质疏松症患者只进行中低强度的力量练习，而非骨质疏松症患者可以进行高强度的有氧运动。一般来说，时间上限为 60 min，每周 5～7 次，避免运动过多导致受伤或过度疲劳。

（三）避免吸烟、过度饮酒等不良生活方式

吸烟、过度饮酒都是骨质疏松症可避免的危险因素。中国成

年人中,吸烟状况令人堪忧。2010 年,中国 18 岁及以上居民吸烟率为 28.3%,相较于女性(2.5%),男性明显偏高(53.3%)。每日吸烟者日均吸烟量为 17.6 支,男性(17.8 支)多于女性(12.9 支)。而从饮酒行为来看,2010 年,中国 18 岁以上居民饮酒者中危险饮酒率(具有危险饮酒行为占总人群的比例)为 9.1%,男性(9.3%)高于女性(3.2%);有害饮酒率(具有有害饮酒行为占总人群的比例)为 9.3%,男性(11.1%)高于女性(2.0%)。

对人群中吸烟、过度饮酒等不良生活方式进行干预,提供戒烟等预防服务,从而减少危险因素的暴露,降低骨质疏松症在人群中发生的风险。

(四) 预防跌倒

发生骨质疏松性骨折取决于两个方面:一是骨强度下降,承受外力的能力降低;二是老年人容易跌倒,骨骼受伤的机会增多。因此,预防骨质疏松性骨折除了增加骨量、改善骨强度外,还应加强保护、防止跌倒,尤其是针对老年患者和严重骨质疏松症患者。

预防跌倒是减少骨质疏松症患者遭受骨折的重要干预措施。预防跌倒的措施可以分为两类:即针对个体内在因素的干预措施和针对生活环境等外在因素的干预措施。

导致跌倒的内在危险因素包括生理因素,如步态和平衡功能、感觉系统、中枢神经系统、骨骼肌肉系统等;病理因素包括神经系

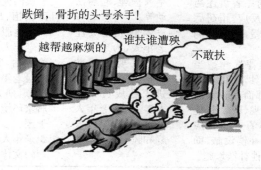

统疾病、心血管疾病、影响视力的眼部疾病、心理及认知因素等；还包括药物因素如精神类药物、心血管药物、降糖药等。

导致跌倒的外在因素包括环境因素如昏暗的灯光、湿滑的地面、步行途中的障碍物、不适合的家具高度和摆放位置、楼梯台阶、缺少扶栏和把手等；社会因素包括老年人教育和收入水平、卫生保健水平、室外环境的安全设计、与社会的交往和联系程度等。

针对上述疾病和危险因素可以开展针对老年人个体、家庭、社区等不同层面的干预。2011年，国家卫计委发布了《老年人跌倒干预技术指南》，对老年人跌倒的危险因素、干预策略和措施进行了详细描述。表8-1对不同层面可供选择的干预措施进行了归纳。另外，在开展干预后，还应及时对干预效果进行评估。

表8-1 不同层面预防跌倒的干预措施

个体干预措施	家庭干预措施	社区干预措施
采用老年人跌倒风险评估工具和老年人平衡能力测试表帮助老年人评估自己跌倒的风险。	可用家具危险因素评估工具HFHA，进行家庭环境评估。	社区相关组织将预防老年跌倒列入工作计划，由专人负责。
鼓励老年人参加体育锻炼，如打太极拳、散步等。	促进家庭成员合理安排居室环境。	定期开展健康教育，提高公众对跌倒的预防意识，提高对跌倒危险因素的认知，了解其严重后果和预防措施，包括对看护者和家属的健康教育。
社区卫生服务机构的医生应关注老年人的合理用药，向患者讲述药物的不良反应，用药后动作宜缓慢，预防跌倒的发生。	促进家庭成员关注老年人个人生活，包括衣物鞋子、老年人护理、起居活动等。	社区街道、居委会和社区卫生服务机构应该对老年人进行跌倒风险评估，掌握有跌倒风险老年人的基本信息，定期开展老年人居家环境入户评估及干预。
为老年人推荐选择适当的辅助工具，使用合适长度、顶部面积较大的拐杖。有视、听及其他感知障碍的老年人应佩戴视力补偿设施、助听器及其他补偿设施。	促进家庭成员关注老年人，为老年人选配必要的辅助工具。	组织老年人开展丰富多彩的文体活动。
	促进家庭成员关注老年人，为老年人心理健康，保持家庭和睦。	

个体干预措施	家庭干预措施	社区干预措施
帮助老年人熟悉生活环境,穿着舒适宽松的衣服和合适的鞋子。 避免将常使用的东西放到高处,尽量避免老年人登高取物,如不得已需要,必须使用带有扶手的专门梯凳。 调整其他行为方式,如避免走过陡的楼梯或台阶,尽可能使用扶手;转身、转头时动作一定要慢;避免去人多湿滑的地方;使用交通工具时,应等车辆停稳后再上下等		定期访问独居老年人。 社区街道和居委会应关注社区公共环境安全,督促物业管理部门或向当地政府申请及时消除可能导致老年人跌倒的环境危险因素。 社区卫生服务机构对有跌倒风险和曾经发生或跌倒的老年人在健康档案中进行标记,予以重点关注

注:表格内容来自《老年人跌倒干预技术指南》。

第二节 骨质疏松症重点人群防控策略

一、儿童青少年人群

青少年阶段是个体行为和生活习惯养成的重要阶段。在针对

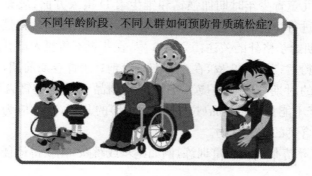

不同年龄阶段、不同人群如何预防骨质疏松症?

青少年人群骨质疏松症的防控中,不仅需要关注青少年本身,还应充分鼓励家庭参与其中,树立良好榜样;充分利用学校场所和教育、同伴教育和大众传媒;并通过改善社会环境、制定有利于青少年健康的政策、法规等,为青少年骨质疏松症防控打下坚实的基础。

(一)儿童青少年人群骨质疏松症防控策略

主要策略包括:获得最佳骨峰值;培养有利于骨骼健康的生活方式;充分利用学校场所和家庭教育。

(二)儿童青少年人群骨质疏松症防控的基本措施

儿童青少年人群骨质疏松症防控的基本措施主要包括以下几个方面:足够的钙和维生素 D 的摄入;体育锻炼;避免青少年吸烟和饮酒;培养健康的生活方式;谨慎使用影响骨骼健康的药物。

1. 足够的钙和维生素 D 摄入   生命最初的两年以及青少年时期对骨骼的形成至关重要。儿童和青少年时期获得全面所需的营养有利于骨骼的生长和发展,包括足够的钙和维生素 D。

1~3 岁儿童推荐每日钙摄入量为 500 mg,4~8 岁为 800 mg,9~18 岁为 1 300 mg。牛奶和奶制品是食物钙的良好来源,尤其对儿童来说,所有类型的牛奶(全脂、低脂、脱脂)每份的钙含量是基本相同的,其中低脂牛奶对 2 岁以上的儿童来说是最佳选择。

摄入足够的维生素 D 才能形成和维持健康的骨骼。儿童每日维生素 D 的推荐摄入量为 200 IU。

在儿童青少年时期加强钙和维生素 D 摄入方面,应充分利用对儿童进行访视的机会,询问儿童每日钙的摄入量,尤其是在以下 3 个时期给予格外的关注:①2~3 岁,在儿童不再摄入母乳或婴儿配方奶粉后;②8~9 岁,在青春期发育前;③青春期前期,骨量增速较快的时期。鼓励适应其年龄的奶制品或等量的钙含量的食物;对于不能食用奶制品(过敏或不耐受)的儿童,医生应为其推荐其他富含钙的替代食物。

2. 体育锻炼   力量训练,例如跑步或跳跃,在获得最佳骨峰值的过程中扮演了重要角色。此类型的体育锻炼使得骨骼和肌肉对抗重力,骨骼细胞数量增加并且变得更加强壮。在一项研究中,跳跃练习(每次 10 min,每周 3 次)连续坚持 2 年以后,与年龄相当的对照组相比,骨量明显增加。

定期的体育锻炼对健康益处颇多,包括体重控制、减轻压力、提高有氧代谢能力。为了预防骨质疏松症,提高整体健康水平和健康福祉,医务人员应该提供以下帮助。①针对所有的儿童和青少年,鼓励规律的体育锻炼,尤其是力量训练如跑步和跳跃,可以为儿童和青少年选择篮球、排球、体操等运动,并每日设定 30～60 min 的体育锻炼时间;②提醒父母为儿童在定期进行体育锻炼方面树立良好的榜样,并培养儿童终身运动的习惯;③建议儿童和青少年将看电视、电脑以及玩视频游戏的时间控制在每日 1～2 h 之内;④密切注意是否存在过度体育锻炼的情况;⑤引导、帮助孩子发现自己爱好的体育运动项目;⑥严格限制孩子每次久坐不动的最长时间,例如看电视、玩计算机及电视游戏;⑦教育孩子绝对不要抽烟,因为吸烟很容易上瘾,而且对身体有害;⑧注意青少年女性是否有饮食障碍及运动过度的表现;如果有的话,家长要及时处理这些问题。

3. 避免吸烟、饮酒等不良生活方式　研究显示,2005 年中国青少年中,男、女生吸烟率初中分别为 29.5％和 14.2％,高中分别为 52.4％和 24.8％,大学分别为 66.3％和 26.9％。绝大多数人的吸烟行为是从青少年时期开始的,即在青少年时期尝试吸第一支烟,并导致终身吸烟的习惯。

学校是针对青少年进行吸烟行为干预的重要场所。以学校为基础的吸烟预防和干预方案主要包括如下。①健康教育干预模式:该模式将预防和干预的重点集中在吸烟对健康有长期危害方面。②社会影响干预模式:该模式从心理学层面出发,强调让青少年了解对吸烟行为有重要影响的社会因素,并提高抵制这些因素的技能和方法。③生活技能干预模式:这种模式将个体的一般心理特征引入干预方案,强调教给青少年一般的生活技能、沟通技能以及社会技能等,在发展个体一般的生活应对技能的同时,提高他们抵制吸烟的特定能力和认识。④认知发展干预模式:这种模式认为不能忽视个体吸烟行为的发展过程。在他们看来,个体从不吸烟者变成一个经常吸烟者平均需要两年的时间,要经历很多阶段和过程。在青少年发展为经常吸烟者的过程中错失了许多干预的机会。对儿童和青少年避免吸烟的干预不仅需要关注开始阶段,也就是从不吸烟到第一次尝试的过渡,还应针对青少年吸烟行为的不同阶段给予充分干预。

吸烟和饮酒的干预措施基本类似:从避免青少年过度饮酒和吸烟方面来看,越来越多的国家将酒精和烟草消费作为公共卫生的一个主要因素来对待,通过制定政策限制青少年购买酒和香烟,减少青少年酒精和香烟消费;在大众传媒包括电视剧、电影中减少吸烟和饮酒作为展现魅力和个性的镜头,减少酒类广告,避免烟草广告;采用同伴教育的方式,规范青少年同伴团体的行为;规范父母的行为。

4. 谨慎使用影响骨骼健康的药物 有研究表明,儿童和青少年中,大约 50% 的骨质疏松症是药物继发性骨质疏松症,其中糖皮质激素是最主要原因。通过健康教育使家长充分意识到,在儿童患有可能影响骨骼健康的疾病时,可以与儿科医生讨论孩子的骨骼健康问题,咨询如何尽量减少这种疾病对孩子骨骼健康的不良影响。告知家长可能引起骨质疏松症的药物,在儿童遇到疾病问题时,不要擅自使用这些药物,应在医生的综合考量下遵从医嘱使用。

二、妊娠期和哺乳期妇女

(一)妊娠期和哺乳期妇女骨质疏松症防控的基本策略

妊娠期和哺乳期妇女骨质疏松症防控的基本策略是:避免妊娠期和哺乳期骨质流失。

妊娠期孕妇血钙、尿钙排泄率、肠道钙吸收率有许多变化。尿钙排泄率从正常非妊娠期妇女的 160 mg/d 增长到妊娠晚期的 240 mg/d,肠道钙吸收率从非妊娠期妇女的 25％ 增长到妊娠晚期的 50％。在此期间,母亲骨骼中钙贮备降低,同时还要为胎儿骨骼的形成提供 30 g 左右的钙,胎儿生长所需的钙完全来源于母亲,通过胎盘供给胎儿。母体钙摄入不足时,可动员骨钙来维持钙从母体向胎儿的运转,造成母体骨量丢失。有研究显示,至分娩时,孕妇骨钙丢失可达 8％～10％。妇女妊娠期的骨量降低,还可导致峰值骨量偏低,增加绝经后发生骨质疏松症的危险,影响妇女的终身健康。因此,应避免妊娠期和哺乳期妇女骨质流失(图 8-3)。

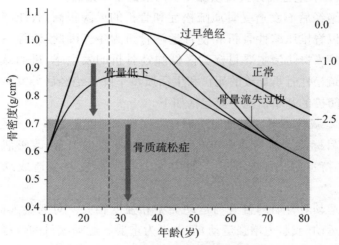

图 8-3 女性在不同年龄的骨量流失图

(二)妊娠期和哺乳期妇女骨质疏松症防控的基本措施

妊娠期和哺乳期女性预防骨质疏松症应主要从增加钙和维生素 D 等营养素的摄入入手。

2002 年调查显示,中国孕期妇女每日钙的摄入量平均为400～600 mg,农村孕妇更低,钙的摄入量仅为每日适宜摄入量标准的 32％～37％。营养管理形式可包括产前检查时的健康教育、孕妇学校等。孕产妇保健是生殖健康的重要组成部分,针对孕产妇骨质疏松症的健康教育和健康干预项目应鼓励家庭成员尤其是配偶的共同参与。在农村地区,男性往往对家庭事务更有决策权,因而同时针对丈夫的培训十分必要。

三、绝经后女性

(一) 绝经后妇女骨质疏松症防控的基本策略

减少绝经后妇女骨质流失;尽早发现骨量下降及骨质疏松症,尽早接受治疗;减少骨质疏松性骨折的发生。

(二) 绝经后妇女骨质疏松症防控的基本措施

绝经后妇女遭受骨质疏松症和骨折的风险很高,骨质疏松性骨折以脊椎压缩性骨折和桡骨远端骨折为主。因此,绝经后骨质疏松症人群防治主要目标为降低脆性骨折的发生率,进而减少由骨质疏松性骨折导致的死亡和生活质量下降。绝经后妇女骨质疏松症防控的基本措施主要包括如下。

1. 规律运动　运动对维护骨密度和骨强度至关重要。运动的主要目标除了维持骨强度外,还可以增加肌肉力量,改善肌肉功能,维持良好的平衡能力。肌肉无力和平衡变差会造成跌倒和骨折。

运动对骨骼的益处与运动类型和强度相关。对老年人而言,阻抗运动(或肌力增强运动)显得更为重要。运动项目的选择应按个人的需求和条件进行调整。整体而言,绝经后妇女的运动应保持在每周 3～4 次,每次 30～40 min 为宜,运动项目中可加入负重和阻抗运动。

2. 增加饮食中钙的摄入并保证平衡合理膳食　均衡膳食包括足量的钙、维生素 D、蛋白质,以及其他有益骨骼健康的营养素。绝经后妇女钙摄入量每日 1 000～1 500 mg,维生素 D 每日 800 IU。

3. 避免不良的生活习惯,保持健康体重　为减少骨质疏松症风险,应戒烟、避免过量饮酒等。2005 年一项荟萃分析显示,与

BMI 25 相比,BMI 过低(<20)骨折风险增加近 1 倍(95%),体重过高对降低骨折风险的作用相对较小(17%)。因此,需保持体重在健康范围内。

4. 评估未来骨折风险　找出骨质疏松症的风险因子,定期进行骨密度检测,评估未来骨折风险。绝经后女性应定期进行骨密度检测,并与医生对骨质疏松症和骨折的风险进行评估。遭受过脆性骨折的绝经后女性群体应向医生咨询如何降低未来骨折的风险。遗传因素、药物、类风湿关节炎等因素都对骨质疏松症和骨折有影响。美国预防医学工作组建议,60 岁以上女性应针对骨质疏松症进行常规筛查。具体的骨质疏松症危险因素及其风险评估在其他章节有较为详细的叙述,请参考相关内容。

5. 药物治疗　①在饮食钙摄入不足 1 000 mg 的情况下,可以适当补充钙剂和维生素 D,以提高肠钙吸收。②从围经期开始绝经4 年内进行小剂量性激素替代疗法(HRT),减少骨丢失,尤其是绝经后 5~10 年的快速骨丢失。激素替代疗法可降低年长绝经后女性(中位年龄 65 岁)的髋部和非脊椎骨折,但也增加了多种不良结果的风险。因此,激素替代疗法并非年长绝经后女性的最佳治疗选择。对于出现更年期症状且无使用禁忌证的较年轻女性而言,短期使用激素替代疗法仍不失为一种治疗方案,但应定期做乳腺、生殖器官及肝功能检测。③其他全球获批用于骨质疏松症治疗的药物。坚持治疗、正确使用药物是保证疗效的关键。

6. 防止跌倒　略。

四、老年人群

(一)老年人群骨质疏松症防控策略

同全人群策略,格外关注保护老年人免于骨折。

老年性骨质疏松症又称 II 型骨质疏松症,是由于老龄化退行性改变所致的非激素依赖性的骨丢失。其骨转换的特点是 $1,25-(OH)_2D_3$ 合成原发性减少,使肠钙吸收减少,刺激 PTH 分泌增加,

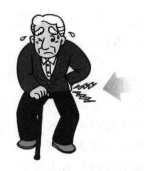

骨吸收增加，骨量减少。通常情况下，女性在绝经后20年以上，男性在70岁以上是高危人群。老年人群的防控除了一般性原则和措施外，应格外注意保护老年人免于骨折。

（二）老年人群骨质疏松症防控的措施

1. 保护脊椎免于骨折　针对老年人群，开展保护脊椎免于骨折的健康教育活动。向老年人群传播的知识要点如下。

（1）避免直腿向前弯腰搬重物等运动；骨质疏松症患者避免直腿向前弯腰的运动。在捡拾物品时需要将膝盖和髋部弯曲（蹲下），而非弯腰，直腿弯腰会增加脊椎骨折的风险。

（2）避免仰卧起坐。

（3）避免过度转体。在转体时，保持脚、身体同时转向，保持鼻、膝盖和脚趾在同一个方向。

（4）尽量避免搬运、背过重的物品。

（5）避免将重物举过头顶。

（6）在咳嗽、打喷嚏时避免向前过度弯腰，需使用一侧手臂放在腰后进行支撑或弯曲膝盖。

（7）避免用力伸向远方，例如用力伸手够放在高处的物品。

（8）在进行可能增加摔倒风险的活动时要格外小心，例如滑冰、滑雪等。

2. 保持身体平衡，避免跌倒　平衡对老年人尤为重要。视力、听力、肌肉和关节在保持平衡方面起关键作用。某些疾病也会影响老年人的平衡，增加跌倒的风险。

（1）眼：很多老年人的视力随着年龄的增长逐渐减退，而视力降低会影响个体对水平、垂直和空间的判断，从而难以保持平衡。因此，建议老年人定期检查视力功能，切莫忽视眼睛相关的健康问题；同时，在家居环境中减少过道、床、沙发等位置周边的障碍物，在无需起床的情况下能够打开照明设备。

（2）耳：听力也会随着年龄增长而变化。帮助老年人了解耳是帮助人体保持平衡的器官，一些耳部疾病会影响平衡功能。当遇到耳部疾病时，需要尽快就医，以保持良好的平衡能力。

（3）肌肉和关节：肌肉和关节是帮助保持平衡的重要因素。负重练习可以增强肌肉和关节更强壮，从而减少跌倒。

（4）帮助老年人检查其平衡能力：可以采用老年人平衡能力测试表检查其平衡能力，尽早发现问题。

五、男性人群

（一）男性人群骨质疏松症的防控策略

同全人群策略，格外关注免受睾酮缺乏和前列腺癌治疗药物的影响。

男性原发性骨质疏松症的发病年龄多在 70 岁以后，发病率低于女性，但病情的严重性和死亡率高于女性，尤其是骨质疏松症性髋部骨折的死亡率明显高于女性。世界骨质疏松症基金会报道显示，世界范围内 1/3 的髋部骨折发生于男性，而且有 37％的男性在发生髋部骨折后的 1 年内死亡。相比女性，男性遭受严重后果甚至死亡的概率更高，原因是男性遭受第一次骨折时的年龄普遍更高。骨折对 50～65 岁男性劳动力产生严重影响，使其被迫减少工作时间。大部分导致女性骨质疏松症以及骨折的因素同样影响男性。男性人群还需要格外注意睾酮缺乏和前列腺癌治疗药物的影响。

（二）男性人群骨质疏松症的防控措施

（1）鼓励增加钙和维生素 D 摄入，减少吸烟和过量饮酒，增加体育运动等。

推荐男性每日钙摄入量：4～8 岁为 800 mg/d，9～18 岁为 1 300 mg/d，19～50 岁为 1 000 mg/d，>50 岁为 1 500 mg/d。男性维生素 D 每日摄入量：19～50 岁 400 IU（10 μg）/d，>50 岁 800 IU

(20 μg)/d。男性人群日常锻炼可侧重于负重运动和肌肉强健运动,包括中度、高强度负重运动,例如慢跑、登山、跳跃或跳绳、球拍运动等,每次至少持续 30 min,每周 3～5 d。肌肉强健练习包括举重、提举自身体重(如引体向上)、使用弹性运动带等,每周应进行至少 2 d。随着年龄增长,训练计划应与身体状况相匹配。年龄＞70 岁或患有骨质疏松症,应特别注意避免可能导致受伤的动作。

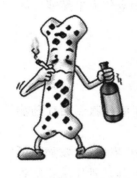

除了运动、钙和维生素 D 足量摄入外,男性人群骨质疏松症的预防还要关注不良生活方式。男性人群中吸烟、过度饮酒等影响骨质疏松症的不良行为方式显著高于女性人群,因此戒烟、戒酒等改变生活方式的预防同样重要。男性应避免吸烟,饮酒每日不超过 2 个单位,同时应避免由于过度运动或营养不良导致的体重过轻(BMI＜20)。另外,加拿大骨质疏松症学会 2008 年指南中,推荐年龄 50 岁男性与医生讨论是否存在骨质疏松症的风险因子,年龄＞65 岁男性应测量骨密度。

(2) 提倡男性在识别睾酮缺乏的症状和进行前列腺癌治疗药物时,与医生沟通骨质疏松症的预防。

研究表明,男性衰老过程中,伴随下丘脑-垂体-性腺轴的改变,血清雄激素水平显著下降。据估计,60～80 岁老年男性 20% 有睾酮水平下降。雄激素缺乏可能是男性增龄性骨质疏松症的重要病理生理基础之一。

睾酮缺乏的特征表现为性欲减退、性幻想消失、夜间勃起消失、情绪变化、体力疲乏、智力减退、易怒、容易疲劳、肌肉消失及软弱无力,一般在 50 之前就可以出现。应使男性人群了解在出现可能的睾酮缺乏症状后,及时向医生寻求帮助,并提早预防骨质疏松症的发生。另外,普遍用于转移性前列腺癌治疗的雄激素阻断治疗,也会导致雄激素水平降低。

第三节　继发性骨质疏松症的预防

导致继发性骨质疏松症的常见疾病很多,包括内分泌性疾病、骨髓增生性疾病、药物性原因、营养缺乏性疾病、慢性肝肾肺等脏器疾病、结缔组织性疾病、先天性疾病等。

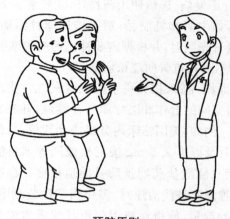

预防原则
尽早发现可能增加骨质疏松风险的疾病及服用的药物,及时干预,必要时进行抗骨质疏松治疗

预防继发性骨质疏松症的基本原则如下。

(1)在患有可能导致骨质疏松症的疾病时,需要及时治疗原发病,即治疗病因。可导致继发性骨质疏松症的疾病包括:影响骨代谢的内分泌疾病(如性腺、肾上腺、甲状旁腺及甲状腺疾病等)、类风湿关节炎等免疫性疾病、多发性骨髓瘤等恶性疾病,以及各种先天和获得性骨代谢异常疾病等。

具体参见骨质疏松症鉴别诊断部分。

(2)在患有某些疾病需要服用药物进行治疗,而所服用的药物会增加骨质疏松症风险时,应衡量利弊,在医生的指导下使用,不要擅自使用,避免增加骨质疏松症的风险。

可导致继发性骨质疏松症的药物包括:糖皮质激素过量、甲状腺激素过量替代、抗癫痫药物、细胞毒或免疫抑制剂、肝素、引起性腺功能低下的药物(如芳香化酶抑制剂、促性腺激素释放激素类似物)。

具体参见骨质疏松症鉴别诊断部分。

(3)除治疗原发病、谨慎使用药物外,在日常生活中,注意摄入富含钙的食物,如牛奶和乳制品;适当增加体育活动;加强室外活动,接受一定量日光照射;并根据需要补充钙剂和维生素D。

(4)需要时,进行抗骨质疏松症治疗。

基于上述原则,临床相关科室应就继发性骨质疏松症给予关注,促进不同科室间的合作和医疗服务连续性,并在相应的临床指南中有所体现。例如,美国临床内分泌协会建议:任何成年女性在进行连续3个月及以上7.5 mg泼尼松或同等剂量的糖皮质激素治疗时,应使用双膦酸盐药物预防骨质疏松症。在所有女性接受良性肿瘤甲状腺激素替代治疗时,需要周期性监测甲状腺功能,调整甲状腺激素的剂量,使得血清中促甲状腺激素浓度保持在正常范围内。

第四节　骨质疏松性骨折的防控

骨质疏松性骨折属于脆性骨折,包括两种形态特点:由骨疲劳累积与骨内微裂隙发展而来的骨折。单纯髓内的小梁骨折又称为微骨折,长骨骨骺端或椎体内的小梁骨折即属于此种类型,一般影像学检查不易被发现,MRI显示髓内信号的异常有助于诊断和鉴别诊断。另一种类型是松质骨与皮质骨的完全性骨折,如髋部股骨颈、转子间骨折,桡骨远端与肱骨近端骨折,且以粉碎性骨折多见。

骨质疏松性骨折严重威胁老年人身心健康,降低生存期生活质量,导致残率与病死率显著增高。骨量、骨质量降低及骨修复能力减弱,骨折愈合时间延缓,骨愈合质量与力学强度降低,再骨折的风险显著增加,并使骨折内固定物或植入物的固定困难,牢固度差,失败的风险增大。这些临床治疗中的难点也是骨质疏松性骨折治疗的探索方向和临床治疗中有待进一步解决的问题。

骨质疏松症防控的社区适宜技术

临床骨质疏松症诊断的影像学方法,可分为定性、半定量和定量三大类。20 世纪 50 年代以前,人们仅能通过肉眼对 X 线平片进行定性观察,以判断骨量的多少;20 世纪 50 年代有了 X 线半定量方法;20 世纪 60 年代以后发明了高精度单光子吸收法骨密度测量仪(SPA)和单能 X 线吸收法骨密度测量仪(SXA);20 世纪 70 年代以后又发展了双光子吸收法骨密度测量仪(DPA);20 世纪 80 年代进一步改进后的双能 X 线骨密度仪(DXA)、外周双能 X 线测量(pDXA)和定量 CT(QCT)等高精度的先进骨密度仪先后在临床应用。目前,正在对磁共振成像(MRI)等的骨密度测量进行研究和探索。本文主要介绍 DXA、QCT 和定量超声(QUS)的检测方法与临床应用。

一、双能 X 线吸收法

1987 年第一台双能 X 线骨密度仪(dual energy X-ray absorptiometry,DXA)开始用于临床。到目前为止,DXA 是各种骨质疏松等代谢性骨病骨密度测量的最佳方法。由 WHO 制定的骨质疏松诊断标准也是依据 DXA 的测量结果来衡量的。DXA 的应用弥补了以往无法测量较厚的软组织部位骨密度的不足。作为无创伤性定量分析骨骼及软组织的技术,DXA 对骨质疏松等多种代谢性骨病的诊断和骨折的预测具有重要意义。

（一）原理

根据 Lambert-Beer 定律，利用 X 线入射光子束在高、低两种不同能量状态下，通过骨和软组织时产生计数的差异（低能射线在骨和软组织之间的衰减比高能射线明显得多），将两种能量的计数经处理后相减，消去全部软组织的计数，可得单独的骨组织计数，经过计算后换算成相当于羟磷灰石的骨密度，单位为 BMC (g)，表示被测量的整个骨或整个感兴趣区（ROI）的骨矿物密度克数，这个克数被该骨的面积除以骨密度（BMD）（g/cm^2），即被测骨的平均每 $1 cm^2$ 有多少克羟磷灰石。

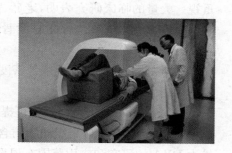

（二）检测部位

人体骨骼中皮质骨和松质骨比例不尽相同，骨代谢的快慢程度亦不一致。松质骨比皮质骨表面积大，骨代谢转换率快，易受增龄和绝经的影响。因此，明确不同部位松质骨与皮质骨比例，有的放矢地选择检测部位非常重要。原发性骨质疏松症，尤其是绝经后骨质疏松症（Ⅰ型），主要是松质骨受累，骨转换快，属高转换型，检测时应更注意松质骨骨量的变化；而老年性骨质疏松症和继发性骨质疏松症通常是皮质骨与松质骨同时受累，检测时更应注意全身骨量的变化。在临床上，腰椎和股骨近端的骨矿物含量测定最常用。此外，还可测量全身骨量、肌肉及脂肪组织的含量，外周骨骨量，以及动物骨骼和离体骨组织的骨矿物含量。DXA 已用于研究人工髋关节假体周围局部骨密度，对防治假体松动也有重要意义。近年来较新型的 DXA 还能同时进行脊柱形态学的测量和其他部位检测（如跟骨、下颌骨等），但这些部位没有特别的分析软件，其扫描结果需加用画感兴趣区的方法进行分析。

1. 腰椎前后位骨密度　腰椎前后位骨密度测量是临床代谢性骨病、骨质疏松症 DXA 检测最常选用的方式,因为腰椎通常是骨质疏松症发病最早且最严重的部位。

测量范围包括 $L_1 \sim L_4$,测量结果通常是 $L_1 \sim L_4$ 的综合值。

2. 股骨近端骨密度　股骨近端骨密度测定的临床价值不断被重视。大量的临床研究表明,老年人腰椎前后位骨密度测定的准确性受许多因素的影响,此时股骨近端的骨密度检查具有特殊意义。

测量范围包括:股骨近端骨密度总量,股骨颈、Ward 三角及粗隆间骨密度。

3. 全身骨密度　全身扫描可提供全身和局部骨密度及身体组成中的软组织信息(瘦组织和脂肪含量)。身体组成成分的测量对扩大 DXA 的研究和应用范围有很重要的意义。

4. 外周双能 X 线测量(pDXA)　主要指测量外周骨骼部位,如前臂、足跟、手指等。

(三) DXA 检测的适应证和禁忌证

1. 适应证

(1) 雌激素缺乏的妇女,在决定进行雌激素替代治疗之前,测量骨密度以明确是否有明显骨量下降。

(2) 轻微外伤引起骨折或 X 线片提示有骨量下降,为下一步继续治疗需测量骨密度。

(3) 长期服用皮质醇激素(>5 mg/d),为调整治疗方案、防治骨质疏松症,需了解骨密度的变化。

(4) 继发性骨质疏松症,包括原发性甲状旁腺功能亢进症、甲状腺功能亢进症、性腺功能低下、吸收不良综合征、胃切除术后等。

(5) 骨质疏松疗效监测,在进行骨质疏松症药物治疗前后检测以判断药物的疗效。

2. 禁忌证

(1) 妊娠期妇女。

（2）检测前 2～6 d 内服用影响图像显像药物者。

（3）检测前 1～2 d 接受放射性核素检查者。

（4）不能平卧于检查床上 5 min 的患者。

（5）脊柱严重畸形或脊柱上有金属内固定物的患者。

（四）诊断标准

DXA 测量的部位通常选择腰椎和髋部，诊断参照 WHO 推荐的诊断标准：所测的骨密度值低于同性别、同种族正常成年人的骨峰值 1 SD 为正常；降低 1～2.5 SD 为低骨量或骨量减少；降低≥2.5 SD 即为骨质疏松；如果降低≥2.5 SD 同时伴有一处或多处脆性骨折时，为严重骨质疏松。在诊断骨质疏松时通常用 T 评分（T-score）表示，T 评分表示被测人的骨密度与同性别骨峰值的差别，它是评价骨质疏松最有意义的指标（附表 1-1）。

附表 1-1　骨质疏松与 T 评分关系

诊　断	T 评分
正常	T≥−1.0
骨量减少	−2.5<T<−1.0
骨质疏松	T≤−2.5
严重骨质疏松	T≤−2.5，伴一处或多处脆性骨折

T 评分＝（骨密度测定值−骨峰值）/正常成年人骨密度标准差。

在骨密度诊断报告中还有一项指标叫 Z 评分。Z 评分是指被测人的骨密度与同性别、同年龄组平均值的差别，可以了解被测人与同龄人骨密度的差别，是骨质疏松诊断的参考指标。

Z 评分＝（骨密度测定值−同龄人骨密度的均值）/同龄人骨密度标准差。

在绝经后妇女和 50 岁以上的男性骨密度诊断时用 T 值；绝经前、50 岁以下的男性、儿童和继发性骨质疏松症患者的骨密度诊断时用 Z 值，不用 T 值。

（五）DXA 的临床应用

1. **骨质疏松症的诊断**　研究证明，绝经期及卵巢早期切除的妇女由于雌激素水平急剧降低，骨矿物含量明显丢失，发生绝经后骨质疏松症。65 岁以上的老年人，无论男性还是女性，由于增龄原因，同样会出现骨矿物含量减少而发生老年性骨质疏松症。由于老年人腰椎前后位骨密度测定的准确性受许多因素的干扰，此时股骨近端的骨密度检查具有特殊意义。Kanis 等认为，按照 WHO 的骨质疏松症定义，髋部骨密度的测量可作为骨质疏松症诊断的金标准。尽管如此，腰椎前后位的 DXA 测定仍适用于许多患者，尤其是早期绝经的妇女，此时她们的腰椎骨量急剧减少，比髋部减少更明显。而绝经晚期的妇女和老年男性如在临床上出现腰椎骨密度正常而髋部骨密度减少时，骨质疏松症的诊断亦不能除外。其他如甲状旁腺功能亢进症患者、1 型糖尿病患者、慢性肾衰竭透析患者和长期使用糖皮质激素患者都会出现骨矿物含量的丢失，发生继发性骨质疏松症。以上提及的疾病诊断，DXA 测量是最佳选择。

2. **骨质疏松性骨折危险性的预测**　骨质疏松重要的临床意义是可导致骨折，DXA 测量骨密度可预测骨折的危险性。许多前瞻性研究表明，DXA 测量的骨密度每减少 1 SD，其骨折的危险性可增加 1.5 倍。就骨质疏松性骨折的预测而言，局部区域的骨密度检测是相对准确的。

3. **骨质疏松症治疗疗效的评价**　绝经后骨质疏松症、老年性骨质疏松症及各种继发性骨质疏松症，在经过相应的治疗后，临床疗效、患者的临床症状改善情况固然重要，但大多受主观因素的影响。如何准确、客观地评价各种手段干预的临床疗效，DXA 测量是最好的选择。在抗骨质吸收药物治疗后，脊柱骨密度上升明显，故腰椎骨密度常用于骨质疏松症治疗的随访和疗效评价的重要指标。DXA 检测目前被认为是药物治疗骨质疏松症疗效判断的金标准。

4. 侧位椎体骨折评价（VFA） 骨质疏松性骨折中最常见的骨折是椎体骨折，但大多数患者往往并不知晓自己已发生椎体骨折。目前，大多数较新型的 DXA 在检测骨密度的同时可以进行侧位胸腰椎的椎体扫描来评价椎体形态。如经放射学证实的椎骨骨折（即使完全无症状）也是骨骼质量和强度受损程度的标志，强烈预示新的椎体骨折或其他部位骨折的发生，单个椎骨骨折的发生可增加 5 倍的椎骨再骨折风险和 2～3 倍的髋骨和其他部位骨折风险。而 DXA 检测骨质疏松症的患者合并有一个椎体骨折，其再骨折的危险性比骨量正常且无骨折患者高 25 倍；骨量减少合并骨折，其再骨折的危险性是骨质疏松性无骨折患者的 2 倍。多发性骨折患者的危险性就更高。骨质疏松症患者并有 2 处以上的骨折，其骨折的危险性比骨密度正常且无骨折的患者要高 75 倍。因此，骨密度测量结合椎体形态或骨折的评估将明显提高骨质疏松性骨折危险性预测的准确性，对后续治疗方案的选择也有重要的指导意义。

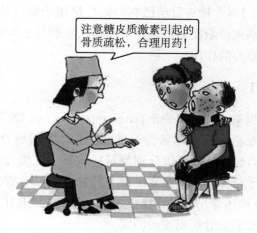

出现以下情况时应进行椎体骨折评价：①当 VFA 结果可能影响临床治疗方案选择时；②绝经后妇女或男性 50 岁以后身高减少 2 cm 以上或比年轻时最高身高减少 4 cm 以上；③50 岁后有脆性

骨折史；④长期接受糖皮质激素治疗。所以，在进行骨密度评估时，可顺便进行 VFA 测量，如 DXA 无此项功能则可行传统 X 线检查。

5. 全身骨密度及身体组成成分的检测　　DXA 在临床上广泛用于全身骨密度及身体组成成分的测量，这是由于：①DXA 可像测量骨骼一样，精确地测量出局部及全身的骨密度和其他身体成分的含量；②DXA 测量结果准确，不受体内水分变化的影响；③DXA检测速度快，新型仪器仅需 4 min 就可完成全身扫描。身体组成成分在年轻人相对较稳定，但也与种族、遗传、锻炼、妊娠及疾病有关。身体组成成分随年龄增加而改变，特别是绝经后妇女肌肉组织减少，骨质疏松症患者瘦组织及脂肪组织多较骨量正常者要低。

总之，DXA 是非侵入性骨密度检测的一个重要手段，它可提供脊柱、髋部、桡骨远端及足跟等易发生骨质疏松性骨折部位的准确骨密度值，并且辐射剂量低，可对骨质疏松症进行诊断并预测骨折的危险性。DXA 检查目前已在国内广泛用于临床及科研，在骨质疏松症的临床诊断及新药治疗骨质疏松症的疗效观察等方面发挥着越来越重要的作用。

二、定量 CT

定量 CT（quantitative computed tomography，QCT）是目前唯一可以在三维空间分布测量骨密度而得到体积骨密度的方法，用 mg/cm³ 表示，也是唯一可以分别测量松质骨和皮质骨骨密度的检测方法。由于椎体小梁对激素平衡及药物治疗具有敏感且强烈的反应性，以及椎体骨小梁对脊柱强度和负荷的重要作用，QCT 主要应用于椎体松质骨骨矿密度的测定。

1. 双能定量 CT（DQCT）　　由于采用两种能级的 X 线源，DQCT 能通过计算矿化骨和骨髓脂肪对不同能量 X 线的衰减系数得出纠正后的骨密度含量，比较准确地反映真实的骨密度值。

DQCT 虽然可以减少测量误差（为 3%～6%），但同时降低了测量精确度（为 4%～6%），且辐射剂量较单能 QCT 增加 1 倍，因此只适用于需要准确度高的临床和动物实验。

2. 容积定量 CT（VQCT）　又称三维空间显示的 QCT。它是利用叠加扫描仪或螺旋 CT 扫描方法检查整个感兴趣体，同时通过解剖标志自动定位坐标系统，重建 CT 数据以形成相关解剖图形。这种方法能改善对椎骨的检查，也可对股骨近端进行检查。VQCT 既能测量整块骨头或检查每一局部如椎体或股骨颈的骨量或骨密度，又能分别对松质骨和皮质骨进行分析。由于能提供真实和非常准确的体积处理，可推导出重要的几何图形及生物力学相关的参数。VQCT 能高度准确地测量骨大小和密度，无放射投照及其他骨密度仪所产生的技术伪影，可应用于流行病学调查及研究营养、种族、遗传对骨大小和骨密度的影响。

3. 周围骨定量 CT（pQCT）　用于检查末梢骨骼。临床上应用的 pQCT 通常测量桡骨远端，4% 尺骨长度的部位或更远端。新型 pQCT 能将单层扫描增加为多层扫描，可更好地测量骨骼的变化。此外，用于动物实验的 pQCT 扫描仪广泛用于骨质疏松症动物实验中，可检查大鼠去势后的骨量变化，制动、类固醇激素引起的骨量丢失，以及使用刺激成骨和抑制破骨药物治疗后的变化。pQCT 能测量动物骨骼的皮质骨体积、骨密度及几何特性，有助于估算骨的强度。

三、定量超声

1989 年，Ross Man 应用定量超声仪测量超声声速（SOS）及振幅衰减（BUA），作为评价骨数量、骨状态和骨强度的指标。20 世纪 90 年代以来，定量超声（quantitative ultrasound，QUS）技术有了很大的发展，其具有价廉、便携、操作方便、无放射性、精密度较高等优点，在欧洲和亚洲已广泛用于临床。

超声测量的参数包括超声传导速度（UTV）、SOS 和 BUA 等。

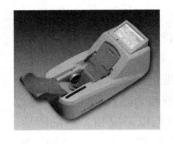

UTV通常可测量跟骨、胫骨、髌骨和指骨。它是身体测量部位宽度或长度与传导时间之比,单位为 m/s,骨骼的正常 UTV 值为1 600~2 200 m/s。SOS 受弹性、骨密度、骨强度及孔隙度的影响,即声速的平方与弹性模量呈正比,与骨强度也呈正比,与骨密度呈反比。

而骨强度、硬度和脆性往往依赖骨的形状和大小及骨的力学特性、骨的组成和内部结构,包括其分子组成、类型和结构,如骨的胶原纤维、晶体、薄层等排列分布。超声衰减是由于骨及软组织对声波吸收和散射而使超声能量信号减低,单位为 dB/MHz。它是一个复杂的物理量,受许多因素的影响,绝对值测量非常烦琐,一般测量的是相对值。这种测量方法比较简单,能做到自动连续测量,但测量的精确度远不及声速。

DXA 和 QCT 都是测量骨的材料特性即骨密度,而超声参数 BUA 和 UTV 不仅受骨密度影响,同时还受骨结构和骨组成成分的影响。一般认为,BUA 大部分由骨密度决定,小部分由骨的微细结构决定,包括骨小梁数目、连接方式及小梁分隔和走向等。UTV 和 SOS 主要受骨弹性和骨强度的影响,其次受骨密度的影响。骨质疏松症患者既有骨密度的变化,也有骨质量和骨结构的变化。超声参数可提供除骨密度之外的骨质量和骨结构信息。

以往的观点认为,骨质疏松症的病理变化及病情发展由骨骼中的矿物质所决定,通过骨量的测定即可诊断。但大量临床实践表明,人体骨骼骨量的变化不是同步的,不仅松质骨和皮质骨骨量变化不一致,即使同为松质骨,不同部位其变化也有差异,局部的骨量测定不能完全反映全身骨量的变化状况,患者的临床症状也不与骨量减少的程度完全一致。

研究结果表明,骨质疏松症早期骨量变化十分重要。随着病情的发展,病理改变加重,临床仅依赖骨量作为骨质疏松变化的观察指标不全面。新近研究已证实,骨质疏松症既有骨量的变化,还有骨质(骨结构、性能)方面的改变,单独的骨密度测定无法反映骨骼由于骨质改变所导致的骨结构和骨性能的异常。骨质疏松症还应强调在皮质骨方面的研究。骨质疏松性骨折可能是骨骼微结构损伤的不断积累与骨重建修复时不断增强的综合表现,其最终发生是松质骨和皮质骨的骨质和骨量病变叠加的结果。对那些骨量下降不明显的患者来说,骨微细结构的损伤及改变是骨质疏松性骨折主要而且独立的结果,所以单一的骨密度测定无法解释骨质疏松性骨折的危险性,更无法全面衡量骨骼在骨质量及生物力学性能上的变化。

　　骨质疏松骨骼的骨质量临床无创评价目前可通过超声来衡量,超声骨骼测定是无创伤、无辐射,同时能对骨骼的骨量、骨结构及骨质性能进行全面反映的诊断方法。目前认为,超声诊断是能同时提供骨骼骨量和骨结构状况的物理学诊断方法。

　　由于 QUS 目前没有统一的诊断标准,在监测药物疗效方面尚不能替代 DXA 对腰椎和髋部骨量的直接测定,所以临床常用QUS 进行骨质疏松症的流行病学调查和体检筛查。

　　临床观察表明,骨质疏松症的诊断并不与骨量的高低完全同步。单部位的骨密度测量仅能提示局部的骨密度变化,无法全面准确地提示病情;而多部位的骨密度测量可较全面综合地评估病情,并准确地预测骨折危险性。

四、骨密度测量的临床应用

　　在骨峰值年龄以后,骨量丢失的现象普遍存在。骨质疏松症的骨丢失是无痛性的,在不知不觉中发生,临床上往往没有明显的症状和体征表明骨丢失已出现。虽然没有相应的临床表现,但与骨丢失有关的骨折危险性逐渐增高。因此,定期的骨密度测量是诊断骨质疏松症、骨质疏松性骨折预防及疗效监测的最重要手段,其主要临床应用如下。

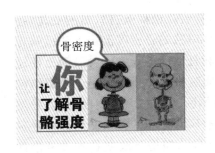

（一）骨质疏松症的诊断

目前,骨密度测量技术有多种方法,在临床应用中选择测量部位和测量技术时有两个重要因素应考虑,即各个部位的骨密度不一致性,以及在一些特殊部位可呈现假性增高。全身骨骼的骨密度并不是均匀一致的,如同一个患者的脊柱、手腕和髋部骨密度会有所不同。这种不一致性在早期绝经后妇女比老年人表现得更加明显,这可能与围绝经期妇女比老年人有较高的骨转换率和快速的小梁骨丢失有关。由于小梁骨丢失的加速,绝经早期妇女通过 DXA 和 QCT 测量椎体诊断低骨量的比例要较测量腕部和髋部要高。65 岁以后,骨骼的这种不一致性有所减少,低骨量的诊断可通过髋部或其他部位及外周骨测量(如腕、足跟、手)。实际上,DXA 测量老年人的这些外周骨可能比椎体更准确,后者可能由于椎体前后一些成分钙化而导致骨密度假性增高,导致老年人椎体前后位 DXA 测量通常会将骨质疏松的严重性低估。因此,老年人椎体骨密度测量宁可采用 QCT 或 DXA 侧位椎体测量,也可测量髋部和(或)外周骨骨密度,髋部骨密度较少有钙化而导致的假性增高。另外,一些疾病引起的骨质疏松性全身骨量丢失也常常不均匀,如绝经后妇女的骨质疏松性骨密度减低主要在中轴骨;类风湿关节炎在四肢关节骨密度减少明显,而中轴骨骨密度减少不明显;废用性骨质疏松症则主要是局部骨受累。因此,建议多部位测量,以避免对低骨量的漏诊。临床骨质疏松症的诊断首先应对患者病情有一个全面了解,根据不同疾病选择不同的 DXA 测量方式,尽可能减少假阳性或假阴性结果的出现。测量部位的选择取决于测量方法、测量目的、患者年龄等。如对老年人腰椎骨质增生,此部位测量的诊断作用较小,测量的主要目的是观察其疗效。因为腰椎骨密度的变化比股骨和前臂更为明显,所以此部位的测量可早期发现骨量的变化。大量临床研究表明,并非骨密度正常就不会发生骨质疏松症,而骨密度减少也不一定出现骨质疏松症。这是因为:①骨密度的高低并非自身对照的变化,而是与同性别年轻人或同龄人的相对比较;②局部的骨密度有时无法体现全身骨代谢状况。因此,临床有明显骨质疏松症状的患者,即使 DXA 测量骨密度正常,仍应重视并予以相应的治疗。这类患者常见于以下几种情况:①刚绝经妇女,雌激素水平急剧下降,骨矿物含量迅速丢失,全身骨痛明显,此时骨密度测量往往在正常低界,应及时给予雌激素替代。②对一些原发性骨质疏松症患者,骨丢失主要发生在中轴骨,而四肢骨的骨密度可能依然正常;有些妇女已出现腰椎的骨质疏松性骨折,而前臂骨密度也许仍为正常。因此,应提倡对绝经早期妇女中轴骨(如脊柱)的骨量测定。③骨质疏松症患者同时伴有其他可能影响骨密度变化的疾病,此类患者临床并不少见,如某些骨质疏松症患者可同时合并骨质增生、畸形性骨炎、类风湿关节炎、强直性脊柱炎或其他骨骼增生性疾病,临床上 DXA 的骨密度测定可能出现假阴性。遇到这类患者时应注意鉴别诊断,切勿漏诊、误诊。值得一提的是,许多骨质疏松症患者因脊柱椎体发生压缩性骨折后,可能反而导致骨密度上升,在临床复查时千万不能因出现的骨密度增高而误以为病情好转。对于此类患者,应注意非骨折椎体的骨密度变化,或选择髋部的 DXA 测量。

　　临床上大约有 20% 的患者患骨质疏松症,但没有疼痛等不适症状,直到发生骨质疏松性骨折时方被诊断为骨质疏松症,甚至有些患者即使发生骨折仍未被诊断为骨质疏松症,从而导致骨折反复发生,脊柱出现驼背畸形,日常活动受限。对于此类患者,DXA 的早期检测非常重要,确诊后应及时治疗,以减少再骨折的发生。

（二）骨质疏松性骨折的预测

　　骨质疏松症的临床意义是可导致骨折,因此评价骨密度测量方法的一个重要方面是看其对骨折危险性的判断能力。就此方面来说,测量的准确性不是测量结果如何与骨密度或骨矿物含量相接近,而是其对未来骨折危险性预测的灵敏度和特异度。许多前瞻性研究表明,DXA测量的骨密度每减少1 SD,其骨折的危险性可增加1.5倍。

用骨密度值推测骨折危险性等同于用量血压去推测卒中的危险性。群体的血压值和骨密度值是相对恒定的,如患者超过一定的血压阈值便可诊断为高血压。同样,低于一定的骨密度值便可诊断为骨质疏松症。同血压值一样,骨密度也没有绝对的阈值来区分未来的骨折或非骨折人群,但可以说骨密度预测骨折的作用与血压预测卒中的作用相同,且优于血清胆固醇预测冠心病的作用。但也必须认识到,即使骨密度正常,也不能确保未来不发生骨折,只不过是其发生骨折的危险性减小而已。但若骨密度值在骨质疏松症的范围内,则骨折的危险性增高。骨折危险性的评估也取决于所选择的测量方法、测量部位和骨折部位。通常讲,评估什么部位的骨折,就测量该部位的骨密度,这样判断能力较强。如评估股骨近端的骨折,测量股骨优于测量跟骨、腰椎或前臂等部位。用骨密度值每降低1 SD来评估髋骨骨折的危险性,测量髋部骨密度其危险性可增加2~3.5倍,测量腰椎骨密度其危险性可为1.2~2.2倍,测量前臂骨密度其危险性为1.4~2.2倍。近年来研究发现,随着年龄的变化,髋关节骨折的危险性随髋部骨密度而变化,若髋部骨密度T值下降大且患者年龄小,则比年龄大的患者骨折危险性要高得多。多部位骨密度测量评估骨折的危险性优于单一部位骨密度测量。骨质疏松症时骨量与侧位椎体骨形态的相关性分析对骨质疏松症的病情评估、骨质疏松性椎体骨折判断及预防其他部位骨质疏松性骨折再发生具有重要的意义。

骨质疏松性骨折的预测除与骨密度有很大关系外,还与一些危险因素有关。主要有:绝经早,长期服用皮质激素者,母系家族的髋部骨折史,已发生的脆性骨折史,低体重,神经肌肉功能下降和骨吸收指标上升等。这些因素与骨密度综合起来分析可提高对骨质疏松性骨折危险性的评价。

（三）骨量变化的监测

骨密度的测量在临床上可用来监测随年龄增加所致的骨量变化、疾病对骨量的影响及使用影响骨代谢药物所致的骨量变化。因此，对以下情况应进行骨密度检测。

1. **雌激素缺乏的妇女**　对这类患者诊断出低骨量，有助于决定是否行激素替代治疗。如果骨质疏松症预防性治疗价廉、普遍有效且绝对无不良反应，治疗筛选也就没有必要，因为每个患者都应该治疗。然而，有些患者由于缺乏这种治疗意识，骨密度检测结果有助于她们决定是否接受治疗。

2. **椎体形态异常或其他影像学检查提示骨量减少者**　略。

3. **患者存在引起骨丢失的危险因素**　主要是指有引起继发性骨质疏松症的疾病，包括：原发性甲状旁腺功能亢进症（甲旁亢）、库欣综合征、长期糖皮质激素治疗、器官移植、睾酮缺乏、闭经、不规则饮食、酗酒等。这些疾病大多数导致小梁骨丢失多于皮质骨丢失，选择的测量部位应是含小梁骨丰富的地方，如脊柱。而甲旁亢患者皮质骨丢失要多于小梁骨丢失，测量部位应选择桡骨或髋部。已有许多资料证实，原发性甲旁亢患者在甲状旁腺切除后骨密度明显增加。对接受糖皮质激素治疗的患者，要选择适当的时间进行骨密度检查及复查。

4. **疗效的监测**　将治疗前后骨密度结果对比可进行疗效判断，有助于医生和患者增加治疗信心，使患者对长期治疗有较好的依从性，因此需要有较严格的数据证实其疗效。骨密度结果中的"正反馈"对接受骨质疏松症治疗的患者非常重要。

在第一次骨折之前诊断骨质疏松症是非常重要的，它可减少由此产生的脆性骨折，并且诊断低骨量唯一客观、无创伤的方法就是测量骨密度。骨密度检测的理想年龄是：女性45岁，男性50岁，每年1次。女性在这个年龄段大部分处于围绝经期，即将进入骨量快速丢失期。妇女绝经后骨丢失率已被证实是可变的。因为骨密度证实的骨丢失是脆性骨折危险性的重要因素，如果检测出这些妇女有高的骨丢失率和低骨量，为预防首次骨折就要进行干预性治疗。男性与年龄有关的骨丢失在 50 岁以后开始，并且有较高的与年龄有关的髋部骨折发生率，因此健康男性在 50 岁左右测量骨密度较合适。

总的来说，骨密度的临床应用是对无骨折患者诊断低骨量、预测脆性骨折危险性、检测疾病进程和判断疗效的一个重要的客观手段。骨密度的测量可为临床提供有价值的信息。

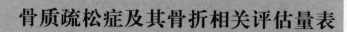

附录 2

骨质疏松症及其骨折相关评估量表

骨质疏松症是多因素疾病,而且每个人的易感性不同,因此对个体进行骨质疏松症风险评估能为尽早采取合适的防治措施提供帮助。临床上评估骨质疏松症风险的方法较多,这里推荐几种灵敏度较高且操作方便的简易评估方法作为初筛工具。

一、国际骨质疏松症基金会(IOF)骨质疏松症风险一分钟测试题

可用于提示患者是否应该接受其他检查,特别是骨密度检查。由医护人员进行评估。即使患者对所有问题回答均为"是",证明有骨折的危险,但其预测性还不足以可靠地确诊骨质疏松症。下一步应当进行骨密度测定以确定是否存在骨质疏松症。

您是否曾经因为轻微的碰撞或者跌倒就会伤到自己的骨骼?

您的父母有没有过轻微碰撞或跌倒就发生髋部骨折的情况?

您经常连续 3 个月以上服用"可的松""泼尼松"等激素类药物?

您身高是否比年轻时降低了(≥3 cm)?

您经常大量饮酒吗?

您每日吸烟超过 20 支吗?

您经常患腹泻吗(由于消化道疾病或者肠炎而引起)?

女士回答:您是否在 45 岁之前就绝经了?

女士回答:您是否曾经有过连续 12 个月以上没有月经(除了

怀孕期间)?

男士回答:您是否患有阳痿或者缺乏性欲这些症状?

只要其中有一题回答结果为"是",即为阳性。

二、亚洲人骨质疏松症自我筛查工具

亚洲人骨质疏松症自我筛查工具(osteoporosis self-assessment tool for asians,OSTA)基于亚洲 8 个国家和地区绝经后妇女的研究,收集多项骨质疏松症危险因素并进行骨密度测定,从中筛选出 11 个与骨密度具有显著相关的风险因素,再经多变量回归模型分析,得出能最好体现灵敏度和特异度的两项简易筛查指标,即年龄和体重。计算方法是:(体重—年龄)×0.2,结果评定如下(附表 2-1)。

附表 2-1　骨质疏松症风险级别与 OSTA 指数的关系

风险级别	OSTA 指数
低	>-1
中	$-1 \sim -4$
高	<-4

也可以通过年龄和体重进行快速评估(附图 2-1)。

OSTA 评估女性骨质疏松性骨折的灵敏度为 26%~40%,特异度为 61%~83%。虽然使用方便,但是灵敏度较低。OSTA 是利用由问卷获得的风险因素,为发展和评估适用于亚洲妇女骨质疏松症(股骨颈骨密度 T<-2.5)的简单预测工具。

三、骨质疏松性骨折的风险预测

WHO 推荐的骨折风险预测简易工具(FRAX®)由 WHO 专家小组 2004 年 5 月~2007 年正式推荐发布使用。可用于计算 10 年内髋部骨折率和 10 年内骨质疏松引起的主要部位骨折(临床型

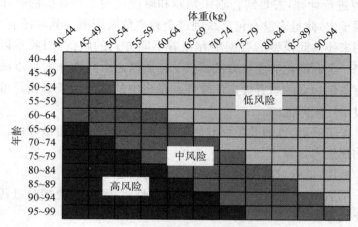

附图2-1 年龄、体重与风险级别

椎体骨折、前臂骨折、髋部骨折和肩部骨折)的风险大小,以制订更符合药物经济学的合理治疗策略。目前骨折风险预测简易工具FRAX® 可以通过以下网址获得:http://www. shef. ac. uk/FRAX/。

1. FRAX 的应用方法 该工具的计算参数包括股骨颈骨密度和临床危险因素。在没有股骨颈骨密度时,可以由全髋部骨密度取代。然而,在这种计算方法中,不建议使用非髋部部位的骨密度。在没有骨密度测定条件时,FRAX® 也提供了仅用体质指数(BMI)和临床危险因素进行评估的计算方法。

在 FRAX® 中明确的骨折常见危险因素如下。年龄:骨折风险随年龄增加而增加;性别;低骨密度;低体质指数:≤19;既往脆性骨折史,尤其是髋部、尺桡骨远端及椎体骨折史;父母髋骨骨折;接受糖皮质激素治疗:任何剂量,口服 3 个月或更长时间;抽烟;过量饮酒;合并其他引起继发性骨质疏松症的疾病;类风湿关节炎。

2. 使用 FRAX 注意事项和使用指征 使用时需要注意的是:对于年龄<40 岁或者>90 岁的患者,该量表会自动记做 40 岁或

90 岁进行计算,需要结合临床判断和解读风险。在骨折的临床危险因子中,此量表没有包含跌倒这个独立危险因素。其原因有二:①用来建立此模型的数据中存在着不同方式的跌倒,因此难以衍生出一个标准化的评量方法;②没有证据显示药物介入可以减少曾有跌倒病史的患者骨折危险性。量表中的风险因子必须是可以通过治疗来降低的。

关于吸烟、饮酒及类固醇使用并未考虑摄入量,而是以假设的平均剂量来计算。

适用:低骨量的患者、骨密度未知的患者。

不适用:T 值<−2.5、曾发生过脆性骨折、以前曾接受过药物治疗的患者。

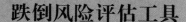

附录3

跌倒风险评估工具

一、Morse 跌倒量表（Morse fall scale，MFS）

专门预测跌倒可能性的量表。

1989 年由 Morse 教授于美国宾夕法尼亚州大学研制，共 6 个条目，每个条目评分为 0～25 分不等，总分 125 分。0～24 分为无风险，25～50 为低险，≥51 分为高风险。得分越高跌倒风险越大（主要应用于住院患者，完成填写 2～3 min）。

（1）跌倒史（最近或 3 个月内有跌倒＝25 分，无跌倒＝0 分）。

（2）其他疾病诊断（有 1 种及以上其他疾病＝15 分，无其他疾病＝0 分）。

（3）使用行走辅助用具（稳步，不适用辅助工具＝0 分，使用拐杖、手杖＝15 分，使用行动设备移动＝30 分）。

（4）静脉输液或使用肝素钠。

（5）步态（正常步态，抬头自然摆臂＝0 分，走路稍有停顿，仍可抬头行走，保持平衡＝10 分，很难从座位上起身，低头始终注视地面＝20 分）。

（6）认知状态（正常＝0，不能完成指令＝15 分）。

二、跌倒危险评估表（fall risk assessment tool，FRAT）

由澳大利亚昆士兰大学研制，共 10 个条目，每个条目采用 Likert 4 级评分法，对应分值为 0～3 分，分数越高表明跌倒发生的危险度越高。

(1) 年龄(65~79 周岁＝1 分;≥80 岁＝2 分)。

(2) 跌倒史(6 个月内无跌倒＝0 分;6 个月内跌倒 1~2 次＝2 分;6 个月内多次跌倒＝5 分)。

(3) 平衡能力(身体平衡＝0 分;平衡测验中表现不佳＝1 分;走路不稳＝2 分;走路、转身不稳,需要协助完成动作＝3 分)。

(4) 精神状态(状态正常＝0 分;长期精神错乱＝2 分;间歇的精神错乱＝3 分)。

(5) 营养及睡眠(营养良好及睡眠无影响＝0 分;营养状况不好,或睡眠有所影响＝1 分)。

(6) 视力(全盲或有视力障碍未佩戴合适眼镜＝1 分)。

(7) 表达能力(回答正确全部问题,包括时政、地理方面的常识＝0 分;有一条及以上错误＝1 分)。

(8) 药物治疗(未使用药物＝0 分;使用一种药物治疗＝1 分;使用两种及以上药物＝2 分)。

(9) 慢性病(没有＝0 分;有＝1 分)。

(10) 尿失禁(无小便失禁＝0 分;有小便失禁,或控制困难＝1 分)。

三、社区老年人跌倒危险评估工具(fall risk for older people in the community screening tool,FROP-Com)

由澳大利亚国家老年医学研究所研制,包括 14 个项目,20 个条目,每个条目 0~3 分。<19 分为低险,≥19 分高风险,得分越高跌倒风险越大。

(1) 跌倒史(近 12 个月内无跌倒＝0 分;近 12 个月内 1 次跌倒＝1 分;近 12 个月内 2 次跌倒＝2 分;近 12 个月内≥3 次跌倒＝3 分)。

(2) 患有影响自身平衡能力和灵活性的疾病种数(没有＝0 分;有＝3 分)。

(3) 服用易致跌倒的药物种数(未使用＝0 分;使用药物＝3 分)。

（4）感觉异常（视力异常＝1分；躯体感觉异常＝1分）。

（5）大小便的自控能力（无大小便失禁＝0分；有大小便失禁，或控制困难＝1分）。

（6）有无影响步行的足部疾病（否＝0分；有相关疾病＝1分）。

（7）认知状况（回答正确全部问题，包括时政、地理方面的常识＝0分；有一条及以上错误＝1分）。

（8）食物摄入量下降情况（没有下降＝0分；摄入量有少量下降，但仍然进食正常＝1分；摄入量下降，且对进食有所影响＝2分；较正常摄入量下降1/3量＝3分）。

（9）对活动能力的自我评估（自觉控制尚可＝0分，自觉平衡、感知等能力有所下降＝1分）。

（10）日常活动能力（独立生活＝0分；需要有人提供照顾，但不需要协助移动＝1分；需要有人提供照顾，且需要帮助才能移动＝2分；需要有人提供照顾，且所有的日常活动均需要帮助＝3分）。

（11）平衡性（身体平衡＝0分；平衡测验中表现不佳＝1分；走路不稳＝2分；走路、转身不稳，需要协助完成动作＝3分）。

（12）身体活动程度（活动自如＝0分；活动偶尔需要协助＝1分；由于担心不愿做出行动，但仍可努力完成指令动作＝2分；活动受限，无法完成指令动作＝3分）。

（13）能否安全行走（可独自行走＝0分；可以独自行走，但偶尔需要辅助工具＝1分；使用辅助工具行走＝2分；需要辅助工具行走，但不适用辅助工具＝3分）。

（14）居家环境评估（居家环境安全＝0分；行进路径中有少许遮挡＝1分；行径路径中有许多遮挡，或浴室楼梯不安全＝2分；有多种障碍物及不安全因素＝3分）。

四、老年人跌倒风险评估量表（fall risk assessment scale for the elderly，FRASE）

包含8个条目，每个条目0～3分，总分40分。3～8分为跌倒低风险,9～12分为跌倒中风险,13分以上为跌倒高风险,得分越高跌倒风险越大。

(1) 性别(男＝1分;女＝2分)。

(2) 年龄(60～70岁＝1分;71～80岁＝2分;＞80岁＝3分)。

(3) 步态(稳步＝0分;起步困难＝1分;过床过座椅需协助＝3分;步态不稳或不安全＝3分;2～4项同时出现得7分)。

(4) 感觉功能(视力＝2分;听力＝1分;平衡＝2分;如1～3项同时出现得3分)。

(5) 跌倒史(无＝0分;家中＝2分;病房＝1分;家中及病房＝3分)。

(6) 用药史(安眠药＝1;镇静药＝1分;降压药或利尿药＝1分;同时吃3类药＝3分)。

(7) 病史(糖尿病＝1分;器质性脑病/意识不清＝1分)。

(8) 活动状况(自如＝1分;用助行器具能行走自如＝2分;有限制,需监测或协助下行走＝3分;卧床,不能行走＝1分)。

五、托马斯跌倒风险评估工具(St Thomas's risk assessment tool, STRATIFY)

为医护人员对入院患者进行跌倒评估的工具,内容包括5个条目,回答"是"记1分,"否"记0分,总分≥2分提示跌倒高风险。

(1) 跌倒史。

(2) 是否躁动不安。

(3) 视力障碍是否影响生活。

(4) 是否有尿频。

(5) 活动情况。

六、斯巴达跌倒风险评估工具(spartanburg fall risk assessment tool, SFRAT)

由美国Robey-Williams研制。为评估急症患者的跌倒风险,包括以下 3 个流程。

（1）患者在 3 个月内是否跌倒过。

（2）用药情况（如苯二氮䓬类、β-受体阻滞剂、抗惊厥及精神病药物）。

（3）步态[通过计时起立-步行测验（TUGT 测试）]。

总分累积，分数越高提示跌倒风险越高。

1）跌倒史（近期或 3 个月内）

否＝0;是＝25

2）第二诊断（入院时有两个或两个以上诊断）

否＝0;是＝15

3）辅助行走

不需要辅助,卧床,轮椅,护士陪护＝0;使用拐杖,手杖＝15;特殊装置＝30

4）使用输入阀或肝素闸

否＝0;是＝20

5）步伐

正常,卧床,稳定＝0;无力＝10;受损＝20

6）精神状态

意识清醒＝0;缺乏自我意识＝15

（4）预防跌倒的家居环境自检量表:见附表 3-1。

附表 3-1　预防老年人跌倒家居环境危险因素评估表

序号	评估内容	评估方法	选项(是;否;无此内容)	
			第 1 次	第 2 次
地面和通道				
1	地毯或地垫平整,没有皱褶或边缘卷曲	观察		
2	过道上无杂物堆放	观察(室内过道无物品摆放,或摆放物品不影响通行)		

续 表

序号	评估内容	评估方法	选项(是;否;无此内容)	
			第1次	第2次
3	室内使用防滑地砖	观察		
4	未养猫或狗	询问(家庭内未饲养猫、狗等动物)		
客厅				
1	室内照明充足	测试、询问(以室内所有老年人根据能否看清物品的表述为主,有眼疾者除外)		
2	取物不需要使用梯子或凳子	询问(老年人近一年内未使用过梯子或凳子攀高取物)		
3	沙发高度和软硬度适合起身	测试、询问(以室内所有老年人容易坐下和起身作为参考)		
4	常用椅子有扶手	观察(观察老年人习惯用椅)		
卧室				
1	使用双控照明开关	观察		
2	躺在床上不用下床也能开关灯	观察		
3	床边没有杂物影响上下床	观察		
4	床头装有电话	观察(老年人躺在床上也能接打电话)		
厨房				
1	排风扇和窗户通风良好	观察、测试		
2	不用攀高或不改变体位可取用常用厨房用具	观察		

序号	评估内容	评估方法	选项(是;否;无此内容)	
			第1次	第2次
3	厨房内有电话	观察		
卫生间				
1	地面平整,排水通畅	观察、询问(地面排水通畅,不会存有积水)		
2	不设门槛,内外地面在同一水平	观察		
3	马桶旁有扶手	观察		
4	浴缸/淋浴房使用防滑垫	观察		
5	浴缸/淋浴房旁有扶手	观察		
6	洗漱用品可轻易取用	观察(不改变体位,直接取用)		

注:本表不适于对农村家居环境的评估。

一、多吃含钙丰富的食物

　　钙是骨骼形成的基础,人体的骨骼主要是由蛋白质和无机盐构成,而无机盐中起关键作用的是钙。成年人体内约含钙1 200 g,其中99%的钙与磷结合集中在骨骼和牙齿。儿童生长期钙缺乏导致生长发育迟缓、骨骼变形;成年人钙缺乏可以导致骨质疏松症。

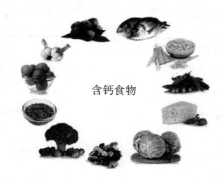

含钙食物

　　人体骨骼的发育经过婴儿期、儿童期、青春期及成年人早期等生长阶段,到 35 岁左右全身及局部骨骼单位体积的骨量达到顶峰,称为峰值骨量(PBM)。随后,骨量随着年龄增加逐渐降低。PBM 越高,老年时发生骨质疏松症和骨折的危险性越小。PBM 每增加 5%,发生骨质疏松性骨折的危险性降低 40%。

　　青春期是骨骼生长的高峰时期,也是骨量沉积的关键时期。

按照钙盐含量占体重的比例计算,儿童青少年钙储留量可从儿童期 50 mg/d 增加到青春期 394 mg/d,骨量增长率为每年 8.5%,儿童青少年时期所积累的骨量约占 PBM 的 50%。因此,增加儿童青少年期钙摄入量,提高成年后的 PBM,是预防骨质疏松症的有效措施之一。

1. 不同年龄段推荐的钙摄入量 人在不同时期对膳食钙的需要量不同,处于生长发育中的少年儿童需要钙最多。中国营养学会在 2013 年发布了膳食钙参考摄入量(RNI):小于 6 个月的婴儿每日需要 200 mg,7～12 个月需要 250 mg,1～3 岁需要 600 mg,4～6 岁需要 800 mg,7～10 岁需要 1 000 mg,11～13 岁需要 1 200 mg,14～17 岁需要 1 000 mg,18～49 岁需要 800 mg,50 岁以上成年人需要 1 000 mg。孕早期妇女每日需要钙 800 mg,孕中期、孕晚期和哺乳期妇女每日需要钙 1 000 mg。

钙在人体内的吸收主要在小肠。人体对钙的吸收与年龄有关,随着年龄增长钙吸收率降低。婴儿钙的吸收率约为 60%,儿童约为 40%,成年人为 20%～40%,老年人下降到 15% 左右。维生素 D、低磷膳食、乳糖和适量的蛋白质及氨基酸可以促进钙的吸收,而膳食中的植酸、草酸或脂肪可与钙结合而降低钙的吸收。

我国居民膳食钙摄入量低。我国一系列营养调查表明,无论在城市还是在农村,不管是儿童少年还是成年人或老年人,从膳食中获得的钙普遍不足。其中,2010～2013 年中国居民营养与健康状况监测中,我们居民每标准人日钙摄入量仅为 366 mg,城市为 412 mg,高于农村的 321 mg。低钙摄入是限制儿童生长发育和骨骼矿化的一个重要因素。通常儿童、更年期妇女、老年男性、妊娠期妇女、哺乳期妇女容易出现缺钙现象,相应的也需要合理补钙。

2. 常见含钙丰富食品的钙含量及每日食用量和可获得的钙量 具体见附表 4-1。

附表 4-1　常见含钙食品的钙含量及每日食用量和可获得的钙量

名称	钙含量 (mg/100 g 可食部)	每日食用量(g)	每日获得钙量(mg)	名称	钙含量 (mg/100 g 可食部)	每日食用量(g)	每日可获得钙量(mg)
黄豆	123	40	49	豆腐干	352	70	246
豆腐	164	160	262	豆腐皮	239	30	72
芝麻	700	15	105	毛豆	135	60	81
油菜	148	200	296	苋菜	178	200	356
油菜薹	156	200	312	茴香	154	200	308
雪里蕻	230	100	230	荠菜	294	200	588
芥蓝	121	200	242	空心菜	115	200	230
海带	241	50	121	紫菜	264	10	26
鸡蛋黄	112	30	34	鲈鱼	138	100	138
虾皮	991	10	99	海米	555	10	56
牛奶	104	300	312	酸奶	118	250	295
奶粉	676	30	203	奶酪	799	15	120

注:数据来源于杨月欣主编《中国食物成分表 2002》和《中国食物成分表 2004》。

二、充分的维生素 D 摄入促进钙的吸收和利用

维生素 D 通过维持血钙和磷稳定,在骨骼矿化过程中发挥重要作用。维生素 D 缺乏会导致儿童的骨骼矿化不良,容易发生佝偻病,常表现为"X"型腿或"O"型腿;成年人容易发生骨软化病,老年人容易发生骨质疏松症。不仅如此,近年研究还指出,维生素 D 与调节机体的免疫力等多系统发挥正常功能密切相关。维生素 D 缺乏时会出现肌肉无力,容易发生跌倒,尤其是老年人,也与糖尿病、高血压、乳腺癌、结肠癌等慢性疾病密切相关。

世界上许多国家居民的维生素 D 营养状况不容乐观,在老年人和儿童中尤其明显。国外学者估计,全球约有 10 亿人维生素 D 营养状况没有达到理想水平。其中,在居住于社区的美国和欧洲老年人中,40%～100%存在维生素 D 缺乏。对北京城区 60

岁以上绝经女性开展的一项研究发现,维生素 D 缺乏和不足的比例接近 70%。在四川省阿坝州开展的汉族和藏族儿童少年调查显示,在春季,男生与女生维生素 D 的缺乏和不足率高达 81% 和 90%。

2013 年,中国营养学会提出我国 65 岁以上老年人每日来自膳食维生素 D 推荐摄入量(RNI)为 15 μg(600 IU),其他人群为每日 10 μg。

维生素 D 作为一种人体必需营养素,其食物来源非常有限。人体内维生素 D 的主要来源是靠皮肤合成,皮肤中的 7 - 脱氢胆固醇在日光紫外线照射下形成维生素 D_3,具有这种功效的主要是波长为 290 ~ 315 nm 的紫外线 B(UVB)。夏天,天气晴朗的时候,儿童或成年人裸露双臂,一般半小时皮肤合成的维生素 D 可以满足人

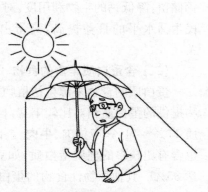

别做"装在套子里的人"

体需要。如果皮肤颜色比较深、年龄比较大,要适当延长晒太阳的时间。经常使用防晒霜、空气污染严重、冬季部分地区光照不足等原因会导致皮肤合成维生素 D 减少。维生素 D 是一种脂溶性维生素,容易与脂肪细胞结合,因此肥胖个体的维生素 D 平均水平低于体重正常的人。此外,在我国北方地区,人体皮肤合成维生素 D 的过程主要在夏季进行,到了冬季就要靠动用体内储备的维生素 D。因此,人体维生素 D 水平随季节波动比较明显,秋季维生素 D 水平最高,春季最低。在有条件的情况下,可以每年测定一次血清 25 -羟基维生素 D[25 -(OH)D]来了解维生素 D 的营养状况。

三、保持合理的蛋白质摄入

（一）蛋白质与骨量的双向作用

膳食中蛋白质水平对钙储留及骨骼健康具有双向作用。蛋白质是构成骨基质的主要成分,蛋白质摄入过低,会影响骨基质的合成,在儿童期影响体格发育,出现生长迟缓。适量的蛋白质有利于人体对钙的吸收,而摄入蛋白质过多,则会促进尿钙的排出,减少钙储留,降低钙的生物利用度,对骨健康有不利影响。随着我国居民生活水平的日益提高,高蛋白膳食对骨骼健康的危害更值得关注。

（二）含蛋白质丰富的食物

蛋白质的食物来源包括植物性食物和动物性食物。动物性食物提供的蛋白质相对比较丰富,且多为优质蛋白质,如蛋类含蛋白质 $11\%\sim14\%$,瘦猪肉、牛肉、鸡肉均为 20% 左右。大豆及其制品也含有比较多的优质蛋白质,如豆腐的蛋白质含量为 8%,黄豆高达 35%。其他植物性食物的蛋白质含量相对较低,如小麦粉的蛋白质含量为 10% 左右。

四、保持适当的磷摄入

磷是构成骨骼的重要成分,具有调节骨细胞活性、促进骨基质合成与骨矿物质的沉积、抑制骨吸收的作用。磷与钙一起构成骨骼的主要成分——羟基磷灰石 $[Ca_{10}(PO_4)_6(OH)_2]$。因此,磷与钙是骨骼生长所必需的一对重要的矿物元素,二者缺一不可。钙、磷的摄入比例对机体钙、磷吸收有很大影响。适宜的钙磷摄入比例($2:1$)可促进钙、磷吸收及其在骨骼中的沉积;过量的磷摄入会在肠道中与钙结合形成难溶的磷酸盐,影响钙的吸收;同样,机体摄入过多的钙质也会影响磷的吸收。而磷在食物中的分布非常广泛,无论是动物性还是植物性食物都富含磷,也常与蛋白质并存,一些饮料中也含有一定量的磷。

五、其他营养素

维生素 A 参与软骨内成骨,促进骨骼正常发育,维持成骨细胞与破骨细胞之间的平衡。维生素 A 缺乏时,会导致软骨内成骨形成及发育迟缓,骨细胞分化受阻,引起骨代谢障碍。而维生素 A 摄入过量会促进骨再吸收,增加骨量丢失。含维生素 A 比较丰富的食物包括动物肝脏、蛋黄、奶油及乳制品。另外,红、黄、绿色蔬菜水果中的类胡萝卜素也可以在体内转化成维生素 A。

近年来研究提示,维生素 K 可能通过影响骨钙素(BGP)的生物活性对骨质疏松产生影响,如增加骨质疏松症患者的骨密度,降低其骨折发生率等,与维生素 D 联合应用具有协同作用。

铁缺乏可导致缺铁性贫血,被 WHO 确定为世界性营养缺乏病之一。然而,近年来的研究提示,铁负荷过度与骨质疏松有密切关系,受到越来越多的关注。铁负荷过多的主要原因包括长期过量服用铁补充剂。因此,服用铁强化食品时需注意铁元素摄入量;在增加骨密度的保健食品中,对铁元素的强化量也应格外慎重。

镁是骨细胞结构和功能所必需的元素,对促进骨骼生长和维持骨骼的正常功能具有重要作用。

人体锌总量中 30% 分布于骨骼,通过影响碱性磷酸酶、胶原酶和碳酸酐酶 3 种代谢酶类的活性,在骨代谢过程中发挥作用。我国居民锌缺乏比较普遍,尤其是经济收入低的人群,以及婴儿、儿童、孕妇和育龄妇女等,是锌缺乏的高发人群。

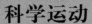

科学运动

药物治疗一直是骨质疏松症治疗的主要方法,虽能在一定程度上缓解骨量丢失,但无法治愈,且还有一定的毒性及不良反应。骨量(bone mass)除受遗传、年龄与性别的影响外,亦受机械力学负荷、激素和营养等因素的调节。在诸多因素中,运动对骨质疏松的影响极大,它对骨强度的影响比重(40%)远远超过激素、钙和维生素 D 对骨强度的影响(3%~10%),是影响骨量的积极因素。人体需保证基本的运动来维持骨量,废用或不负重则导致骨量显著下降。运动可通过负荷产生的应力效应直接和间接作用于骨组织,改变骨细胞的生理环境,调节与骨代谢有关的激素和细胞因子水平,增加骨皮质血流量等,从而达到延缓骨质疏松症发生、发展的作用。近年来,越来越多的研究表明,运动对骨质疏松症有一定的防治效果。但预防骨质疏松症的运动方案至今尚未有统一的标准。

一、运动预防骨质疏松症的机制

1. 机械应力对骨骼的刺激作用　机体在运动过程中地面的反作用力,不同肌肉、肌腱间相互牵拉产生的拉力、切力以及挤压力均能对骨骼产生一定的刺激,这些机械应力提高了骨的强度及生物力学特性。在一定的范围内,机械应力刺激越大,越能促进骨骼生长。

2. 运动诱导激素的变化对骨代谢的影响　适宜的运动不仅能

够产生机械刺激促进骨形成，还能调节机体内分泌系统，提高机体雌激素的水平，从而起到预防及治疗骨质疏松症的作用。

3. 运动对骨代谢信号通路的调节作用 Wnt/β-catenin、BMP/Smads、OPG/RANK/RANKL 等信号通路在骨代谢中发挥着重要的调节作用。这些信号通路调节骨形成与骨吸收之间的动态平衡，共同维持骨代谢的稳定。而适宜的体育锻炼能够上调 Wnt、BMP、OPG/RANK/RANKL 等信号通路中关键因子的表达，有利于骨形成，进而促进骨骼生长发育。

4. 运动对青少年骨峰值量积累的促进作用 适宜的运动能够促进青少年的骨骼发育，提高骨量、骨密度等骨形态学指标，为成年后高骨峰值的获得及骨质疏松症的预防奠定基础。目前认为冲击运动防治骨质疏松症最为明显。

二、不同运动项目对骨质疏松症的防治效果研究

（一）力量练习

在进行力量练习时，肌肉的牵拉力以及负重传递到骨骼的力量能对骨骼产生一定的刺激，促进骨的形成，从而起到预防骨质疏松症的作用。

在针对青少年和成年人的研究中，Ishikawa 等报道，抗阻练习能显著提高健康年轻女孩股骨颈和腰椎的骨矿含量，以及腰椎的骨密度。Bielemann 等报道，从青少年阶段到成年阶段的累积体力活动量与成年初期的骨密度呈正相关。

在针对绝经后女性和老年人的研究中，Mayhew 等通过对绝经后女性进行为期 2 年的力量训练干预，发现力量训练可减少骨量丢失，并能保持脊柱和股骨近侧端的骨质。长期的力量训练可减缓或保持骨量丢失，达到对骨密度的有效改善，有助于缓解老年人骨萎缩，防止骨质疏松症。Matos 等对 59 名绝经后骨质疏松或骨质减少的女性进行为期 12 个月的抗阻力训练。结果显示，12 个月后，虽然两组受试者骨密度之间未出现显著性差异，但训练组腰椎

骨密度提高了 1.17％,对照组腰椎骨密度降低了 2.26％。Bocalini 等探讨了力量训练对于没有使用激素替代疗法的绝经后女性骨密度的影响,运动干预持续 6 个月,干预组受试者每周进行 3 次力量练习。结果显示,6 个月后,对照组腰椎和股骨颈的骨质丢失程度高于训练组,提示力量练习有助于维持绝经后女性的骨密度。

(二)有氧练习

除了力量练习,单纯的耐力训练(如有氧练习)对骨骼健康起一定的刺激作用。在一定的负荷范围内,有氧运动预防骨质疏松症的效果与其运动强度及运动量呈正比。

在针对青少年和成年人的研究中,Alghadir 等对 65 名 30～60 岁的健康志愿者进行 12 周中等强度的有氧训练,运动频率为每周 3 次。干预后,骨钙素、骨碱性磷酸酶、血钙及骨密度均显著上升,脱氧吡啶酚显著下降。

在针对绝经后女性和老年人的研究中,Roghani 等将 36 名绝经后骨质疏松症女性随机分成有氧训练组、负重有氧训练组和对照组。有氧训练组在跑台上进行次极量步行,30 min/d,每周 3 天;负重有氧训练组采用 4％～8％体重的负重背心进行同样的步行练习。6 周练习后发现,有氧训练和负重有氧训练均能刺激骨的合成代谢,降低骨吸收。邓士琳等研究不同运动干预模式对女性绝经后骨质疏松的作用发现,步行和慢跑等有氧耐力练习可以降低绝经后骨质疏松症的风险,且日常健身舞蹈,如广场舞等也是绝经后骨质疏松症的保护因素。

(三)冲击性运动

冲击性运动是指在运动过程中受力瞬间,受力点对机体产生冲击性反作用力的运动,如跳跃后落地瞬间地面的反作用力。冲击性运动能对骨骼纵轴产生刺激,因此对提高骨密度具有较好的作用。

在针对青少年和成年人的研究中,Fuchs 等以 5～10 岁的小学生为研究对象,其中运动组在木质地板上进行跳跃运动,每周 3

次,每次持续 10 min。前 4 周,运动组从每组跳 50 次(无跳箱)过渡到每组跳 80 次(有跳箱);从第 5 周开始,运动组从 61 cm 高的跳箱上双足跳下,每次跳 100 下,干预共持续 7 个月。结果显示,与对照组相比,运动组腰椎骨量增加了 3.1%,骨密度增加了 2.0%,股骨颈骨量增加了 4.5%。Zhao 等报道,持续 6～12 个月,每周练习 3～7 次,高冲击性、短持续时间、短间歇(8～15 s)的双脚跳跃练习能显著提高年轻女性股骨颈和大转子的骨密度。

在针对绝经后女性和老年人的研究中,Sugiyama 等指导 56 名绝经前期女性及早期绝经后女性(绝经 5 年内)进行跳绳练习,每周 2～3 d,每日跳绳 100 下,共持续 6 个月。训练后,运动组绝经前期女性及早期绝经女性的髋部骨密度及股骨颈骨密度提高幅度均显著高于对照组。Martyn-St James 和 Carroll 报道,冲击性练习能增加静坐少动的绝经后女性腰椎、股骨颈和髋部骨密度。

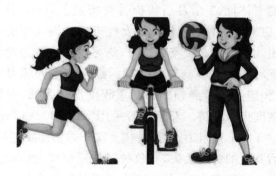

(四) 综合性练习

综合性练习是指由两种或两种以上运动方式组合而成的练习方式,如采用有氧运动结合力量练习、冲击性练习结合有氧运动等。大量研究显示,综合性练习能显著提高骨密度,有效预防骨质疏松症。

在针对青少年和成年人的研究中,Bradney 等将 40 名 8～12 岁健康男孩随机分成运动组和对照组。运动组利用课余时间进行综合性练习，由体育老师监督指导，每周3次，每次30 min，共持续8个月。运动方案包括有氧运动、足球、排球、舞蹈、体操、篮球和举重。8个月后，与对照组相比，运动组全身面积骨密度增加1.2%，腰椎面积骨密度增加2.8%，股骨中段骨密度增加5.6%。Lofgren等将231名7～9岁小学生随机分成运动组和对照组，运动组在上学期间，每日参与40 min体育课，共持续4年，而对照组参与体育课的时间平均为每周60 min。结果显示，与对照组相比，运动组男孩、女孩腰椎骨量分别增加3.3%、7%，股骨颈宽度分别增加0.6%、1.7%。

在针对绝经后女性和老年人的研究中，Iwamoto等让绝经后的女性每日增加日常步行距离的45%，每日还进行体操运动，如直抬腿、上下起蹲以及腹部和臂部肌肉的力量练习。12个月后，这些受试者腰椎的骨密度平均增加4.5%。Dalskv等进行类似的干预：步行＋柔韧＋体操，9个月后腰椎骨骨密度上升5.4%。Engelke等对30名患绝经后骨质疏松症的女性进行为期3年的运动干预，每周2次团队练习和2次家庭练习，练习内容为低运动量、高负荷的抗阻力练习和高强度有氧健身操。经过3年的练习后，与对照组相比，干预组女性骨痛频率和严重程度显著降低，脊柱、髋部和跟骨的骨密度得以维持。邓士琳等采用"每次30～45 min有氧运动、每周3～5次＋抗阻力练习、每周2次＋柔韧伸展练习"，可有效降低绝经后女性的骨量丢失，有效减轻骨痛症状，改善心肺功能和肌肉力量。多项研究表明，包含冲击性运动的综合练习，如高冲击性/间断性冲击练习结合力量训练，每次持续30～60 min，每周至少练习3次，至少坚持锻炼10个月，是最有效地维持或改善绝经后女性骨密度的方法。

（五）振动训练

振动训练是一种新兴的训练方法，目前在运动训练、康复理疗、航空等领域均得到广泛应用。陈金鳌等发现，相对于传统的力量训练对局部肌肉和骨骼的刺激作用，振动力量训练可作用于全身各处的骨密度,使之均有显著增长。但 Lau 等并没有发现全身振动训练会对老年女性骨质疏松起到明显的改善作用。由于振动训练需要借助仪器,目前对于普通大众而言,其普及率和使用率仍处在一个较低的水平。

三、针对运动预防和治疗骨质疏松症的建议

(一)对于老年人的建议

1. 美国运动医学学会发表的相关立场声明

(1)负重的身体活动对于健康骨骼的正常发育和骨量的维持是必要的。增加肌肉力量的活动也可以获益,特别是对非负重骨如上肢骨骼系统。

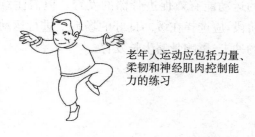

老年人运动应包括力量、柔韧和神经肌肉控制能力的练习

(2)久坐人群可以通过增加身体活动增加骨量,但是增加身体活动的基本获益是避免不运动引起的骨量丢失。

(3)不推荐运动作为绝经后激素替代疗法的替代品。

(4)老年人的最佳运动方案中应该包括力量、柔韧和神经肌肉控制能力的练习,这些活动可以减少跌倒风险,降低骨质疏松性骨折的发生率。

2. 预防骨质疏松症和保护骨健康的身体活动指南原则

(1)特异性:只有承受外界应力负荷的骨骼产生适应性反应。

(2)超负荷:只有超出日常承受的重量而产生的适应反应,才具有增进骨健康的作用。

(3)长期坚持:当身体活动明显减少时,其为骨骼带来好处便

不能维持。因此,要持续刺激骨质增长,需循序渐进,遵循全身运动与骨折好发部位(如腰椎和股骨)运动相结合的原则,长期坚持,逐渐加大负荷。ACSM 推荐的预防性运动方案包括力量训练、健身跑和步行等。

(二) 对于青少年的建议

青少年处于生长发育的高峰期,成年人 90% 以上的骨量是在青春期结束前积累的,此时的骨密度水平对成年后峰值骨量及骨质疏松症的发病率有重要影响。运动是促进青少年骨骼健康的有效方法,因此建议青少年多进行科学运动,不要养成静坐少动的生活方式。

对于青少年而言,运动没有过多的限制,多进行对骨骼纵轴形成应力刺激的运动能有效促进骨骼的发育。但需注意,青少年处于生长发育阶段,应选择在缓冲良好的场地上进行运动,以免对骨骼造成过大的冲击,影响骨骼生长发育。

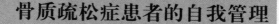

附录 6

骨质疏松症患者的自我管理

一、自我管理概述

（一）自我管理的起源

自我管理方法起源于 20 世纪 50～60 年代的美国。随着当时慢性病成为美国的主要健康问题，又由于以急性病或急症处理为目的的传统医疗保健系统和医疗保健服务在解决慢性病问题时作用有限且费用昂贵，人们强烈要求增强现有卫生保健服务效率，从根本上改变卫生保健服务提供的方式，即强调把患者看作是卫生保健服务的主要提供者而不是卫生保健服务的消费者，将一些卫生保健活动转交给患者，并不断增强患者积极参与自身保健活动的能力。从 20 世纪 60 年代中期，自我管理方法开始运用于哮喘患者。之后，自我管理方法被广泛应用，主要用于慢性病患者的健康教育项目。

（二）自我管理的概念

自我管理主要用于慢性病的自我管理。慢性病自我管理（chronic disease self-management，CDSM）是指在卫生保健专业人员的协助下，患者承担一定的预防性和治疗性保健任务，在自我管理技能的支撑下进行自我健康管理，其实质为患者健康教育项目。

它通过系列健康教育课程培养慢性病患者正确的健康观念，教授一系列必要的自我管理知识与技能，提高患者的自我管理能力,激发其主观能动性,使患者从被动接受治疗和护理转变为主动参与,增强其健康意识,促使其改变不健康的生活方式,养成良好的生活习惯,最终实现控制病情、提高患者生活质量的目的。

慢性病自我管理按健康教育课程的指导者不同可分为:卫生专业人员教授的自我管理项目和非卫生专业人员指导的自我管理项目。按照涉及病种的多少,可分为单一疾病的慢性病自我管理项目和覆盖多个疾病的普适性慢性病自我管理项目。

(三)自我管理的意义

慢性病具有病程长、难以治愈、反复发作的特点。慢性病患者是唯一每日时刻与自己疾病共同生活的人,而与医护人员接触的时间十分有限。因此,慢性病患者必须学习和掌握相关的知识、技能以及与医生交流的技巧,在得到医生更有效的支持下,主要依靠自己解决慢性病给日常生活带来的各种躯体和情绪方面的问题。慢性病患者长期与疾病做斗争,熟悉疾病的诊疗、自我保健等全过程,决定了他们自己才是慢性病管理的最佳人选。

(四)自我管理的3项任务

面对一件事,在很大程度上取决于自己对此事的态度,这一态度将对病情的发展和如何处理自己的健康问题有决定性作用。如果认为得了慢性病就是跌入深渊,认为爬出去很困难,自己什么都不做,听之任之,逐渐丧失日常活动的能力,这是消极的自我管理方式。成功的自我管理者会把他们的疾病视作一条必经之路,这条路时而平坦,时而凸凹,时而笔直,时而曲折。通过学习了解疾病的相关知识和掌握应对疾病的相关技能后再走这条路,会重新获得和保持过去拥有的快乐,这是积极的自我管理方式。积极的自我管理需要完成以下3项任务。

1. **疾病管理** 照顾自己的健康,包括按时服药、定期检查、健康饮食、加强运动、使用一些辅助装置等。

2. **角色管理** 建立和保持在社会、工作、朋友和家庭中的新角色,从而继续履行自己在社会和家庭中的责任和义务,正常参加工作,与家人朋友相处等。

3. 情绪管理　处理和应对因疾病带来的各种情绪,妥善处理情绪的变化,如焦虑、抑郁或恐惧等。

（五）自我管理的基础

1. 树立健康观念　主要是增强对自己健康负责和对所患疾病可防可控的信心。

2. 了解相关知识　认识所患疾病的成因,了解疾病的自然发展规律,观察疾病的发展和变化,知道自己能够做什么等。

3. 掌握自我管理技能　自我管理有以下5项核心技能,需要在管理疾病过程中学习和实践。

（1）采取行动的技能:学习如何改变个人的行为,制订行动计划并付诸实施,确保对行动的信心和决心,对采取的行动进行评估,完善自己的行动计划使之更易于实施。

（2）解决问题的技能:在管理疾病的过程中,患者能够认识自身问题所在,能与他人一起找到解决问题的方法,采用适合自己的方法积极尝试解决自身问题并能够帮助他人,同时评估用该方法是否有效。

（3）制订决策的技能:学会与医护人员一起制订适合自己的切实可行的目标、措施和行动计划。

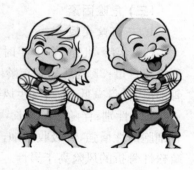

（4）与卫生服务提供者建立伙伴关系:学会与卫生服务提供者交流沟通,相互理解和尊重,加强联系,最终建立起伙伴关系,共同管理疾病。

（5）获取和利用资源的技能:知道如何从医疗机构或社区卫生服务机构、图书馆、互联网、家人朋友等渠道,获取和利用有利于自我管理的支持和帮助。

二、认识骨质疏松症（知识）

（一）骨质疏松症的定义

1994 年世界卫生组织（WHO）提出的骨质疏松症定义为：骨质疏松症是一种以骨量减少、骨微结构破坏导致骨骼脆性增加、骨折风险增高为特征的代谢性骨病。

（二）疾病特点

骨质疏松症是全身性骨病，具有慢性和隐匿性，常常是"无声无息"而来，患者往往等到骨折后才知道；骨质疏松症随年龄的增长，患病率增高；多见于绝经后妇女和老年男性；由于骨强度下降，

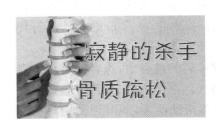

骨折风险性增加，并且容易发生骨质疏松性骨折，又称脆性骨折，指受到轻微创伤或者日常活动中发生骨折，好发于脊椎、髋部和前臂远端，是骨质疏松症最具有破坏性的结局，大大增加老年人的病残率和死亡率。

（三）危险因素

1. 不可改变因素

（1）年龄：儿童、青少年时期骨形成大于骨吸收，35 岁左右达到峰值骨量；35 岁后随着年龄增加骨量开始降低，骨吸收逐渐超过骨形成，骨量减低，骨折发生风险随之升高。

（2）性别：伴随年龄增长，女性绝经后雌激素迅速减少，使得破骨细胞活性增强，骨吸收增加，导致骨量快速丢失。女性发生骨质疏松性骨折的风险高于男性。

（3）种族：由于遗传、地域的影响，不同地区的人骨折发生率存在一定差别，白种人比黄种人和黑种人更容易发生骨质疏松性骨折。

（4）直系亲属骨折史：遗传因素对骨质疏松性骨折的发生十分

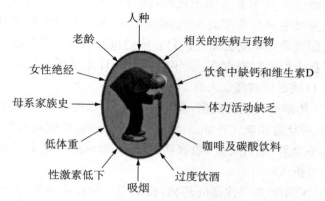

重要。如患者父母存在髋部骨折史,不论骨密度检查结果如何,女性髋部骨折风险加倍。

2. 可改变因素　包括体质指数、不良生活方式、营养状态、药物影响、合并基础疾病和跌倒等。

(1) 低体质指数:重力和肌肉收缩可影响骨细胞的功能和代谢,低体质指数(BMI)特别是 BMI≤19 者更容易发生骨质疏松性骨折。

(2) 烟草:吸烟在一定程度上影响人体对钙的吸收和利用,可导致过早停经,影响性激素水平,降低骨密度并增加骨折风险。

(3) 饮酒:过多饮酒可降低成骨细胞的增殖和活性,使骨形成减少。长期过量饮酒影响肝功能,造成维生素 D 代谢异常,使得活性维生素 D 生成减少,加重骨损害。

(4) 咖啡因:咖啡及含咖啡因饮料的过度饮用,可增加粪钙和尿钙的排出,并增加骨转换速度,使得骨密度降低和骨折风险增加。

(5) 身体活动:缺乏体力活动可使肌肉强度减弱,机械刺激减少,导致骨质疏松性骨折风险的增加。

(6) 饮食中的钙和维生素 D:饮食中的钙和维生素 D 摄入量不足,则不能维持体内的钙平衡,进而引起骨量的丢失,增加骨折的风险。维生素 D 主要来源于皮肤,通过光照自身合成维生素 D_3,约占全身维生素 D 来源的 90%;缺乏户外活动、使用防晒霜或服装等遮盖阳光是影响皮肤维生素 D 合成的重要因素。维生素 D 不足和缺乏在人群中普遍存在,老年人、孕妇、日光暴露不足的人群是维生素 D 缺乏症的高危人群。

(7) 影响骨代谢的疾病:合并基础疾病,如类风湿关节炎、炎症性肠病、甲状腺功能亢进症、1 型和 2 型糖尿病、性腺功能减退症、肾功能不全等,通过炎症、吸收功能障碍,影响维生素 D 代谢等途径增加骨折风险。

(8) 应用影响骨代谢的药物:长期应用糖皮质激素、抗惊厥类药物、肝素、免疫抑制剂等,可通过干扰维生素 D 的代谢,或使骨形成与骨吸收之间失衡,导致骨质疏松症,增加骨折风险。

(四) 症状

骨质疏松症患者多数在早期常无明显症状。部分在体检时行骨密度检查偶然发现;部分是在因其他疾病就诊时,医生认为其存在较多的骨质疏松症风险因素而行骨密度检查时发现;还有部分在行脊椎影像学检查时发现有脊椎压缩性骨折,或者在发生骨折后经 X 线或骨密度检测时发现已患骨质疏松症。骨质疏松症较重时可出现疼痛、脊椎变形(驼背)和发生脆性骨折及其并发症的症状。

疼痛患者常有腰背疼痛或全身骨骼疼痛,负重增加时疼痛加重或活动受限。严重时翻身、起坐时疼痛加重及行走困难。

脊椎变形、骨质疏松症严重时可有身高缩短和驼背,脊柱畸形和伸展受限。

发生脆性骨折是骨质疏松症的特有表现。所谓脆性骨折,即在轻微创伤或者日常活动中发生骨折。

(五) 骨质疏松症高危人群的自我检测

骨质疏松症风险 1 分钟问卷是目前公认的骨质疏松症早期筛查工具之一,10 个问题中只要其中一题回答为"是",即为阳性。问题如下。

（1）是否曾经因为轻微的碰撞或者跌倒就会伤到自己的骨骼？

（2）父母是否曾有轻微碰撞或者跌倒就发生髋部骨折的情况？

（3）是否连续3个月以上服用"可的松""泼尼松"等激素类药物？

（4）身高是否比年轻时降低超过3 cm？

（5）是否经常大量饮酒？

（6）每日吸烟是否超过20支？

（7）是否经常患腹泻（由消化道疾病或者肠炎引起）？

（8）（女士）是否在45岁之前绝经？

（9）（女士）是否曾有连续12个月以上没有月经（除怀孕期间）？

（10）（男士）是否患有阳痿或缺乏性欲症状？

（六）诊断

目前，公认的骨质疏松症诊断标准主要依据以下几个方面。

1. **脆性骨折**　脆性骨折的发生是骨强度下降的明确征象，预示未来发生骨折的风险明显增加，提示应该启动抗骨质疏松症治疗。

2. **基于DXA骨密度测定**　骨密度与骨强度有很好的相关性，能反映70%的骨强度，也是未来骨折风险预测的极好指标。随着骨密度的下降，骨折风险呈指数级增加。

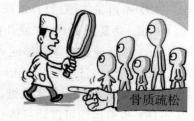

3. **骨密度的测定指征**

（1）女性≥65岁，男性≥70岁。

（2）女性＜65岁，男性＜70岁，有1个或多个危险因素者。

（3）有脆性骨折史，或者脆性骨折家族史。

（4）性激素下降的女性和男性成年人。

（5）X线摄片有骨质疏松改变者。

（6）接受骨质疏松治疗监测者。

（7）有影响骨矿代谢的疾病和药物史者。

（七）预防和治疗

骨质疏松症预防的原则是早预防、长期预防。防治目的是增加骨量、缓减疼痛、预防骨折。

对于儿童青少年群体，通过健康的生活方式提高骨密度；对于中年和绝经后妇女，通过生活方式、适当增加营养补充剂预防骨质疏松的相关疾病的发生；对于中老年骨质疏松症患者，在生活方式、营养补充剂的基础上，增加药物治疗，促进骨形成，抑制骨吸收，降低骨质疏松相关疾病的发生率。

（八）骨质疏松症防治的提示

（1）骨质疏松症是可防、可治的慢性病。

（2）人的各个年龄阶段都应当注重骨质疏松的预防，婴幼儿和年轻人的生活方式都与成年后骨质疏松症的发生有密切联系。

（3）富含钙、低盐和适量蛋白质的均衡饮食对预防骨质疏松症有益。

（4）无论男性或女性，吸烟都会增加骨折的风险。

（5）不过量饮酒：每日饮酒量应当控制在标准啤酒 570 mL、白酒 60 mL、葡萄酒 240 mL 或开胃酒 120 mL 之内。

（6）步行或跑步等能够起到提高骨强度的作用。

（7）平均每日至少 20 min 日照。充足的光照会对维生素 D 的生成及钙质吸收起到非常关键的作用。

（8）负重运动可以让身体获得并保持最大的骨强度。

（9）预防跌倒：老年人 90% 以上的骨折由跌倒引起。

（10）高危人群应尽早到正规医院进行骨质疏松检测，以尽早诊断。

（11）相对不治疗而言，骨质疏松症任何阶段开始治疗都不晚，但早诊断和早治疗会大大受益。

（九）骨质疏松症防治的误区

（1）喝骨头汤能防止骨质疏松症：实验证明，同样一碗牛奶中

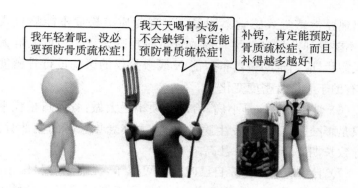

的钙含量,远远高于一碗骨头汤。对老人而言,骨头汤里溶解了大量骨内脂肪,经常食用还可能引起其他健康问题。要注意饮食的多样化,少食油腻,坚持喝牛奶,不宜过多摄入蛋白质和咖啡因。

（2）治疗骨质疏松症等于补钙:简单来讲,骨质疏松症是骨代谢异常(人体内破骨细胞影响大于成骨细胞,以及骨吸收的速度超过骨形成速度)造成的。因此,骨质疏松症的治疗不是单纯补钙,而是综合治疗,提高骨量,增强骨强度和预防骨折。患者应当到正规医院进行诊断和治疗。

（3）骨质疏松症是老年人特有的现象,与年轻人无关:骨质疏松症并非是老年人的"专利",如果年轻时期忽视运动,常常挑食或节食,饮食结构不均衡,导致饮食中钙的摄入少,体瘦,又不拒绝不良嗜好,这样达不到理想的骨骼峰值量和质量,会使骨质疏松症侵犯年轻人,尤其是年轻的女性。因此,骨质疏松症的预防要尽早开始,使年轻时期获得理想的骨峰值。

（4）老年人治疗骨质疏松症为时已晚:很多老年人认为骨质疏松症无法逆转,到老年期治疗已没有效果,为此放弃治疗,这是十分可惜的。从治疗的角度而言,治疗越早,效果越好。因此,老年人一旦确诊为骨质疏松症,应当接受正规治疗,减轻痛苦,提高生活质量。

（5）靠自我感觉发现骨质疏松症:多数骨质疏松症患者在初期

不出现异常感觉或感觉不明显。发现骨质疏松症不能靠自我感觉,不要等到发觉自己腰背痛或骨折时再去诊治。高危人群无论有无症状,应当定期去具备双能 X 线吸收仪的医院进行骨密度检查,有助于了解骨密度变化。

（6）骨质疏松症是小病,治疗无须小题大做:骨质疏松症平时不只是腰酸腿痛,一旦发生脆性骨折,尤其老年患者的髋部骨折,可导致长期卧床,死亡率甚高。

（7）骨质疏松症治疗自己吃药就可以了,无需看专科医生:对于已经确诊骨质疏松症的患者,应尽早到正规医院接受专科医生的综合治疗。

（8）骨质疏松容易发生骨折,宜静不宜动:保持正常的骨密度和骨强度需要不断的运动刺激,缺乏运动就会造成骨量丢失。体育锻炼对于防止骨质疏松症具有积极作用。另外,如果不注意锻炼身体,出现骨质疏松症,肌力也会减退,对骨骼的刺激进一步减少。这样,不仅会加快骨质疏松症的发展,还会影响关节的灵活性,容易跌倒,造成骨折。

（9）骨折手术后,骨骼就正常了:发生骨折,往往意味着骨质疏松症已经十分严重。骨折手术只是针对局部病变的治疗方式,而全身骨骼发生骨折的风险并未得到改变。因此,不但要积极治疗骨折,而且要客观评价自己的骨骼健康程度,以便及时诊断和治疗骨质疏松症,防止再次发生骨折。

三、学习和实践骨质疏松症自我管理技能

（一）目标设定和制订行动计划

如何制订行动计划是自我管理的一个关键技能。行动计划就是通过把目标分成多个较小和较易做到的具体行为活动,自己选择其中的 1～2 项去努力完成。行动计划是自己想做或决定要做的事情。例如,某人的目标是增强骨密度,可以通过多吃含钙多的食品、加强肌肉锻炼、多晒太阳等具体行动达到自己的目标。因

自己靠自己，才是硬道理！

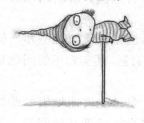

此，制订行动计划时，首先应明确要实现的目标，然后找到实现目标的具体活动，之后马上行动。从具体的活动中选择1～2个以前没有做过但本周要做的事情，制订一周行动计划。一个成功的行动计划主要包括以下5个要素（附表6-1）。

附表6-1　行动计划的要素

(1) 你自己想做的事情（不是别人认为你应该做的事情，也不是你认为自己应该做的事情，而是你自己想要做的事情）

(2) 可完成的（预计本周可以完成的，第一次制订行动计划时不要把自己的目标定得过高，如果行动计划完不成就会影响到自己的自信心）

(3) 具体的行为（例如，增强骨密度是个目标而且是行为，增加户外运动、多晒太阳和喝牛奶是一个行为）

(4) 必须回答以下的问题：

做什么？（具体行为：例如喝牛奶、晒太阳）

做多少？（时间、距离、数量：例如喝牛奶1杯、晒太阳20 min）

何时做？（特定时间、特定日子：例如早餐时，或周一、周三、周五）

每周做多少天？（建议每周做3～5 d，不要做满7 d。如有突发事情，做3 d完成比做6 d没完成感觉会更成功。如计划了3 d而最终做了7 d，超额完成会更有成就感）

(5) 有7分或以上的信心（完成整个行动计划的信心程度。0分代表完全没有信心，10分代表有十足的信心。当对自己完成行动计划有7分或以上的信心时，说明有很大的可能能够完成。如果给自己7分以下的信心，建议重新调整行动计划，做一些更有信心完成的事情，可以成功完成整个行动计划才是最重要的）

（二）学习解决问题的步骤

在制订每周行动计划并付诸实施后，要对采取的行动进行评估。每周结束时，看看是否完成自己制订的行动计划，并且是否离实现自己的目标更接近了。如遇问题没有如期完成行动计划，则需要寻求方法解决问题。

解决问题是进行自我管理及日常生活的一个非常重要的技

能,整个自我管理活动会就遇到的问题进行解决。解决问题的步骤有 7 个。

第 1 步,认清问题所在。这是最困难也是最重要的一步。例如:某人认为自己腰背痛的问题是床铺不合适,其实真正的问题是骨量减少而导致的腰背痛。

第 2 步,列出可以解决问题的方法。自己也许能提出一些好的建议,也可以是询问医护人员、家人和朋友或者其他资源。例如:询问医生自己服的药物是否导致骨质疏松症;服用钙和维生素 D 营养补充剂;加强户外运动,多晒太阳等。

第 3 步,选择一种方法试行。例如:服用钙和维生素 D 营养补充剂可以缓减骨量降低。

第 4 步,评估试行成效。新尝试的方法往往会有困难,不要轻易认为某个方法没效果,而应该对试行的方法充分尝试后才评估它是否有效。如果一切正常,问题将会得到解决。

第 5 步,如果方法无效,改行另一种方法。

第 6 步,如果方法仍然无效,尝试寻找外部资源或其他的方法(回到第 3 步)。

第 7 步,如果问题暂时无法解决,请暂时接受这个现状,待以后解决。

（三）沟通与交流

1. 学习与人沟通、交流的技巧　每个人在生活中都不可避免地要与家人、朋友、邻居、同事等进行沟通和交流,表达自己对某件事情的看法、感受或获得别人的帮助,掌握一些有效的技巧将有利于促进更加和谐的沟通和交流。常用的沟通技巧如下。

（1）分析辨别,认清问题:认清楚是什么事情令你感到烦恼,你的感受是怎样的。

（2）恰当地表达自己的感受:以下两种方法均有助于改善与对方的沟通,恰当地表达自己的感受。

1）用"我"语句。例如"我认为自己的话没有人听"比"你从不听我的说话"要好。

2）或者用"当……时,我感到……"语句。例如"当我不是很清楚我的任务时,我害怕自己不能有效地配合你们的工作。"这样的表达可能更委婉一些。

（3）用心聆听对方:有些时候我们尚未听清楚别人要说的话便迫不及待地作出回应,不妨在听对方说完以后,稍等几秒钟再回答,这是一种非常重要的沟通方式。

（4）复述、请对方核实:用自己的话把听到的内容复述一遍,请对方核实是否是其想要表达的意思。例如"您刚才说的是让我下周三上午陪你一起逛街,是吗?"

2. 与医生交流的技巧　患病之后,及时收集病情的相关资料,记录疾病变化过程并向医生报告,这样医生才能知道我们所患疾病的情况和治疗措施是否发挥了作用。另外,患者也需要从医生那里获得有关病情治疗的准确信息,同时给医生反馈自身的需求。以下一些技巧有助于患者和医生更好地进行交流。

（1）准备:列出您最关心的事情和问题。在看病的一开始就询问医生,同时向医生报告您的症状、生活中的一些变化、所服药物等,以及过去请其他医生诊疗的结果。如果您有2个或3个以上的问题,可以按照优先顺序整理成清单的形式交给医生,但是您不要希望在一次看病时就全部得到这2个或3个问题的答案。

（2）询问:向医生询问有关您的诊断、检查、治疗和随访等问题。

（3）重复:在看病讨论的过程中,要将讨论的关键点复述给医生听,如诊断、预后、下一步的治疗方案、治疗措施等,这就给了您和医生一个纠正交流中误解的机会。如果您不理解医生所说的话,一定要让医生知道。可能的话,请医生给您一个书面的指导。

（4）采取行动。

3. 自我交谈——增加自信心　自我管理教育项目的核心目的就是增强患者管理疾病的自信心。成为一名自我管理者,除了掌握相关知识和各种自我管理技能之外,还需要有自信心,即相信自己有能力管理所患的疾病。骨质疏松症患者要树立骨质疏松性骨折是可防、可治的信念,尽早预防可以避免骨质疏松及其骨折。即使发生过骨折,只要采用适当合理的治疗仍可以有效地降低再次骨折的风险。

提高自信的最有效办法之一是通过"自我交谈"鼓励自己,保持乐观的情绪。同时,积极的自我交谈也是管理因疾病带来的紧张、焦虑和害怕等不良情绪的重要工具。

自我交谈的步骤包括:①写出自我泄气的想法(或不合理的信念);②转化为合理的、有益的自我交谈;③排练(在心里进行);④实践(在真实的生活环境下)。

(四)寻找和利用社区资源

作为一名慢性病患者,很重要的任务之一就是知道自己什么时候需要帮助,从哪里能够得到这些帮助。要想成为一个良好的慢性病自我管理者,适当地寻找和利用社区资源解决日常工作、家庭或其他方面的问题非常重要。凡是能够为我们提供帮助的人、信息、机构等都是我们可以寻找和利用的社区资源。

可以寻找和利用的社区资源包括家庭、亲朋好友、社区卫生服务中心和医院的医护人员、社区居委会、图书馆;也可以通过打服务电话咨询,如 12320;或者通过互联网查询。互联网的好处是任何人都能发布信息,但这也是它的缺点,因为互联网无法控制发布的信息是否正确和安全,还需我们去辨别。

推荐科学获取骨质疏松症的网站和书籍。

(五)合理膳食

1. 饮食与健康的关系　健康饮食是对经常进食的食物种类、数量、进食时间作健康的选择。健康饮食的目标根据个人健康状况和身体的需求而定。健康饮食是自我管理的一个重要工具。

中国居民膳食指南的内容:食物多样,谷类为主,粗细搭配;多吃蔬菜水果和薯类;每日吃奶类、大豆或其制品;经常吃适量的鱼、禽、蛋、瘦肉;减少烹调油用量,吃清淡少盐膳食;食不过量,天天运动,保持健康体重;三餐分配要合理,零食要适当;每日足量饮水,合理选择饮料;饮酒应限量;吃新鲜卫生的食物。

2. 骨质疏松症的饮食原则

(1) 饮食中注意平衡膳食,摄入适量的蛋白质。

(2) 多吃钙含量丰富的食物。

(3) 加强钙营养,科学补钙。

(4) 增加膳食中富含维生素 D 食物的量。

(5) 清淡少盐,避免高磷、高钠和过多的膳食纤维。

(6) 纠正不良生活习惯,不吸烟、不酗酒、少喝咖啡和可乐。

3. 常见食物中的钙含量

(1) 钙奶和奶制品:牛乳 104 mg/100 g。

(2) 豆制品:豆腐 164 mg/100 g,豆浆 10 mg/100 g。

(3) 坚果类:黑芝麻 780 mg/100 g,葵花子仁 115 mg/100 g,炒榛子 815 mg/100 g。

(4) 可以连骨吃的小鱼:泥鳅 299 mg/100 g,小虾(虾米 555 mg/100 g、虾皮 991 mg/100 g)

(5) 一些绿色蔬菜:红苋 178 mg/100 g,雪里蕻 230 mg/100 g;脱水香菜 1 723 mg/100 g,脱水白菜 908 mg/100 g。

4. 不同人群钙的适宜摄入量　中国营养学会根据我国的研究结果并参考国外资料,于 2000 年提出我国不同人群膳食钙的适宜摄入量,见附表 6-2。

附表 6-2　中国居民膳食钙参考摄入量

年龄	适宜摄入量(mg)	可耐受最高摄入量(mg)	年龄	适宜摄入量(mg)	可耐受最高摄入量(mg)
0～	300	—	14～	1 000	2 000
0.5～	400	—	18～	800	2 000
1～	600	2 000	50～	1 000	2 000

年龄	适宜摄入量(mg)	可耐受最高摄入量(mg)	年龄	适宜摄入量(mg)	可耐受最高摄入量(mg)
4～	800	2 000	孕中期	1 000	2 000
7～	800	2 000	孕晚期	1 200	2 000
11～	1 000	2 000	乳母	1 200	2 000

由于钙强化食品和钙补充剂的应用日益增多,中国营养学会在提出上述各人群钙的适宜摄入量的同时,也提出钙的可耐受最高摄入量,它是平均每日摄入钙的最高限量。这一限量对一般人中绝大多数个体不至于引起不利于健康的作用。建议我国成年人钙最高摄入量为2 g/d,可适用于儿童以上人群。

5. 制订适合自己的饮食计划　根据自己的膳食习惯,估算自己每日钙的摄入量,根据推荐量制订适合自己的饮食计划。

(六)健康运动

1. 运动与健康　经常运动对身心健康非常重要,规律的运动可以帮助降低体重并在无需节食的情况下控制体重,减少脂肪蓄积,提高骨密度,预防跌倒和外伤,保持或增加关节生理活动范围,改善血糖、血脂,增加心肺功能,还可以带来更多的精力,使人充满信心。健康运动是骨质疏松症自我管理的重要工具之一。

2. 运动的类型　包括:①有氧运动;②无氧运动;③关节柔韧性活动;④身体平衡和协调性练习(附表6-3)。

附表6-3　运动的类型

类型	举例
有氧运动	步行、快走、慢跑、竞走、滑冰、长距离游泳、骑自行车、打太极拳、跳健身舞、跳绳、做韵律操,以及球类运动如篮球、足球等
无氧运动	短跑、举重、投掷、跳高、跳远、拔河、俯卧撑、仰卧起坐、引体向上、潜水、肌力训练(长时间的肌肉收缩)等

续　表

类　型	举　例
关节柔韧性活动	四肢、身体的伸展、压腿、拉筋等
身体平衡和协调性练习	体操、舞蹈、打太极拳、接抛球等

3. 运动的原则　运动有益、贵在坚持、多动更好、适度量力。

(1) 运动有益:身体活动消耗体力,包括一个人的生活、工作、出行往来和健身锻炼各种活动。爬几层楼梯、走 10 min 路,累积起来,就有益健康。

(2) 贵在坚持:养成多活动、勤锻炼的习惯,健康才能持久受益。

(3) 多动更好:适度多活动使健康得到更多的保护,使多种慢性疾病的患病风险进一步降低。

(4) 适度量力:个人体质不同,同样的速度,有人吃力,有人嫌慢,应找到适合自己的活动强度和活动量,锻炼会更安全有效。

4. 适宜的运动推荐量　每周至少有 3～5 天、每日 30 min 的中等强度有氧运动,以及每周 2～3 天、每日做 8～10 种不同的力量运动(选择 8～10 种不同动作,开始时每个动作重复不超过 5 次,在 2 周内逐渐加至重复 10 次)。

5. 评价运动强度的方法　可以通过谈话测试、打分测试或者测量脉搏来评估自己的运动强度。

(1) 谈话测试:一边做运动,一边跟别人交谈、高声地自言自语、朗诵诗歌。运动时仍能说话或哼唱歌曲(可能会有少许气喘),说明呼吸顺畅,运动强度适中。

(2) 通过打分自我评估强度:以 0～10 分评估自己做运动的辛苦程度,0 分代表毫不吃力,10 分代表非常辛苦(也就是说这个运动最多只可以做 30 s),3～5 分代表强度适中。

（3）测量脉搏：中等强度的有氧运动可以使心率提高到最大安全心率的 60%～80%。计算运动心率的方法如下：①用 220 减去自己的年龄；②再用这个结果分别乘以 0.6 和 0.8；③最后得到中等强度运动心率的范围。最大安全心率会随着年龄增加而降低。

6．制订适合自己的运动计划

（1）一份合适的、完善的运动计划首先应该达到以下 3 个体格健康目标。

1）柔韧性：关节能够在正常的范围内舒适地运动。随着年龄的增加、疾病及经常不活动的生活方式等原因，柔韧性会趋于降低，可以通过适度的、柔和的伸展锻炼来改善。

2）力量：为了保持肌肉的力量，需要锻炼肌肉。如果不锻炼，肌肉会衰弱甚至萎缩。如骨质疏松症可以导致腰背痛，通过腰部肌肉锻炼，可以缓减疼痛。

3）耐力：耐力锻炼能够有节奏、连续性地调动身体的大肌群，可以使全身得到锻炼，如散步、游泳等。

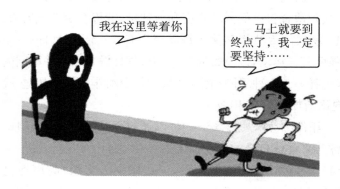

（2）一份好的运动计划在执行时每次都要尽可能包括以下 3 个阶段。

1）第 1 阶段：热身。热身运动包括柔韧性和力量强化锻炼，在这个阶段运动强度是缓慢逐渐增加的。对有严重运动限制的患者来说,热身运动是最好的锻炼选择。我国居民普遍熟悉的广播操是一种非常好的热身运动。

2)第 2 阶段:耐力运动(有氧运动)。如园艺、除草、做家务都是很好的耐力运动。请记住每次耐力运动要持续 10～12 min,才可以获得运动的效果。

3)第 3 阶段:放松整理运动。完成耐力锻炼后要做 5～10 min 简短的放松整理运动。

(3)注意运动的安全性:对于骨质疏松症的康复治疗,必须坚持在一般措施和药物治疗的前提下,由专业医生指导进行骨质疏松性骨折的康复运动。

(七)科学选择营养补充剂、正确使用抗骨质疏松症药物

1. 科学选择营养补充剂

(1)营养补充剂与健康:人体每日都需要从膳食中获取各种营养物质,以维持其生存、健康和社会生活。健康人主要通过合理膳食满足机体的营养需要。

对于通过膳食仍不能满足其营养需要的人,可根据自身的生理特点和营养需求选择适当的营养补充剂。营养素补充剂是指由一种或多种必需的微量营养素组成的产品,如维生素和矿物质。营养素补充剂的主要特点是不以食物为载体,主要有胶囊、片剂或口服液等剂型。

(2)与骨质疏松症有关的营养素:多种营养元素的摄入量对骨质疏松症的发生存在重要影响。

1)钙:足够的钙摄入有助于减缓老年期的骨钙丢失。当钙摄入不足时,容易引起骨质疏松症。中国营养学会推荐成年人钙供给量不低于 800 mg/d,孕妇钙摄入量 1 000 mg/d,妊娠末期及哺乳期妇女 1 200 mg/d。

2)维生素 D:在维持钙磷代谢平衡中起重要的作用。维生素 D 缺乏可促进骨质疏松症的发生。

3)维生素 K:低维生素 K 摄入引起骨组织代谢紊乱,增加骨质疏松症的危险。

4）蛋白质：蛋白质是骨的重要结构成分，长期缺乏蛋白质营养将引起骨折危险增高，而摄入过多则会促进尿钙排泄，加速骨质丢失，尤其以动物蛋白更明显。

5）纤维素：大量含纤维素类的食物可与肠钙螯合，减少肠钙吸收，增加粪钙排泄，从而影响骨密度。

（3）选择营养补充剂的原则：总原则是"缺什么，补什么，缺多少补多少"，具体如下：①首先确定是否有营养素缺乏，可到医院或体检单位做一个简单的检查。②如果确实缺乏某种营养素，缺乏程度较轻，可适量多吃富含相应营养素的食物。③通过食补不能解决体内营养素缺乏时，应在医生或专业营养师指导下，适当使用营养素补充剂。④选择权威部门认可和审批通过的营养补充剂。国内应获国家食品药品监督管理总局（CFDA）的健康食品批号。

2. 正确使用抗骨质疏松症药物

（1）了解常用的抗骨质疏松症药物：抗骨质疏松症药物可根据主要作用机制分为抑制骨吸收为主、促进骨形成为主或同时具有多重作用机制的药物。骨质疏松症患者应该了解常用药物的种类、名称、简单药理作用、主要不良反应等。

1）双膦酸盐类药物：双膦酸盐类药物抑制破骨细胞功能，抑制骨吸收，包括阿仑膦酸钠、伊班膦酸钠、利塞膦酸钠、唑来膦酸钠。

2）降钙素类药物：降钙素是一种钙调节激素，能抑制破骨细胞的生物活性和减少破骨细胞数量，进而阻止骨量丢失并增加骨量。目前，临床应用的降钙素类药物有鲑降钙素和鳗降钙素两种。

3）雌激素类药物：雌激素类药物（包括雌激素补充疗法和雌孕激素补充疗法）能抑制骨转换，阻止骨丢失，临床研究已证明能降低骨质疏松性椎体及非椎体骨折发生的风险，是防治绝经后骨质疏松症的有效药物。

4）甲状旁腺激素（parathyroid hormone，PTH）类药物：特立

帕肽是目前促进骨形成药物的代表性药物,间断性、小剂量给药有促进骨形成的作用。

5）维生素 D 类似物：包括骨化三醇和阿法骨化醇。维生素 D 类似物更适用于老年人、肾功能不全以及 1α-羟化酶缺乏的患者。

6）维生素 K_2：四烯甲萘醌是维生素 K_2 的一种同型物,可促进骨形成并有一定的抑制骨吸收作用。

（2）了解患者在药物治疗方面的责任：服药成为患者日常生活中的重要组成部分,患者在药物治疗方面需承担以下相应的责任。

1）遵照医生的处方按时服药。

2）就诊时告诉医生自己服用的所有药物和剂量（包括自己在药房购买的药物）、药物使用的效果和不良反应。

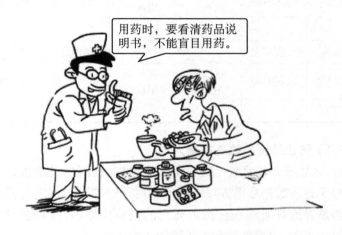

3）如果没有按医嘱服药或根本没有服药,请告诉医生,以使医生了解、更新、跟进你的情况。

4）制作并执行药物清单：药物清单应定时更新,并在就诊时与医生交流。

5）与医生积极沟通：就诊时向医生提供自己的用药记录、生活方式记录,以及与医生沟通的问题。

（3）学习制作自己的药物使用清单:药物使用记录单记录自己使用药物的名称、每次服用剂量、每日服用次数、服后效果、不良反应等。每次去医院就诊时,带上"药物使用记录单"供医生参考,并需要不断更新自己的药物使用清单(附表6-4)。

附表6-4　药物使用记录单

1. 商品名:				通用名:	
药物用途	购买时间	每次服用剂量	每日服用次数	服后效果	不良反应
2. 商品名:				通用名:	
药物用途	购买时间	每次服用剂量	每日服用次数	服后效果	不良反应
3. 商品名:				通用名:	
药物用途	购买时间	每次服用剂量	每日服用次数	服后效果	不良反应

（八）防止跌倒和改善平衡力

1. 骨质疏松与骨折　随着年龄的增加,跌倒的风险也越来越大。对于骨质疏松症患者,跌倒导致骨折的风险很大,而骨质疏松性骨折是导致骨质疏松症患者死亡的最重要原因。因此,对于骨质疏松症患者,改善平衡和预防跌倒非常重要。

2. 减低跌倒的风险　减低跌倒的风险可以从加强自身身体条件和家居环境保护措施两方面去努力,有需要时找医护人员协助。

（1）自身条件

1）加强运动,增强肌肉力量、关节柔韧性及改善平衡与姿势。

2）检查视力和听力。建议每年检查,有需要时矫正。有证据显示,听力或视力差的人常易跌倒。

3）好好照顾自己的双脚,选择鞋跟矮且稳固、尺码合适、有防滑鞋底及有足够承托力的鞋子。

4）不要提举重物。

5）坐要笔直,不要弯腰坐。好的坐姿可减轻腰背的压力。

6）如果平衡力较差或感觉手脚不灵活,在拥挤或不熟悉的环境可考虑使用拐杖或手杖。

（2）家居环境

1）有良好照明及通道整洁。

2）楼梯两边高扶手。

3）确保地毯稳固及移除小地毯。

4）于坐厕及浴缸侧设扶手及使用防滑垫。

5）电话及平安钟置于紧急时可拿到的地方。

（3）有以下任何一项情况,可考虑找医护人员做平衡力的评估:①曾跌倒或担心跌倒;②步行或平衡有困难;③使用手杖或其他步行辅助器具;④感到晕眩或迷糊。

（九）处理负面情绪的方法

1. **情绪的分类**　在古代,情绪可分为 7 种,即喜、怒、忧、思、悲、恐、惊。现代医学将人类的情绪分为 9 类:兴奋、愉快、惊奇、悲伤、厌恶、愤怒、恐惧、轻蔑、羞愧。其中,"兴奋"和"愉快"是积极的情绪,"惊奇"是中性的情绪,其余 6 种是负面情绪。

2. **负面情绪对健康的不良影响**　个体的情绪对健康有很大的影响。我国最早的医学典籍《黄帝内经》中就已明确指出"怒伤肝""喜伤心""思伤脾"等。现代医学也证实负面情绪对健康的不良影响。一方面,负面情绪会影响体内营养素的吸收,导致营养素缺乏,进而导致个体体质下降;另一方面,负面情绪还可能引发高血压、心脏病、便秘、胃病等多种疾病。同时,患者就诊时的负面情绪还会破坏沟通的氛围,阻碍医患之间对病情的交流。

3. **正确看待负面情绪**　沮丧、抱怨、恐惧、忧虑等情绪很常见,几乎每个人都会发生,所以我们不用害怕这些负面情绪。只要能够随时觉察,及时疏导自己的负面情绪,保持积极健康的心态,就能够避免负面情绪影响健康。

4. 应对负面情绪的有效方法　常用的应对负面情绪的方法包括深呼吸缓解法、肌肉放松法、情境想象法、压力分解法、转移注意法等,下面列举深呼吸缓解法和转移注意法供练习。

(1) 深呼吸缓解法

1) 选择空气新鲜的地方,身体直立。首先缓慢抬起双臂,同时用鼻子慢慢地吸气,尽量把空气往胸腔吸,直到腹部鼓起来。

2) 呼气时,先收缩胸部,再收缩腹部,通过鼻子缓慢地呼气,尽量排出肺内空气;呼气时间要尽量长。

3) 反复进行吸气、呼气,每次 3～5 min。

4) 保持节奏舒缓,不要强求自己;注意呼吸的深度和完全程度,并使身体放松。

(2) 转移注意法:大量实践表明,通过转移注意力如看一场电影或者读一些小说类读物等,可以让人在不经意之间释放压力、紧张等负面情绪。一方面,读书、看电影等方式能让人进入另一个精神状态,在关心剧中和书中人物喜怒哀乐的同时将压力付诸脑后;另一方面,读书和看电影还可以使一个人在潜移默化中逐渐变得心胸开阔,气量豁达,不惧压力。

具体做法:暂时忘记不愉快的事,将生活中暂时得不到解决的烦恼事情先搁置下来,做一些有把握的事,如看电视、小说、户外运动等,等到情绪好转再回头处理困难的事。

总结:练习每种方法时,建议每日练习 2 次,至少持续 2 周,然后再决定此技巧是否合适。

(十) 养成良好生活习惯(行为改变理论)

1. 行为改变理论

(1) 行为改变理论的概念:行为改变理论又称为行为阶段转变理论模型(the transtheoretical model and stages of change,

TTM)，是美国心理学教授 Prochaska 于 1983 年提出。它着眼于行为变化过程及对象需求，理论基础是社会心理学。理论依据：人的行为变化是一个连续的、动态的、逐步推进的过程，在不同的行为阶段，每个改变行为的人都有不同的需要和动机，对目标行为会有不同的处理方式。它认为人的行为转变是一个复杂、渐进、连续的过程，可分为以下 5 个不同的阶段。

1）无转变打算阶段：处于这个阶段的对象往往没有改变行为的想法，不愿意参加健康相关活动，甚至会提出一些理由对行为干预活动进行抵触。如吸烟的人以吸烟有利于提神等理由抵触戒烟。

2）打算转变阶段：处于这一阶段的人们意识到改变行为带来的益处，有改变危害健康行为的打算，但一直无任何行动和准备行动的迹象。

3）转变准备阶段：处于这一阶段的人们倾向于近期采取行动，并在过去一段时间内已经付诸行动的一些步骤。如制订行动计划、参加相关课程、购买相关资料等。

4）转变行为阶段：处于这一阶段的人们在一段时间内已经做出了行为改变，但尚未完成行动目标。如，合理膳食行为中，开始减少摄入来自脂肪中的能量。

5）行为维持阶段：处于这一阶段的人们保持已改变了的行为状态，达到预期的目的。

（2）促使行为最终改变的方法：处于行为改变不同阶段的人群，由于心理动机不同，需要采用不同的方式鼓励和帮助他们的行为发生好的改变。

1）对于第 1 阶段和第 2 阶段的人们，促使他们进行思考，认识到危险行为的危害，权衡改变行为的利弊，从而产生改变行为的意向和动机。

2）对于第 3 阶段的人们，促使他们做出决策，尽快开始改变危害健康的行为。

3）对于第4阶段和第5阶段的人们，可通过改变环境来消除或减少诱惑，通过自我强化和增强自信心来支持行为改变。

2. 远离烟草

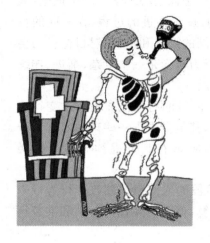

（1）认清烟草的危害：吸烟在一定程度上影响人体对钙的吸收和利用，可导致过早停经，影响性激素水平，降低骨密度并增加骨折风险。吸烟者骨量丢失速度为不吸烟者的1.5～2倍，且吸烟史越长，骨折风险越高。

（2）戒烟过程中不同行为转变阶段采取的策略：见附表6-5。

附表6-5　针对不同行为转变阶段采取方法和例子

序号	行为转变阶段	采取方法
1	没有戒烟打算	普及烟草危害知识，使吸烟者认为吸烟是不受欢迎的行为
2	有打算戒烟想法	帮助吸烟者尽快行动，帮助制订开始戒烟的日期、提供戒烟药物/戒烟门诊信息
3	准备戒烟但无行动	要求戒烟者做出承诺，营造有利于戒烟的环境
4	有戒烟行动	帮助戒烟者克服困难，给予肯定和鼓励
5	持续不吸烟	帮助戒烟者建立支持其不吸烟的环境

（3）吸烟者戒烟的方法

1）首先，要充满信心。

2）要积极行动，尽早确定一个"戒烟日"，如自己的生日。

3）制订一个戒烟行动计划。

4）戒烟过程中遇到"烟瘾"发作，请与医生联系请求帮助或自行调节,如做深呼吸或咀嚼无糖口香糖、多喝水、适当增加业余活动和体力活动。

5) 一定要拒绝可能导致复吸的环境或诱因:如在应酬时提前告诉大家我正在(或者已经)戒烟,请求获得支持和理解;同时不忘提醒自己只要再吸一支烟就足以令之前所有努力前功尽弃。

6) 成功后别忘了鼓励自己,如用戒烟省下的钱去旅游一次。

3. 限酒

(1) 饮酒与健康:过量饮酒与骨折发生风险增加直接相关,与饮酒量相关。过多饮酒指平均每日饮酒≥3 个单位,3 个单位相当于白酒 30 mL、开胃酒 60 mL、葡萄酒 120 mL 和啤酒 285 mL。过多饮酒可降低成骨细胞的增殖和活性,使骨形成减少。此外,长期过量饮酒影响肝功能,造成维生素 D 代谢异常,使得活性维生素 D 生成减少,加重骨损害。

(2) 推荐的酒精摄入量:建议每日酒精摄入量男性不应超过25 g,相当于葡萄酒 100~150 mL(100~150 g),或者啤酒 250~500 mL(250~500 g),或者白酒 25~50 mL(25~50 g)。女性减半,孕妇不饮酒。骨质疏松症患者饮酒更要慎重,不饮烈酒。

4. 养成良好生活方式　为了更好地预防骨质疏松症的发生,控制骨质疏松症的进一步发展,避免发生骨折,养成良好生活方式很重要。良好的生活习惯包括合理膳食、健康运动、戒烟限酒和少喝咖啡与可乐、正确处理负面情绪、慎用影响骨代谢的药物、科学选择营养补充剂、正确使用抗骨质疏松症药物、采取防止跌倒和改善平衡力的措施等。

5. 健康需要终生管理　疾病管理、生活管理与情绪管理是自我管理的 3 项任务,自我管理强调健康需要终生管理。通过了解骨质疏松症相关知识、实践自我管理相关技能,培养骨质疏松症可防可控的信心,就会成为一名积极的自我管理者,有信心、有能力解决疾病过程中的困难,继续自己充实而积极的生活。

6. 骨质疏松症的临床评价　骨质疏松症起病隐匿,早期常无明显的特异性临床症状,再加上患者认识不足,往往认为这是每个人都会发生的衰老现象,常有患者发生骨质疏松性骨折后才来就诊,从而延误疾病的早期诊断和治疗。因此,进行详细的临床评价,如病史采集、收集临床症状和体征、开展辅助检查等对于早期发现骨质疏松症高危人群,寻找骨质疏松症的病因,发现鉴别诊断的线索和治疗方案的选择等都具有重要意义。

(1)病史采集:骨质疏松症患者早期常无明显症状。因此,在病史采集中,尤其要注意对患者高危风险因素和相关疾病及使用药物的信息采集,主要归纳如下。

1)年龄:骨质疏松症是老年退化性疾病,年龄是骨质疏松症的重要风险因素。正常人在婴幼儿和青少年时期,骨量不断增加,至30岁左右达到一生的骨量峰值,其后缓慢减少。女性在绝经后会出现骨量的加速丢失。

2)性别:女性的峰值骨量较男性低,而且经历怀孕、哺乳时要损失大量钙质,再加上绝经后钙质的大量流失,女性的骨质疏松症患病率高于男性,患病时间也早于男性。

3)种族:白种人和黄种人骨质疏松症的危险高于黑种人。

4)生活习惯及嗜好:吸烟、过量饮酒会降低肠钙吸收,增加骨丢失;饮用过量咖啡、过多食用高磷酸食物、过度摄入钠盐和蛋白质都会增加钙质排出;低钙饮食和缺乏户外锻炼也是骨质疏松的风险因素。

5)月经史:绝经后雌激素下降会造成骨丢失增快,而早绝经(年龄<40岁)比正常绝经骨丢失更严重。

6)家族史:父母是否患骨质疏松症或有髋部骨折史,有家族史者骨质疏松症的风险增加。

7)跌倒史:跌倒是我国伤害死亡的第4位原因,在65岁以上的老年人中则为首位,老年人跌倒死亡率随年龄的增加急剧上升。导致跌倒的因素很多,外在因素包括环境因素、鞋具、衣着等,内在因素有步态或平衡不良、周围神经病变、前庭功能失调,肌肉无力、视力不良、日常生活功能不良、姿势性低血压、失智等。跌倒常常是长骨骨折（如髋部、前臂骨折）的诱因。

8) 骨折史：骨质疏松性骨折多为脆性骨折，即站立高度或低于此高度跌倒发生的骨折，或低创性骨折，常见部位是脊椎、髋部、前臂和肱骨近端。了解骨折史不仅有助于诊断，为及时治疗提供依据，还预示再次骨折发生的风险增加。

9) 影响骨代谢的相关疾病史：临床上有多种系统疾病可导致骨骼受损或骨质疏松症，即骨质疏松症是这些"原发病"的后果之一。它们影响骨代谢的机制各不相同，但如长期未加控制最终会导致骨质疏松症。

10) 影响骨代谢的用药史：在病史采集中，除评估各种风险因素、疾病史外，全面审查用药史是必不可少的，因为许多药物会导致骨骼受损或骨质疏松症。

(2) 临床表现：骨质疏松症早期患者常无明显自觉症状，往往于体检时或者发生骨折时才发现已有骨质疏松改变，疼痛、脊柱变形和发生脆性骨折是骨质疏松症最典型的临床表现。

1) 症状：①疼痛：患者常有周身骨痛或者腰背酸痛，在负荷增加时或者劳累后加重，部分休息后缓解，严重时翻身、起坐及行走受限，如腰背疼痛剧烈伴翻身困难或身高变矮需考虑脊柱骨折。由于许多其他骨骼疾病也会引起骨骼疼痛，需注意鉴别。②脊柱变形：骨质疏松症严重时可有身高缩短和驼背，脊柱畸形和伸展受限。多发椎体压缩性骨折会导致患者形成"龟背"，胸廓变形，呼吸受限。③骨折：骨质疏松症患者易发生脆性骨折，就是指从站立高度或低于此高度跌倒或其他日常活动时发生的骨折。脆性骨折是骨强度下降的最终体现，有过脆性骨折临床上即可诊断骨质疏松症。发生脆性骨折最常见的部位是胸、腰椎，髋部，桡、尺骨远端和肱骨近端，也可发生在肋骨、骨盆和其他部位。

2) 体征：骨质疏松症患者早期无特异性体征，常在行骨密度检查后才发现有骨质疏松，疾病发展后最常见的体征是身高变矮、脊

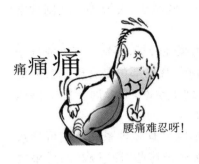

痛痛痛

腰痛难忍呀!

椎变形,常伴脊柱压痛、活动受限,较重者因胸廓畸形、限制性肺病,可有呼吸困难。胸、腰椎发生压缩性骨折患者可有强烈腰背疼痛伴脊柱压痛,留下慢性腰背疼痛。有些患者腰椎压缩性骨折改变了腹腔的解剖结构,导致便秘、腹痛、腹胀、食欲减退等症状。

3) 骨质疏松性骨折:骨质疏松症患者在轻微外力下即可发生骨折,有些甚至会发生脊椎自发性骨折。

(3) 辅助检查

1) X线片测定法:20世纪60年代以前,人们根据骨骼X线平片判断骨密度,主要分为两类,肉眼观察和骨皮质厚度测定。肉眼观察主要由临床医师根据X线片上骨骼密度,骨皮质厚度和形态,骨小梁数量、形态、分布等特点进行粗略判断,骨质疏松时可见椎体的透过度增加,椎体内水平横向的骨小梁消失,垂直纵向的骨小梁代偿增粗及椎体的骨皮质变薄等特点。此方法简单易行,无需测量工具,但对观察医师的临床经验要求较高,主观性较强;而且只有当矿物质丢失30%～50%时,人们的肉眼才能识别X线片上的密度改变。另一种是骨皮质厚度测定,拍摄第二掌骨的正位片,测量胶片上的骨骼外侧横径(D)、骨髓腔宽度(d),通过(D－d)/D%计算出皮质骨厚度的百分数。此法简单易行,费用低廉,辐射量小,可用于临床筛查;但由于无法准确定量,分辨能力差,对骨质疏松症早期诊断不敏感,不能用于确诊。

2) X线片光吸收法:此方法主要通过应用与骨密度等效的铝阶梯同测量部位一起摄片,根据1 mm厚的铝相当于130 mg骨矿物质,将所测部位的X线吸收程度与已知不同厚度铝梯对X线吸收程度做对比,推测其骨矿含量。非优势手的指骨由于不负重,周围组织干扰少,常被优先选作测量部位。近年来,随着计算机数字成像技术的不断完善,形成了改良 X 线片光吸收法,即利用放射性吸收的原理,将非优势侧手指骨摄 X 线片后,经数码处理技术分析得出骨密度。由于其价格低廉,仪器要求简单,在临床得到广泛应用。目前有美国的(第二至四指)中节指骨骨密度测量、日本的第二掌骨骨密度测量和欧洲的第二指骨中节指节和近侧干骺端的测量等。

3) 单光子和单能 X 线吸收测量法:单光子吸收法主要通过放射性核素 ^{125}I 发出的光子对前臂骨进行扫描,可同时测量前臂远端的尺、桡骨,但主要是测量桡骨远端 1/3 的骨密度。其结果主要反映皮质和骨小梁的总和,不能反映代谢较快的小梁骨的变化,因此不能及时反映骨代谢改变的早期情况,且放射性核素衰减和其放射源相对不稳定。为此,近年来又研制出单能 X 线吸收测量仪(SXA),主要以 X 线为放射源取代放射性核素光子放射源,使其稳定性和精确性得到明显改善。

4) 双能光子和双能 X 线吸收测量法:双光子吸收法骨密度测量仪(DPA)通过高、低两种不同能量的放射性核素同时扫描被测部位,通过减去受测部位软组织的值,校正软组织的影响,得出相应的骨矿含量值,其结果是皮质骨和小梁骨的骨密度总和。但由于放射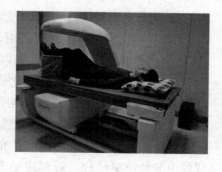性核素衰减和扫描时间过长,目前已经被双能 X 线吸收测量仪(DXA)所取代。DXA 是通过 X 线源放射两种不同能量的射线,可明显缩短扫描时间并提高精准性,仅需 10～15 min 即可进行全身扫描,腰椎或髋关节只需几分钟,且图像分辨率高,对操作者辐射影响小。DXA 可以进行侧位检查,单独检测富含小梁骨的椎体,大大提高了骨质疏松症诊断的准确率和灵敏度,已成为国内外骨密度测定的常用方法之一。但 DXA 测量的局限性也不容忽略,它测量的是面积骨密度,得到的数值是松质骨和皮质骨的总和,不能区分两者,而且易受软组织异位钙化、主动脉钙化、个体差异及腰椎退行性改变的影响,这些改变包括骨赘形成、小关节退变、骨质增生等。

5) 定量 CT(QCT):QCT 可分别测量椎体的松质骨和皮质骨,也可测量两者的总和。与其他测量仪相比,能单独测量松质骨是其特点。因松质骨的表面积和体积比值高,故其代谢转化率比皮质骨高 8 倍。选择性地测量松质骨骨量能较早反映体内骨矿含量变化。但腰椎 QCT 因设备庞大、费用高昂及被测者放射剂量较大,在应用上受到一定限制。周围骨 QCT 和显微 CT 是近年来发展的骨密度测量仪,周围骨 QCT 可分别测量桡骨远端皮质骨、松质骨的骨密度,也可测量皮质骨和松质骨的总密度。显微 CT 主要测量骨的细微结构,能对骨小梁形态、厚度、几何结构等因素进行分析,多用于标本研究。

6) 磁共振测量:松质骨中含大量的脂肪和水分,为 MR 提供了良好的成像基础,MR 检查无辐射,精度高,有丰富的后处理等优势,依靠图像和结构分析技术,可以计算出小梁骨组织形态结构学的参数,从而对骨结构做出量化诊断。①高分辨率磁共振成像(HR MRI):骨质疏松的骨微结构改变主要为松质骨骨小梁变薄、穿孔甚至断裂,其数量减少、连接性降低、小梁间隙增大。HR MRI 成像是基于骨髓和小梁组织间的信号差异,可以显示骨髓高信号背景中的骨小梁结构。近年来随着磁共振分辨率的提高,还可直接显示单根骨小梁,对其形态结构进行分析。临床磁共振扫描机也可以用于 HR MRI 图像采集,评估感兴趣区的骨小梁参数,还能用于诊断骨质疏松骨折,但由于需要精细线圈以获得高信噪比,而且避免中轴骨的运动伪影,目前多运用于肢端骨的结构分析。②重横向弛豫时间(T2)测定 QMR:作为一种定量 MRI,可通过骨髓的 T2 * 值间接反映骨组织的结构形态,由于骨小梁和骨髓组织的磁化率差异导致两者交界处磁场不均匀,骨小梁的形态和结构变化会影响周围骨髓的弛豫特性。研究表明,通过测量骨髓的 T2 *值可以反映骨小梁网状结构的密度。均匀骨髓内骨小梁越多,T2 *值缩短得越明显,骨质疏松患者的骨小梁数量减少,间隙增大,与骨髓的交界面减少,T2 *值延长,测定 T2 *值能够通过骨小梁分布特点区分骨质疏松与健康人,还能判定骨折及预测危险性。③磁共振波谱(MRS):骨质疏松研究主要通过对氢质子波谱(1H - MRS)和磷质子波谱(31P - MRS)的分析提供相应生化或代谢方面的诊断信息。1H MRS 能够反映骨髓的脂肪含量,常用分析指标有脂肪分数(FF)、脂水峰比(LWR)、基线宽度(LW)等。随年龄增长骨量下降,而骨髓脂肪数量和体积增加。研究表明脂肪分数和脂水分比与年龄变化呈正相关,脂峰线宽与骨密度显著相关,脂峰线宽越窄,骨密度越低。磷波谱成像是利用骨质中 31P 的回波信号来判定骨无机成分的含量,骨的无机成分主要是磷灰石。研究表明磷灰石的重量与 31P MRS 的峰下面积呈线性关系,可以运用 31P MRS 评估骨基质特性,还可鉴别骨质疏松与骨软化。④磁共振弥散加权像(DWI):DWI 能反映组织内水分子的弥散运动情况,骨质疏松患者椎体骨髓脂肪的改变会导致相应细胞外间隙的改变,进而改变水分子的弥散状况。因此 DWI 可以从分子微观弥散运动的角度反映骨髓的变化状况,为骨质疏松的研究提供一个新的视角。表观弥散系数 ADC 值能定量反映组织内单纯水分子随机扩散的程度,ADC 值越大,表示水分子的弥散运动越快,单位时间扩散的距离越大。有报道称绝经后椎体 ADC 值随着骨密度的降低而下降,推测当骨质疏松发生时,稀疏变细的骨小梁间隙填充的脂肪细胞阻碍了细胞外水分子的扩散运动,导致 ADC 值降低。然而 ADC 值不仅受到组织多孔性的影响,其他因素如灌注效应也会对其发生影响,而且影响大小难以准确估计,这在一定程度上限制了 DWI 评估骨质疏松的应用。

　　7)定量超声测量(QUS):QUS 测量时通过被测物体对超声波

的吸收或衰减以及超声波的反射来反映被测物体的几何结构,目前利用超声波进行骨密度分析有两种方法:声速法(speed of sound, SOS)和宽带超声衰减法(broadband ultra-sound attenuation, BUA),超声波穿过身体组织时发生衰减,衰减量与组织特性有关,根据稀疏的骨组织与正常健康的骨组织响应不同进行骨密度测定,超声检测法是用探头对测量部位发出声波。由于骨的声速大于软组织,故声波进入人体后,在探头另一端接收的首先是沿骨传播的波,由此可测定声波在骨上的传播速度。研究证实,此速度与测量部位皮质骨的密度密切相关,运用超声波技术不但能测量骨密度,还能反映骨强度和骨结构情况。由于其操作方便,无辐射,设备简单便携,目前广泛应用于骨质疏松筛查,但由于超声波检测法测试部位有限,只能测量皮质骨,不能测量松质骨,因此不能反映骨丢失的早期情况。

(4) 骨质疏松症的诊断和鉴别诊断

1) 骨质疏松症的诊断:目前,公认的骨质疏松症诊断标准主要依据脆性骨折和 DXA 骨密度测定。

● 脆性骨折:发生脆性骨折是骨强度下降的最终体现,提示骨微结构破坏,骨脆性增加,预示未来发生骨折风险明显增加。脆性骨折是指由轻微损伤引起的骨折,比如在站立高度或低于此高度跌倒所致的骨折,又如因咳嗽、打喷嚏、伸懒腰或睡眠翻身导致的骨折,以及手持重物时发生的脊椎压缩性骨折,甚至在无任何外伤的情况下发生的自发性脊椎骨折等。发生脆性骨折即可作出骨质疏松症的诊断。

● DXA 骨密度测定:骨密度与骨强度有很好的相关性,能反映 70% 的骨强度,也是未来骨折风险预测的极好指标。随着 BMD 的下降,骨折风险呈指数级的增加。目前双能 X 线骨密度测定 (DXA) 是公认的诊断骨质疏松症的金标准,也是预测骨折风险、监测自然病程和评价药物干预疗效最佳定量指标。1994 年世界卫生组织(WHO)推荐白种人女性的诊断标准是基于 DXA 骨密度测定的。该标准的 T-值和 Z-值是选用美国第 3 次健康和营养调查（Third National Health and Nutrition Examination Survey, NHANES Ⅲ）中 20～29 岁的白种人女性股骨颈的测定值为参考数据库进行计算的。国人的诊断标准尚在研究中，中华医学会骨质疏松和骨矿盐疾病分会建议参照 WHO 推荐的诊断标准。与同性别、同种族健康人的峰值比较的差值称为 T 评分（T-值），与同性别、同种族、同年龄健康人的平均值相比较的差值称 Z 评分（Z-值）。T-值和 Z-值的计算见以下公式：

T-值 ＝（BMD 个体测值 － BMD 同性别正常人群峰值均值）/SD 同性别正常人群峰值

Z-值 ＝（BMD 个体测值 － BMD 健康同年龄同性别人群的均值）/SD 同年龄同性别人群

BMD 值低于同性别、同种族健康成人骨峰值不足一个标准差属正常，降低 1～2.5 个标准差为骨量减少，降低≥2.5 个标准差为骨质疏松，降低≥2.5 个标准差且有一处或多处骨折时为严重骨质疏松。

2）骨质疏松症的鉴别诊断：包括内分泌代谢性疾病、慢性疾病、肿瘤。

● 内分泌代谢性疾病：包括骨软化症、皮质类固醇性骨质疏松、性腺功能减退症、甲状旁腺功能亢进症、糖尿病。

● 骨软化症：主要是新形成的骨基质（类骨质）不能正常矿化。发生在婴幼儿和儿童期，骨骺生长板闭合以前者称佝偻病；发生在成年人骨骺生长板闭合以后者称为骨软化症。常有骨痛、活动障碍、骨畸形和骨折等临床表现，骨软化症易发生在成年女性，血钙和血磷值正常或降低，血碱性磷酸酶和甲状旁腺素水平常增高，尿钙和磷排量减少。骨松患者发生在绝经后妇女或≥65 岁的老人，血钙、磷和碱性磷酸酶值都正常，仅在骨折后近期血碱性磷酸酶有轻度升高，血甲状旁腺素水平正常或略有上升，尿钙排量正常或增多,尿磷排量正常。骨软化症患者骨密度可降低或明显降低,以皮质骨更为明显。骨 X 线相显示骨密度低,骨小梁纹理模糊,有毛玻璃样改变,椎体双凹变形,骨盆呈三叶草变形,有假骨折(Looser线),多见于耻骨上支或耻骨下支、股骨干上 1/3 和胫腓骨上段等处。而骨松患者呈现骨密度降低,首先发生在骨松质,以后累及骨皮质。骨 X 线相显示全身骨小梁稀疏,椎体有楔形变。骨组织计量学在骨软化症呈现类骨质增多、宽厚,骨的总体积无异常,但骨矿盐部分有减少,矿盐和骨基质比例有改变。而骨质疏松主要表现为骨小梁减少、变薄、变细,小梁与小梁间的联结减少,骨微结构有破坏,骨的容积有减少,即骨矿盐和骨基质均有减少,但两者的比例正常。通过临床资料的详细分析,不难作出鉴别。

皮质类固醇性骨质疏松:根据皮质醇来源分为内源性和外源性两种。内源性为库欣综合征,外源性为应用皮质醇激素治疗。糖皮质激素通过多种机制促进骨吸收,抑制骨形成,最终引起骨质疏松,首先抑制小肠对钙、磷的吸收,增加尿钙排泄;其次可降低内源性垂体促性腺激素水平并抑制肾上腺雄激素合成,促黄体生成激素(LH)水平的降低引起雌激素及睾酮合成减少,而且,长期应用糖皮质激素可抑制成骨细胞增殖、与基质结合及其 I 型胶原和非胶原蛋白质的合成。促进成骨细胞和骨细胞的凋亡,最终引起骨质疏松。

内源性皮质醇增多症在女性常有月经紊乱,男性有性功能减退等症状,体检常见向心性肥胖、水牛背、满月脸和锁骨上脂肪垫等征象,以及体毛增多、皮肤变薄、紫纹等,实验室检查可见血、尿皮质醇增多,地塞米松抑制试验阳性。外源性皮质激素补充患者症状与体征与内源性类似,且有明确的用药史,因此在临床上不难鉴别。

类固醇性骨质疏松症,血钙、磷值基本正常,血碱性磷酸酶和甲状旁腺激素水平正常或轻度升高,尿钙排量正常或增多。泌尿系结石的发生率高于普通人群。

性腺功能减退症：各种性腺功能减退症均可引起骨质疏松。

原发性性腺功能减退症：①睾丸曲精小管发育不良症（Klinefelter综合征）。②先天性无性腺症。③先天性无睾症。④Turner综合征（卵巢发育不良症）。⑤性腺切除。

继发性性腺功能减退症：①下丘脑LHRH不足。②Kallmann综合征（促性腺素不足、性腺功能低下、嗅觉低下症）。③Laurence-Moon-Biedl综合征。

垂体功能减退症：①希恩综合征（Sheehan病）。②先天性垂体促性腺激素分泌不足。③垂体肿瘤。④垂体切除、感染、创伤、出血等致功能减退。

继发于其他疾病：①血色病（铁沉积于垂体或性腺）。②营养不良——下丘脑垂体性腺轴功能减退。③过度剧烈运动致闭经。④精神性厌食。

原发性和继发性性腺功能减退不论性别均可并有低骨量或骨质疏松。性激素对正常骨代谢十分重要，雌激素缺少时降钙素的储备功能降低，骨吸收增加；雌激素促进 $1,25-(OH)_2D_3$ 的合成，间接促进肠钙吸收，雌激素不足，肠钙吸收减少；同时骨组织对PTH的敏感性增加，促进骨吸收。再者，已证实类成骨细胞上有雌激素受体，说明雌激素对其有直接作用。综上所述，雌激素缺乏，骨吸收增加，骨转换增加，易合并骨质疏松。雄激素对骨代谢作用的研究较少，实验和临床研究均证实雄激素减少，易合并骨质疏松，是男性继发性骨质疏松中最常见的原因。

甲状旁腺功能亢进症：甲状旁腺激素（PTH）是体内调节钙、磷代谢的重要激素，能促进骨吸收，促使骨释放钙、磷入血，增加肾小管对钙的回吸收，减少磷的重吸收，并促进活性维生素D的转化，间接促进肠钙吸收。甲状旁腺功能亢进时，PTH分泌过多，骨吸收增加，骨钙大量释放入血，同时肠钙吸收和肾小管回吸收钙增加，造成血钙水平增高。肾小管对磷的回吸收减少，血磷值降低。尿钙和磷排量均增多。由于破骨细胞活性增加，骨吸收增加，成骨细胞活性也相应地增加，血骨钙素和碱性磷酸酶水平都增高。患者常屡发肾结石、骨痛、头晕、乏力等症状。而原发性骨质疏松症患者血钙、磷值正常，血碱性磷酸酶和 PTH 一般都正常，有时轻度升高，因此对于有骨痛同时有骨密度降低的患者，进一步实验室检测钙、磷、碱性磷酸酶、骨代谢等指标就尤为重要，如考虑甲状旁腺功能亢进症，可行影像学检测以进一步确诊。

甲状腺功能亢进症和甲状腺激素替代治疗：甲状腺激素对骨组织有明显的作用，影响骨的生长、发育和成熟，同时对成熟骨组织的骨重建也有显著作用。甲状腺素增多时，成骨细胞和破骨细胞的活性都增加，后者更为明显，甲状腺素引起的骨形成加强不能完全代偿骨吸收的增加，骨吸收超过骨形成，骨转换率增加，致骨量丢失。甲状腺功能亢进症患者有骨吸收增加、负钙平衡和镁的减少，加之蛋白质分解代谢过盛，负氮平衡，因此有骨量减少和骨质疏松。在妇女更为常见，骨折的危险性增加，发生骨折的年龄早于无甲状腺功能亢进症史者。甲状腺功能亢进症病情得到控制时，骨量丢失情况也将好转。典型甲状腺功能亢进症患者可有心率增快、体重减轻等症状，有时合并突眼、甲状腺肿大等体征，结合甲状腺功能测定，不难进行鉴别。甲状腺素替代治疗患者，如接受比抑制促甲状腺激素过高的甲状腺素剂量时，会造成骨丢失增加，骨密度降低。

● 糖尿病：糖尿病患者无论骨密度如何，骨强度普遍降低，糖尿病通过不同机制对骨骼造成不利影响，高血糖会导致糖基化终末产物增多，促进破骨细胞形成，血糖升高时产生的渗透性利尿，会增加钙、磷、镁的排泄，胰岛素对于骨形成至关重要，糖尿病患者胰岛素的缺乏，使骨形成减少，并阻碍维生素 D 的活化，糖尿病常伴性激素水平下降，减少了对骨的保护作用。糖尿病患者发生骨折的风险高于一般正常人。

● 慢性疾病和骨质疏松：包括胃肠吸收功能障碍、慢性肝病、慢性肾脏疾病、类风湿关节炎。

胃肠吸收功能障碍：胃肠吸收功能障碍引起的骨病常常是由于一系列消化和吸收障碍，影响维生素 D 和钙的吸收而致。除了胃切除术后，常见胆囊和胆道系统严重感染、肠脂肪泻（celiac disease）、节段性回肠炎（Crohn disease）、空肠回肠分流术（jejuno-ilea bypass），以及胰腺外分泌功能不足等疾病。

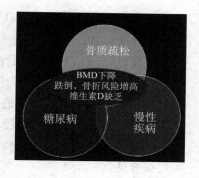

脂肪泻是小肠对脂肪的吸收减少，而维生素 D 是一种脂溶性的维生素，脂肪泻时维生素 D 吸收减少，继而肠钙吸收减少，此类患者血钙水平及尿钙排量常降低，血 ALP 水平及尿羟脯氨酸排量有增加，血 $25-(OH)D_3$ 水平明显降低。常见骨量减少，亦可见腰椎及肋骨骨折。骨组织形态学研究发现存在骨质软化和骨质疏松。

节段性回肠炎和溃疡性结肠炎，常可合并严重的骨病。其原因是多方面的，尤其是进行肠切除术、空肠回肠分流术，以及全胃肠道外营养（TPN），近 50% 的患者有骨量丢失，与维生素 D 和钙的吸收障碍有关。

慢性胰腺炎所致胰腺功能不全，可引起吸收不良综合征和糖尿病。胰腺疾病常可因外分泌不足而引起较严重的脂肪泻，影响肠道对维生素 D、钙、磷和蛋白质的吸收。

慢性肝病：慢性肝病与骨质疏松之间有很密切的联系。其中以原发性胆汁淤积性肝硬化（primary biliary cirrhosis，PBS）、慢性活动性肝炎（chronic active hepatitis）和酒精性肝硬化（alcoholic cirrhosis）这 3 种肝病较常见。有关慢性肝病并发代谢性骨病的病因、发病机制，以及治疗等均尚不十分清楚。目前认为有以下几个方面：①肝脏将维生素 D 转化为 $25-(OH)D_3$ 的能力。②肝脏产生维生素 D 转运蛋白（DTP）、白蛋白和维生素 D 结合蛋白（DBP）

的能力。③胆汁促进维生素D和钙吸收。原发性胆汁淤积性肝硬化因胆汁淤积,以及慢性活动性肝炎和酒精性肝硬化均可致肝脏功能受损,维生素D在肝脏的转化及代谢以及维生素D转运蛋白(DTP)、白蛋白和维生素D结合蛋白(DBP)在肝脏的产生都减少,引起维生素D功能降低致使钙吸收障碍。有认为在PBS可发生骨软化,也可发生骨质疏松。但大多数报道是发生骨质疏松。

● 慢性肾脏疾病:包括肾性骨营养不良、肾小管性酸中毒、范可尼综合征。

肾性骨营养不良:肾脏对矿盐的稳定具有重要的作用如下。①维持钙、磷和镁在体内的代谢平衡。②为甲状旁腺素作用的靶组织,也是PTH降解和清除的器官。③近端肾单位是 $1,25-(OH)_2D_3$ 和 $24,25-(OH)_2D_3$ 生成的场所。④肾脏是铝和β-微球蛋白等清除的重要途径,这些物质在血中浓度升高时会有损骨和矿盐的代谢。因此,当肾功能进行性减退、肾小球滤过率<60 ml/min(肾病3期)时,会引起钙、磷代谢紊乱-高磷血症和低钙血症,甲状旁腺增生-PTH继发性增多,活性维生素D减少,产生多种骨骼疾病,有骨软化症、纤维囊性骨炎、骨质疏松和骨硬化4种病变,可以一种病变单独出现,也可以呈混合型。常有血钙水平降低,血磷、碱性磷酸酶和PTH水平的升高,有慢性肾病史、肾功能损害,甚至酸中毒和软组织转移性钙化等特点。

肾小管性酸中毒:Ⅰ型(病变累及远端肾小管)和Ⅲ型(近端和远端肾小管均受累)肾小管性酸中毒患者,由于远端肾小管酸化功能障碍,尿可滴定酸和氨排出减少,碳酸氢盐持续丢失,故产生酸中毒。因细胞外液浓缩,氨排出减少、肾小管再吸收NaCl增加,呈现高氯性酸中毒。患者常有食欲不振、恶心、呕吐、乏力和消瘦等症状,儿童常有生长发育障碍。血pH、碳酸氢根和储备碱浓度都降低,但由于肾小管排酸功能障碍,尿呈中性或碱性,pH≥5.5。70%的患者有低钾血症,半数有肾结石或肾钙化以及骨骼改变。酸中毒时动用骨骼的钙盐;与酸性产物结合从尿中排出,发生低钙血症;肾小管对磷的回吸收减少,低钙血症致继发性甲状旁腺功能亢进,增加尿磷的排出,造成血磷值降低。由于血钙和血磷水平降低及酸中毒,使矿盐沉积于骨基质减少,日久儿童发生佝偻病、成年人发生骨软化症,因为骨量丢失或伴有骨质疏松,临床上有骨痛、活动障碍和身高缩短等。血钙水平多数正常,血磷值正常或降低,血 ALP 水平有不同程度的升高。X 线相显示骨密度降低、骨盆变形、假骨折和椎体双凹变形等改变。血碱性磷酸酶水平增高与骨病变的活动性相关。非晚期患者其肾小球功能常在正常范围。相当数量的患者为继发性肾小管性酸中毒,常继发于干燥综合征、慢性肾盂肾炎、慢性活动性肝炎、药物和重金属中毒等。因为这类患者存在原发病的临床表现。一般不难与原发病相鉴别。

范可尼综合征:本病为常染色体隐性遗传,主要有近端肾小管功能障碍、磷酸盐、葡萄糖和氨基酸重吸收障碍,尿磷酸盐增多、糖尿和氨基酸尿。也可累及水、碳酸氢盐、钾和钙的重吸收,呈现高氯性酸中毒、低钾血症和肾脏浓缩功能减退。尿 pH 可呈酸性、中性和碱性。慢性代谢性酸中毒可严重影响骨的生长发育。在酸性环境下,软骨细胞体积明显减少,软骨细胞表达的 IGF-1 受体和 GH 受体数目显著下降,软骨对 IGF-1 和 GH 存在抵抗,软骨内成骨过程被抑制。由于氨基酸能螯合钙而阻碍了钙的沉着,故一般不发生肾钙化。由于尿钙和磷丢失多,血钙、磷水平降低或正常偏低,有佝偻病、骨软化和骨量减少、骨质疏松。本病多数发生在儿童,大多数为胱氨酸沉着于内脏,一般 10 岁内死于肾衰竭,预后不良。成年后发病的范可尼综合征预后较好。这种继发性骨质疏松症较易与原发性骨质疏松症相鉴别。

类风湿关节炎:类风湿关节炎(rheumatoid arthritis, RA)可以出现骨质疏松症。RA 的骨质疏松可分为局部和全身的。局部的骨质疏松是由于患病关节的疼痛,关节功能受限引起的废用性萎缩,以及关节周围血运障碍而造成的。RA 全身性骨质疏松的原因有许多假设,有认为是某种化学介质,如前列腺素产生破骨细胞活化因子(OAF)使破骨细胞活性增加;亦有认为免疫系统异常或由此产生的体液因子对骨形成及骨吸收有影响;尚有人报道 RA 患者存在继发性甲状旁腺功能亢进症,血中 PTH 水平增加,血骨钙素(BGP)浓度也增加,而 $25-(OH)D_3$,$24,25-(OH)_2D_3$ 随骨病变的进展下降。此外,钙摄入不足、营养差的饮食、日晒时间少、年龄的增加都是造成 RA 全身性骨质疏松的原因。

类风湿关节炎的 X 线表现:早期软组织肿胀,骨质疏松;中期关节间隙狭窄,软骨边缘腐蚀和软骨下骨质囊性变;晚期关节严重破坏,骨质吸收,出现脱位、畸形、纤维性或骨性强直。而原发性骨质疏松不存在类风湿关节炎中期到晚期的特征性改变。治疗上主要以关节炎本身为重点,并辅以骨质疏松的治疗。

● 肿瘤:原发于骨组织的肿瘤如多发性骨髓瘤会引起破骨细胞增多,骨丢失加快,骨疼症状明显。蛋白电泳和骨髓穿刺可帮助诊断。当肿瘤发生骨转移时,由于骨组织破坏,骨膜受累,骨组织血运异常,可引起骨骼疼痛,进行性加重。实验室检查可伴血钙、碱性磷酸酶轻度升高。骨扫描和 CT、MRI 等影像学检查有助于诊断。

原发性骨质疏松症诊治指南(2011 年)

中华医学会骨质疏松和骨矿盐疾病分会

2011 年 3 月

一、概述

(一)定义和分类

骨质疏松症(osteoporosis，OP)是一种以骨量低下、骨微结构破坏导致骨脆性增加、易发生骨折为特征的全身性骨病。2001 年美国国立卫生研究院(NIH)提出骨质疏松症是以骨强度下降、骨折风险性增加为特征的骨骼系统疾病。骨强度反映了骨骼的两个主要方面，即骨矿密度和骨质量。

该病可发生于不同性别和任何年龄，但多见于绝经后妇女和老年男性。骨质疏松症分为原发性和继发性两大类。原发性骨质疏松症又分为绝经后骨质疏松症(Ⅰ型)、老年性骨质疏松症(Ⅱ型)和特发性骨质疏松症(包括青少年型)3 种。绝经后骨质疏松症一般发生在妇女绝经后 5～10 年内;老年性骨质疏松症一般指 70 岁以后的老年人发生的骨质疏松症;继发性骨质疏松症指由任何影响骨代谢的疾病或药物所致的骨质疏松症;而特发性骨质疏松主要发生在青少年，病因尚不明。

(二)流行病学

骨质疏松症是一种退化性疾病，随着年龄增长，患病风险增加。随着人类寿命的延长和社会老龄化的到来，骨质疏松症已成为人类重要健康问题。目前，我国 60 岁以上的人口约 1.73 亿，是世界上老年人口绝对数量最多的国家。2003～2006 年一次全国性大规模的流行病学调查显示,50岁以上以椎体和股骨颈骨密度值为基础的骨质疏松症总患病率女性为20.7%,男性为14.4%。60岁以上的人群中骨质疏松症患病率明显增高,女性尤为突出。按调查估算,全国2006年50岁以上的人群中约有6 944万人患骨质疏松症,约2亿1千万人存在低骨量。

估计未来几十年,中国人髋部骨折率还会明显增长。女性一生发生骨质疏松性骨折的危险性(40%)高于乳腺癌、子宫内膜癌、卵巢癌的总和。

骨质疏松症的严重后果为发生骨质疏松性骨折(脆性骨折),即在受到轻微创伤时或日常活动中即可发生的骨折。骨质疏松性骨折常见部位是脊柱、髋部、前臂远端。骨质疏松性骨折的危害性很大,导致病残率和死亡率增加。如发生髋部骨折后的1年内,死于各种并发症者达20%,而存活者中约50%致残,生活不能自理,生活质量明显下降。骨质疏松及其骨折的治疗和护理,需要投入巨大的人力和物力,费用昂贵,造成沉重的家庭、社会和经济负担。

值得强调的是,骨质疏松性骨折是可防、可治的。尽早预防可避免骨质疏松及其骨折。即使发生过骨折,只要采用适当合理的治疗仍可有效降低再次骨折的风险。因此,普及骨质疏松症知识,做到早期诊断、及时预测骨折风险并采取规范的防治措施是十分重要的。

二、临床表现

疼痛、脊柱变形和发生脆性骨折是骨质疏松症最典型的临床表现。但许多骨质疏松症患者早期常无明显的症状,往往在骨折发生后经X线或骨密度检查时才发现有骨质疏松症。

疼痛:患者可有腰背疼痛或周身骨骼疼痛,负荷增加时疼痛加重或活动受限,严重时翻身、起坐及行走有困难。

脊柱变形:骨质疏松严重者可有身高缩短和驼背,脊柱畸形和伸展受限。胸椎压缩性骨折会导致胸廓畸形,影响心肺功能。腰椎骨折可能改变腹部解剖结构,引起便秘、腹痛、腹胀、食欲减低和过早饱胀感等。

骨折:脆性骨折是指低能量或非暴力骨折,如日常活动发生的骨折为脆性骨折。常见部位为胸、腰椎,髋部,桡尺骨远端和肱骨近端。其他部位也可发生骨折。发生过一次脆性骨折后,再次发生骨折的风险明显增加。

三、骨质疏松症的危险因素和风险评估

(一)骨质疏松症的危险因素

1. 固有因素　人种(白种人和黄种人患骨质疏松症的危险高于黑种人)、老龄、绝经期女性、母系家族史。

2. 非固有因素　低体重、性激素低下、吸烟、过度饮酒、饮过多咖啡、体力活动缺乏、饮食中营养失衡、蛋白质过多或不足、高钠饮食、钙和(或)维生素 D 缺乏(光照少或摄入少)、有影响骨代谢的疾病和应用影响骨代谢的药物。

(二)骨质疏松症的风险评估

临床上评估骨质疏松症风险的方法较多,这里推荐两种灵敏度较高又操作方便的简易评估方法作为筛查工具。

1. 国际骨质疏松症基金会(IOM)骨质疏松症 1 分钟测试题

(1)您是否曾经因为轻微的碰撞或者跌倒就会伤到自己的骨骼?

(2)您父母有没有过轻微碰撞或跌倒就发生髋部骨折?

(3)您是否经常连续 3 个月以上服用"可的松""泼尼松"等激素类药物?

(4)您的身高是否比年轻时降低了 3 cm 以上?

(5)您经常大量饮酒吗?

(6)您每日吸烟超过 20 支吗?

(7)您经常腹泻吗(消化道疾病或肠炎引起)?

（8）女士回答：您是否在 45 岁以前就绝经了？

（9）女士回答：您是否曾经有过连续 12 个月以上没有月经（除了怀孕期间）？

（10）男士回答：您是否有过阳痿或性欲缺乏这些症状？

只要其中有一题回答结果"是"，即为阳性。

2. 亚洲人骨质疏松自我筛查工具（osteoporosis self assessment tool for asians，OSTA）

OSTA 指数＝（体重－年龄）×0.2

风险级别	OSTA 指数
低	＞－1
中	－1～－4
高	＜－4

（三）骨质疏松症的风险预测

WHO 推荐应用骨折风险预测简易工具（FRAX），用于计算受试者未来 10 年发生髋部骨折及任何重要骨质疏松性骨折的风险。目前，骨折风险建议预测工具 FRAX 可通过以下网站获得：www.shef.ac.uk/FRAX/。

1. FRAX 的应用方法　该工具的计算方法包括股骨颈骨密度和临床危险因素。在没有股骨颈骨密度时可以由全髋部骨密度替代。然而，在这种计算方法中，不建议采用非髋部部位的骨密度。在没有骨密度测定条件时，FRAX 也提供了仅用体质指数（BMI）和临床危险因素进行评估的计算方法。

FRAX 中明确的骨折常见危险因素如下。年龄：骨折风险随年龄增加而增加；性别；低骨密度；低体质指数：≤19；既往脆性骨折史：尤其是髋部、尺桡骨远端及椎体骨折史；父母髋骨骨折；接受糖皮质激素治疗：任何剂量，口服 3 个月或更长时间；吸烟；过量饮酒；合并其他引起继发性骨质疏松症的疾病；类风湿关节炎。

由于我国目前还缺乏系统的药物经济学研究,所以尚无中国依据 FRAX 结果计算的治疗阈值。临床上可参考其他国家的资料,如美国指南中提到的 FRAX 工具计算出髋部骨折概率≥3%或任何重要的骨质疏松性骨折发生概率≥20%被列为骨质疏松性骨折高危患者。

2. FRAX 应用中的问题和局限

(1) 不适用人群:临床已诊断了骨质疏松,即骨密度(T 值)<－2.5,或已发生了脆性骨折,本应及时开始治疗,不必再用 FRAX 评估。

(2) 适用人群:没有发生过骨折又有低骨量的人群(T 值>2.5),因临床上难以作出治疗决策,适用 FRAX 工具,可便捷地计算出个体发生骨折的绝对风险,为制订治疗策略提供依据。适用人群为 40～90 岁,<40 岁和>90 岁的个体分别按 40 岁和 90 岁计算。

(四) 跌倒及其危险因素

1. 环境因素　光线暗,路上障碍物,路面滑,地毯松动,卫生间缺少扶手。

2. 健康因素　年龄,女性,心律失常,视力差,应急性尿失禁,以往跌倒史,直立性低血压,行动障碍,药物(睡眠药、抗惊厥药和影响精神的药物等),久坐,缺乏运动,抑郁症,精神和认知能力疾患,焦急和易冲动,维生素 D 不足,营养不良。

3. 神经肌肉因素　平衡能力差,肌肉无力,驼背,感觉迟钝。

4. 恐惧跌倒　略。

四、诊断和鉴别诊断

临床上诊断骨质疏松症的完整内容应包括两个方面:确定骨质疏松和排除其他影响骨代谢的疾病。

（一）骨质疏松症的诊断

临床上用于诊断骨质疏松症的通用标准是：发生了脆性骨折和（或）骨密度低下。目前尚缺乏直接测定骨强度的临床手段，因此骨密度和骨矿含量测定是骨质疏松症临床诊断以及评价疾病程度客观的量化指标。

1. 脆性骨折　指非外伤或轻微外伤发生的骨折，这是骨强度下降的明确体现，也是骨质疏松症的最终结果和合并症。发生了脆性骨折，临床上即可诊断骨质疏松症。

2. 诊断标准（基于骨密度测定）　骨质疏松性骨折的发生与骨强度的下降有关，而骨强度由骨密度及骨质量决定。骨密度约反映 70% 的骨强度，若骨密度低同时伴有其他危险因素会增加骨折的危险性。因目前尚缺乏较为理想的骨强度直接测量或评估方法，临床上采用骨密度（BMD）测量作为诊断骨质疏松症、预测骨质疏松性骨折风险、监测自然病程及评价药物干预疗效的最佳定量标准。

骨密度是指单位体积（体积密度）或单位面积（面积密度）的骨量，两者通过无创技术对活体进行测量。

骨密度及骨测量的方法较多，不同的方法在骨质疏松症诊断、疗效监测、骨折危险性评估中作用有所不同。临床上常应用双能 X 线吸收测定法（DXA）、外周双能 X 线吸收测定法（pDXA）以及定量计算机断层扫描（QCT）。其中 DXA 测量值是目前国际学术界公认的骨质疏松症诊断的金标准。

（1）基于骨密度测定的诊断标准：建议参照 WHO 推荐的诊断标准。基于 DXA 测定：骨密度值低于同性别、同种族正常成年人骨峰值不足 1 SD 属正常；降低 1～2.5 SD 为骨量低下（骨量减少）；降低程度≥2.5 SD 为骨质疏松。符合骨质疏松症诊断标准同时伴有一处或多处骨折时为严重骨质疏松。

骨密度通常用 T-score（T 值）表示，T 值＝（测定值－骨峰值）/正常成年人骨密度标准差。

诊 断	T 值
正常	>-1
骨量低下	$-1 \sim -2.5$
骨质疏松	<-2.5

T 值用于绝经后妇女和 50 岁以上男性的骨密度水平。对于儿童、绝经前妇女和 50 岁以下男性,其骨密度水平建议用 Z 值表示。

Z 值 =(测定值－同龄人骨密度均值)/同龄人骨密度标准差

(2)测量骨密度的临床指征:符合以下任何一条建议行骨密度测定。

1)女性 65 岁以上和男性 70 岁以上,无论是否有其他骨质疏松症危险因素。

2)女性 65 岁以下和男性 70 岁以下,有一个或多个骨质疏松症危险因素。

3)有脆性骨折史和(或)脆性骨折家族史的男女成年人。

4)各种原因引起的性激素水平低下的男女成年人。

5)X 线摄片已有骨质疏松改变者。

6)接受骨质疏松症治疗、进行疗效监测者。

7)有影响骨代谢疾病或使用影响骨代谢药物史。

8)IOF 1 分钟测试题回答结果阳性者。

9)OSTA 结果≤－1。

(二)骨质疏松症的鉴别诊断和实验室检查

1. 骨质疏松症的鉴别诊断　骨质疏松症可由多种病因所致。在诊断原发性骨质疏松症之前,一定要重视排除其他影响骨代谢的疾病,以免发生漏诊和误诊。需要鉴别的疾病有影响骨代谢的内分泌疾病(如性腺、肾上腺、甲状旁腺及甲状腺疾病等)、类风湿关节炎等自身免疫性疾病、影响钙和维生素 D 吸收和调节的肠道和肾脏疾病、多发性骨髓瘤等恶性疾病、长期服用糖皮质激素或其他影响骨代谢的药物,以及各种先天和获得性的骨代谢异常疾病。

2. 基本检查项目

(1) 骨骼 X 线片:关注骨骼任何影像学的改变与疾病的关系。

(2) 实验室检查:血、尿常规;肝、肾功能;钙、磷、碱性磷酸酶、血清蛋白电泳等。原发性骨质疏松症患者通常血钙、磷、碱性磷酸酶值在正常范围。当有骨折时,血碱性磷酸酶值轻度升高。如以上检查发现异常,需要进一步检查或转至相关专科进一步鉴别诊断。

3. 酌情检查项目　为进一步鉴别诊断的需要,可酌情选择性进行以下检查,如红细胞沉降率、性腺激素、25 - OHD、1,25 - $(OH)_2D$、甲状旁腺激素、尿钙和磷、甲状腺功能、皮质醇、血气分析、血尿轻链、肿瘤标记,甚至放射性核素骨扫描、骨髓穿刺或骨活检等检查。

4. 骨转换生化标记　骨转换生化标记就是骨组织本身的代谢(分解与合成)产物,简称骨标记。分为骨形成标记和骨吸收标记。前者代表成骨细胞活动和骨形成时的骨代谢产物,后者代表破骨细胞活动和骨吸收时的代谢产物,特别是骨基质降解产物。这些指标的测定有助于判断骨转换的类型、骨丢失速率、骨折风险评估、了解病情进展、干预措施选择以及疗效监测等。

(1) 骨形成的标记

● 血清碱性磷酸酶(ALP)

● 骨钙素(OC)

● 骨源性碱性磷酸酶(BALP)

● Ⅰ型原胶原 C -端前肽(PICP)

● Ⅰ型原胶原 N -端前肽(CINP)

(2) 骨吸收的标记

● 空腹 2 h 尿钙/肌酐比值

● 血清抗酒石酸酸性磷酸酶(TPACP)

- Ⅰ型胶原C-端肽(S-CTX)
- 尿吡啶啉(Pyr)
- 尿脱氧吡啶啉(D-Pyr)
- 尿Ⅰ型胶原交联C-端肽(U-CTX)
- 尿Ⅰ型胶原交联N-端肽(U-NTX)

以上诸多指标中,国际骨质疏松症基金会(IOF)推荐Ⅰ型原胶原N-端前肽(CINP)和血清Ⅰ型胶原C-端肽(S-CTX)是敏感性相对较好的骨转换生化标记。

五、预防和治疗

一旦发生骨质疏松性骨折,生活质量下降,出现各种合并症,可致残致死,因此骨质疏松症的预防比治疗更现实和重要。

(一)基础措施

基础是重要的、不可缺少的,但基础并不是"全部"和"唯一"。"基础措施"的适用范围包括:①骨质疏松症的初级预防和二级预防;②骨质疏松症药物治疗和康复治疗。

基础措施的内容包括如下。

1. 调整生活方式

(1)富含钙、低盐和适量蛋白质的均衡饮食。

(2)适当户外活动和日照,有助于骨健康的体育锻炼和康复治疗。

(3)避免嗜烟、酗酒,慎用影响骨代谢的药物。

(4)采取防止跌倒的各种措施,注意是否有增加跌倒的疾病和药物。

(5)加强自身和环境的保护措施(如各种关节保护器)等。

2. 骨健康基本补充剂

(1)钙剂:我国营养协会制定成年人每日钙摄入推荐量800 mg(元素钙)是获得理想骨峰值、维护骨骼健康的适宜剂量,如果饮食中钙供给不足可选用钙剂补充;绝经后妇女和老年人每日钙摄入推荐量为 1 000 mg。目前的膳食营养调查显示,我国老年人平均每日从饮食中获得钙 400 mg,故平均每日应补充钙剂 500～600 mg。钙摄入可减缓骨的丢失,改善骨矿化。用于治疗骨质疏松症时,应与其他药物联合应用。目前尚无充分的证据表明单纯补钙可替代其他抗骨质疏松症药物治疗。钙剂选择要考虑其有效性和安全性。

(2) 维生素 D:促进钙的吸收,对骨骼健康、维持肌力、改善身体稳定性、降低骨折风险有益。

维生素 D 缺乏会引起继发性甲状旁腺功能亢进症,增加骨吸收,从而引起和加重骨质疏松。成年人推荐剂量 200 IU/d;老年人因缺乏日照以及摄入和吸收障碍,故推荐剂量为 400～800 IU/d。维生素 D 用于治疗骨质疏松症时,剂量应该为 800～1 200 IU/d,还可与其他药物联合使用。建议有条件的医院可检测血 25 - (OH)D 浓度,以了解患者维生素 D 的营养状态,适当补充维生素 D。国际骨质疏松症基金会建议老年人血清 25 -(OH)D 水平 ≥ 75 nmol/L,以降低跌倒和骨折的风险。

(二) 药物干预

1. 药物干预适应证　具备以下情况之一者,需考虑药物治疗。

(1) 确诊骨质疏松症者(骨密度:T ≤ -2.5),无论是否有过骨折。

(2) 骨量低下(骨密度:-2.5 < T 值 ≤ -1.0)并存在一项以上骨质疏松症危险因素,无论是否有过骨折。

(3) 无骨密度测定条件时,具备以下情况之一者,也需考虑药物治疗。

● 已发生过脆性骨折。

● OSTA 筛查为高风险。

● FRAX 工具计算出髋部骨折概率 ≥ 3%,或任何重要的骨质疏松性骨折发生概率 ≥ 20%(暂借国外的治疗阈值,目前还没有中国人的治疗阈值)。

2. 抗骨质疏松症药物　抗骨质疏松症药物有多种,作用机制也有所不同。或以抑制骨吸收为主,或以促进骨形成为主,也有一些多重作用机制的药物。临床上抗骨质疏松症药物的疗效判断包括是否能提高骨量和骨质量,最终降低骨折风险。现对国内已经批准上市的抗骨质疏松症药物的规范应用作如下阐述(按药物名称英文字母顺序排列)。

(1) 双膦酸盐类(bisphosphonate):双膦酸盐是焦磷酸盐的稳定类似物,其特征是含有 P-C-P 基团、双膦酸盐与骨骼羟磷灰石有高亲和力的结合,特异性结合到骨转化活跃的骨细胞表面上,抑制破骨细胞的功能,从而抑制骨吸收。不同双膦酸盐抑制骨吸收的效力差别很大,因此临床上不同双膦酸盐药物使用的剂量及用法也有所差异。

(2) 降钙素(calcitonin):降钙素是一种钙调节激素,能抑制破骨细胞的活性并能减少破骨细胞的数量,从而减少骨量丢失并增加骨量。降钙素类药物的另一突出特点是能明显缓解骨痛。对骨质疏松性骨折或骨骼变形所致的慢性疼痛及骨肿瘤等疾病引起的骨痛均有效,更适合有骨痛的骨质疏松症患者。两种制剂:鲑降钙素和鳗降钙素类似物。适应证:国家食品药品监督管理总局批准的适应证为治疗绝经后骨质疏松症。

1) 疗效:临床研究证明,增加骨质疏松症患者腰椎和髋部的骨密度,每日 200 IU 合成的鲑降钙素鼻喷剂可降低发生椎体及非椎体骨折的风险,能明显缓解骨痛。

2) 用法:鲑降钙素鼻喷剂 200 IU/d;注射剂每次 50 IU,皮下或肌内注射,根据病情每周 2～7 次。鳗降钙素每周 20 IU,肌内注射。

3) 注意事项:少数患者可有面部潮红、恶心等不良反应,偶有过敏现象,可按照药品说明书的要求确定是否做过敏试验。

(3) 雌激素类:雌激素类药物能抑制骨转换,阻止骨丢失。包括雌激素(ET)和雌孕激素(EPT)补充疗法。能降低骨质疏松性椎体、非椎体骨折风险,是防治绝经后骨质疏松症的有效手段。在各国指南中均被明确列入预防和治疗绝经妇女骨质疏松症的药物。

1) 适应证:60 岁以前围绝经和绝经后妇女,特别是有绝经症状(如潮热、出汗等)及泌尿生殖道萎缩症状的妇女。

2) 禁忌证:雌激素依赖性肿瘤(如乳腺癌、子宫内膜癌)、血栓性疾病、不明原因阴道出血、活动性肝病及结缔组织病为绝对禁忌证。子宫肌瘤、子宫内膜异位症、乳腺癌家族史、胆囊疾病和垂体泌乳素瘤者慎用。

3) 疗效:临床研究证明,增加骨质疏松症患者腰椎和髋部的骨密度,降低发生椎体及非椎体骨折风险,明显缓解绝经相关症状。

4) 建议激素补充治疗遵循以下原则:①明确的适应证和禁忌证(保证利大于弊);②绝经早期(<60 岁)开始用,收益更大,风险更小;③应用最低有效剂量;④治疗方案个体化;⑤局部问题局部治疗;⑥坚持定期随访和安全性监测(尤其是乳腺和子宫);⑦是否继续用药应根据每位妇女的特点每年进行利弊评估。

(4) 甲状旁腺激素(PTH):PTH 是目前促进骨形成的代表性药物,小剂量的 rhPTH(1~34)有促进骨形成作用。

1) 适应证:国外已批准用于治疗男性和女性严重骨质疏松症,国内即将上市。

2) 疗效:临床试验表明,rhPTH(1~34)能有效治疗绝经后骨质疏松症,提高骨密度,降低椎体和非椎体骨折发生的风险。

3) 用法:注射制剂,一般剂量 20 $\mu g/d$,皮下注射。

4) 注意事项:一定要在专业医生指导下应用,用药期间应监测血钙水平,防止高钙血症的发生。治疗时间不宜超过 2 年。

(5) 选择性雌激素受体调节剂(SERM):SERM 不是雌激素,其特点是选择性地作用于雌激素靶器官,与不同的雌激素受体结合后发生不同的生物效应。如已在国内外上市的雷洛昔芬(raloxifene)在骨骼与雌激素受体结合,表现出类雌激素活性,抑制骨吸收。而在乳腺和子宫,则表现为抗雌激素活性,因而不刺激乳腺和子宫。

1）适应证：国内已被国家食品药品监督管理总局批准的适应证为治疗绝经后骨质疏松症。

2）疗效：临床试验表明，雷洛昔芬可降低骨转化至女性绝经前水平，阻止骨丢失，增加骨密度，降低发生椎体骨折的风险，降低雌激素受体阳性浸润性乳腺癌的发生率。

3）用法：雷洛昔芬 60 mg，每日 1 片。

4）注意事项：少数患者服药期间会出现潮热和下肢痉挛症状。潮热症状严重的围绝经期妇女暂不宜用。

（6）锶盐：锶的化学结构与钙和镁相似，在正常人体软组织、血液、骨骼和牙齿中存在少量锶。人工合成的锶盐雷奈酸锶（strontium ranelate）是新一代的抗骨质疏松症药物。

（7）活性维生素 D 及其类似物：包括 $1,25$-双羟维生素 D_3（骨化三醇）和 1α-羟基维生素 D_3（α-骨化醇）。前者因不需要肝肾羟化酶羟化就有活性效应，故得名活性维生素 D。而 1α-羟基维生素 D_3 则需要经 25-羟化酶羟化为 $1,25$-双羟维生素 D_3 才具有活性效应。因此，活性维生素 D 及其类似物更适合老年人以及肾功能不全、1α-羟化酶缺乏的患者。

（8）维生素 K_2（四烯甲萘醌）：动物实验和临床试验显示，其可以促进骨形成，并有一定的抑制骨吸收作用。

（9）植物雌激素：尚无有力的临床证据表明目前植物雌激素制剂对提高骨密度、降低骨折风险等有明确疗效。

（10）中药：关于中药改善骨密度、降低骨折风险的大型临床研究尚缺乏，长期疗效和安全性需进一步研究。

3. 疗效监测　每 6～12 个月系统地观察中轴骨骨密度的变化，有助于评价药物的疗效。

注意外周双能 X 线骨密度测量和定量骨超声等评价外周骨密度和骨质量的方法，但不能反映脊柱和髋部对药物治疗的反应，因此不适于监测药物的疗效。

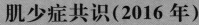

附录 8

肌少症共识（2016 年）
（中华医学会骨质疏松和骨矿盐疾病分会）

一、概述

　　肌肉骨骼系统在保持体位、完成运动、保护重要内脏器官及机体内环境稳态等方面发挥重要作用。随着社会人口老龄化，肌肉骨骼疾病患病率迅猛增加。众多研究表明，肌肉与骨骼不仅位置毗邻，而且功能相辅，并受神经、内分泌、免疫、营养、力学刺激的共调节，以及两者之间局部内分泌、旁分泌和力学刺激的相互调节。此外，骨骼和肌肉间还存在某些相似的分子信号调节通路，有望成为干预的共同靶点。肌肉减少症（sarcopenia，简称肌少症）、骨质疏松症和骨折的发生均随增龄而增加，肌少症和骨质疏松症相伴出现也被统称为"活动障碍综合征"（dysmobility syndrome），其显著增加老年人的跌倒率和骨折率，继而成为老年人群致残、致死的主要原因之一。既往更多关注骨质疏松症，而近 10 年来肌少症逐渐受到重视，并在基础和临床研究方面取得了重要进展。国外相关学会相继颁布了肌少症的临床指南。为了提高医务工作者对肌少症的认识、规范我国肌少症的临床诊疗工作，中华医学会骨质疏松和骨矿盐疾病分会组织编撰此共识。本共识主要涵盖肌少症的定义、流行病学特点、发病机制、肌肉与骨骼的相互作用、肌少症与骨折的关系、肌少症的诊断及肌少症与骨折的防治等一系列内容。

二、肌少症的定义

肌少症或称"肌肉减少症",源于希腊语,"sarx"意为肌肉,"penia"意为减少或丢失。这是个新名词,于 1989 年由 Rosenberg 首次命名。2010 年老年人肌少症欧洲工作组(European Working Group on Sarcopenia in Older People,EWGSOP)发表了肌少症共识。此后,国际肌少症工作组(International Working Group on Sarcopenia,IWGS)也公布了新共识。其中,将肌少症定义为:"与增龄相关的进行性、全身肌量减少和(或)肌强度下降或肌肉生理功能减退。"

肌少症与活动障碍、跌倒、低骨密度及代谢紊乱密切相关,是老年人生理功能逐渐减退的重要原因和表现之一。肌少症会增加老年人的住院率及医疗花费,严重影响老年人的生活质量,甚至缩短老年人的寿命。

三、老年人肌少症的流行病学及发病机制

(一) 肌少症的流行病学特点

目前报道的肌少症患病率存在较大差异,可能受研究人群和参考人群的影响,以及使用评价肌肉质量、肌肉强度和体力状态的方法和阈值不同,导致肌少症的患病率各异,但也可能存在肌少症患病率的真实差异。

美国学者对 14 818 名年龄>18 岁人群(30%年龄>60 岁),采用生物电阻抗方法测算骨骼肌质量指数(skeletal muscle mass index,SMI)。结果显示肌少症患病率:SMI<1 SD 的男女性分别为 45%及 59%;SMI<2 SD 的男女性分别为 7%及 10%。应用双能 X 线吸收仪(dual X ray absorptiometry,DXA)的检测方法,加拿大学者对 465 名老年男女性的研究显示,男性肌少症患病率为 38.89%,女性为 17.75%。澳大利亚对平均年龄为 86 岁的 63 名女性的研究显示,Ⅰ°肌少症患病率为 25.4%,Ⅱ°肌少症患病率为

3.2%。英国学者对平均年龄为 72.5 岁的社区老年人的调查显示,男女性肌少症患病率分别为 4.6%和 7.9%,而比利时社区老人调查结果显示肌少症患病率为 3.7%。

在亚洲,老年人肌少症的患病率为 4.1%～11.5%。我国对 18～96 岁健康男女性的调查结果提示,>70 岁男女性肌少症的患病率分别为 12.3%及 4.8%,而农村高龄男女性肌少症患病率为 6.4%及 11.5%,相关危险因素包括性别、年龄、酒精消耗量、消化性溃疡。中国香港地区老年男性的肌少症患病率为 9.4%,与高龄、认知功能低下、蛋白质或维生素摄入低有关。中国台湾地区老年男女性肌少症患病率分别为 9.3%和 4.1%,与语言表达能力障碍有关。日本老年男女性肌少症患病率分别为 9.6%和 7.7%。韩国 50 岁以上人群肌少症患病率为 8.43%。

总结相关诊断方法和标准得到的结果提示,老年男性肌少症患病率为 0～85.4%,老年女性为 0.1%～33.6%。应用 DXA 测量肌肉量,男性肌少症患病率为 0～56.7%,女性患病率为 0.1%～33.9%。应用生物电阻抗法测量肌肉量,男女性肌少症患病率分别为 6.2%～85.4%和 2.8%～23.6%。社区老年居民中,肌少症患病率为 1%～29%,长期居住于护理院的人群肌少症患病率为 14%～33%,急诊老年人为 10%。患病率随增龄而增加,与性别相关,男性更容易罹患肌少症。

据推测,全球目前约有 5 千万人罹患肌少症,预计到 2050 年患此症的人数高达 5 亿。亚洲老年人肌少症患病率低于欧美人群,可能是因为亚洲人群的 SMI 临界值低于美国人群(男性分别为 5.72/7.26,女性分别为 4.82/5.45),即使在使用身高校正之后,亚洲年轻人群平均峰值 SMI 仍然较高加索人种约低 15%。肌少症将是未来面临的主要健康问题之一,但目前对肌少症的诊断标准缺乏一致性。

(二)肌少症的发病机制

肌少症是增龄相关疾病,是环境和遗传因素共同作用的复杂疾病,多种风险因素和机制参与其发生,肌少症的发病机制涉及以下几个方面。

1. **运动减少**　增龄相关的运动能力下降是老年人肌肉量和强度丢失的主要因素。长期卧床者肌肉强度的下降要早于肌肉量的丢失,低强度的活动导致肌力下降,而肌肉无力又使活动能力进一步降低,最终肌肉量和肌肉强度均下降。较多研究提示,老年人进行阻抗运动能显著增加肌肉量、肌肉强度和肌肉质量。

2. **神经-肌肉功能减弱**　运动神经元的正常功能对肌纤维的存活是必需的,在肌少症发病机制中α运动神经元的丢失是关键因素。研究发现,老年人70岁以后运动神经元数量显著减少,α运动神经元丢失达50%,显著影响下肢功能。老年时期α运动神经元和运动单元数量的显著减少直接导致肌肉协调性下降和肌肉强度减弱。在肌肉纤维数量上,对成年人死亡后肌肉的研究发现,90岁时肌肉中Ⅰ型和Ⅱ型纤维含量仅为年轻人的一半。老年时期,由于星状细胞数量和募集能力下降,导致Ⅱ型纤维比Ⅰ型纤维下降更显著。星状细胞是肌源性干细胞,可在再生过程中被激活,分化为新肌纤维和新星状细胞,但是这种再生过程在应对损伤时将导致Ⅱ型纤维不平衡和数量减少,且老年人肌肉更容易受损,修复差。尽管以上是增龄相关肌肉量、肌肉强度和收缩性降低的神经发病机制,但神经-肌肉受损在肌少症发病中的确切作用机制尚待阐明。

3. **增龄相关激素变化**　胰岛素、雌激素、雄激素、生长激素和糖皮质激素等的变化参与肌少症的发病。肌少症时,身体和肌细胞内脂肪增加,这与胰岛素抵抗有关。实验已证实,老化肌细胞接受胰岛素作用后,蛋白生成作用明显降低。雌激素对肌少症的发病作用不一致,一些流行病学和干预研究提示雌激素可以预防肌肉量的丢失。对5项随机对照临床试验进行的系统分析显示,3项研究表明雌激素替代治疗后肌肉强度增加,但不影响身体成分分布;1项研究表明替勃龙增加股四头肌和膝伸直肌强度,且增加瘦组织量、降低体脂量。1项健康、老化和身体成分研究发现,雌激素替代治疗后,股四头肌横断面面积更高,但与膝伸直肌强度无关。可见,雌激素主要影响肌肉强度,在肌少症发病中可能不是一个重要因素;而男性睾酮水平随增龄每年下降1‰,在男性肌少症发病中起重要作用。很多研究显示,老年男性低睾酮水平与肌肉量、强度和功能下降均相关,体外实验也证实睾酮可剂量依赖地促进星状细胞数量增加,也是其功能的主要调控因子。此外,老年人维生素D缺乏非常普遍。多项研究证实 $1,25-(OH)_2D$ 水平降低与肌肉量、肌肉强度、平衡力下降和跌倒风险增加相关。低维生素D水平导致甲状旁腺激素(PTH)分泌增高,高PTH水平是肌少症的独立因素。

4. 促炎症细胞因子 促炎症细胞因子参与老年人肌少症的发病。研究发现血,IL-6、TNF-α和CRP水平与肌肉量、肌肉强度有关。荷兰老年人群研究提示,高水平IL-6和CRP使肌肉量和肌肉强度丢失风险增加。这些炎症细胞因子增高引起肌肉组织合成代谢失衡,蛋白分解代谢增加。老年人炎症细胞因子长期增高是肌少症的重要危险因素。

5. 肌细胞凋亡 肌肉活检显示老年人肌细胞凋亡显著高于年轻人,这是肌少症的基本发病机制,肌细胞凋亡与线粒体功能失常和肌肉量丢失有关。研究证实,肌少症主要累及的Ⅱ型肌纤维,更容易通过凋亡途径发生死亡。增龄老化、氧化应激、低生长因子以及完全制动等可促发Caspase依赖或非依赖的凋亡信号通路。

6. 遗传因素 遗传因素可以分别解释个体间肌肉强度、下肢功能和日常生活能力变异的 $36\%\sim65\%$、57% 和 34%。肌少症的全基因组关联分析(genome-wide association studies,GWAS)数据较少,2009年对1 000例无亲缘关系美国白种人进行的GWAS与瘦组织分析发现,甲状腺释放激素受体(TRHR)单核苷酸多态性(SNP)rs16892496和rs7832552与瘦组织变异有关。最近一项1 550例英国孪生子全基因DNA甲基化研究发现,一些基因DNA

甲基化与肌肉量变异相关。目前遗传研究主要集中在一些候选基因 SNP 与肌少症的表型,包括身体肌肉量、脂肪量和肌肉强度等关联研究,涉及的基因有 GDF‐8、CDKN1A、MYOD1、CDK2、RB1、IGF1、IGF2、CNTF、ACTN3、ACE、PRDM16、METTL21C 和 VDR 等。尽管发现了一些与肌少症相关的风险基因,但是未得到不同种族、更多人群的一致证实。

7. 营养因素　已证实老年人合成代谢率降低 30%。合成代谢率降低究竟与老年人营养、疾病、活动少有关,还是仅与增龄有关仍有争议。老年人营养不良和蛋白质摄入不足可致肌肉合成降低。已有研究证实,氨基酸和蛋白补充可直接促进肌肉蛋白合成,预防肌少症,推荐合适的饮食蛋白摄入量每日每千克体重为 1.0～1.2 g。

四、肌肉与骨骼的相互作用

(一) 全身因素共同调节肌肉和骨骼

肌肉和骨骼作为运动系统的两大重要组成部分,共同受机体多种因素的调节。在生长发育中肌量与骨量密切相关,肌肉生长略快于骨骼,提示在成长期肌肉生长会促进骨量积累。老年期肌量和骨量也呈密切正相关。全身调节因素共同影响肌肉和骨骼的主要证据如下。

(1) 成肌细胞和成骨细胞同源于多能间充质干细胞,因此肌肉和骨骼会受某些相同遗传因素的调控。GWAS 研究提示,myostatin、α-actinin 3、proliferator-activated receptor gamma coactivator 1-alpha(PGC‐1α)、myocyte enhancer factor 2C(MEF‐2C)、GLYAT 和 METTL21C 等基因同时与肌少症和骨质疏松症密切相关。

(2) 重要的内分泌因子会同时影响肌肉和骨骼。老年人群中维生素 D 缺乏与肌少症和骨质疏松症的发生有关;GH/IGF‐1 轴对骨骼和肌肉产生共同调节,运动后 IGF‐1 水平升高可能是运动对肌肉和骨骼正性作用的纽带。男性雄激素剥夺治疗和女性绝经后肌量丢失和骨量减少,均表明性激素对肌肉骨骼的重要调节作用。

（3）某些疾病状态同时累及肌肉和骨骼。皮质醇增多症患者同时发生肌少症和骨质疏松症;糖尿病患者的代谢异常,特别是糖基化终末产物的堆积,导致肌少症和骨折风险增加;慢性炎症,如类风湿关节炎和炎症性肠病,会同时引起肌少症和骨质疏松症。

（4）老年人营养缺乏普遍存在,营养不良时肌少症和骨质疏松症也可同时出现。

（5）力学刺激同时影响肌肉和骨骼,既直接刺激成肌细胞和成骨细胞的分化,又分别诱发肌肉和骨骼释放多种生物活性因子来相互调节。

（二）肌肉与骨骼的相互调节

肌肉和骨骼位置毗邻,相互调节,密不可分。两者任何一方的结构、功能改变均会对另一方造成显著影响。其机制包括力学作用和化学作用两个方面。力学作用一方面指肌肉收缩产生的应力对骨骼的影响,另一方面指骨骼供肌肉附着作为肌肉运动的杠杆,支持肌肉;而化学作用是指肌肉与骨骼产生的活性物质通过内分泌或旁分泌的方式作用于对方。因此,维持肌肉健康不仅仅能增加肌强度,还能减少骨丢失,进一步改善骨强度;反之,维持骨骼健康也能进一步提高肌量和强度,降低跌倒风险。

1. 肌肉对骨骼的调节　肌肉可通过力学作用和化学作用对骨骼产生影响。力学作用主要是通过肌肉收缩,对骨骼产生应力刺激,使骨密度和骨强度增加。有研究显示,刺激肌肉收缩能预防肢体悬吊失重动物的骨丢失,表明肌肉收缩在一定程度上能减少骨丢失。化学作用主要是指肌肉产生的化学物质通过旁分泌或内分泌机制作用于成骨（前体）细胞、破骨细胞或骨细胞,促进成骨和（或）抑制破骨。有研究显示,MyoD 和 Myf5 基因敲除小鼠由于缺乏骨骼肌,小鼠胚胎在母体子宫内无自主活动能力,出生后不能存活,骨骼表现为矿化不良,且新生骨中的破骨细胞数量增多,提示肌肉可促进骨骼发育。由肌肉产生的骨诱导因子(osteoglycin,OGC)和FAM5C(family with sequence similarity 5,member C)是重要的分泌型骨形成因子。肌肉产生的其他内分泌因子包括IGF-1、IL-15、IL-7、IL-15、骨连素、MMP-2和成纤维细胞生长因子等均会影响骨代谢。肌肉运动后产生的鸢尾素则通过Wnt-β-catenin通路促进成骨细胞分化和RANKL/RANK途径抑制破骨细胞形成。肌肉收缩的机械刺激能直接作用于骨细胞,影响其分泌硬骨素(sclerostin)等来调节骨形成。肌肉生长抑制素(myostatin)主要在骨骼肌表达,其功能缺失会引起肌肉肥厚、肌肉功能和骨量增加。肌肉生长抑制素敲除能抑制破骨细胞分化,表明骨骼肌的肌肉生长抑制素对破骨细胞的分化有促进作用。由此可见,肌肉通过力学作用及生物活性因子的内分泌、旁分泌机制,影响骨骼发育及骨转换。

2. 骨骼对肌肉的调节 相似地,骨骼也通过力学作用和化学作用对肌肉产生影响。成骨细胞或骨细胞分泌的因子,如骨钙素、硬骨素和成纤维细胞生长因子23等,均对肌肉有调节作用。骨钙素对肌肉会产生同化作用,骨骼中产生的骨钙素通过GPRC6A/AMPK/mTOR/S6激酶途径调节肌量和功能。骨钙素还可能影响糖脂和能量代谢进而影响肌肉功能。骨特异性因子羧基化骨钙素(Glu-OC)可部分修复功能受损的肌肉。经典Wnt信号通路的激活是肌肉分化所必需。骨细胞分泌的硬骨素和Indian Hedgehog(Ihh)等对Wnt信号通路的调控作用,表明骨细胞可能远程调节肌细胞的分化。骨细胞和成骨细胞分泌的成纤维细胞生长因子23具有抑制肾小管重吸收磷和降低1α-羟化酶活性的作用,可导致低磷血症和活性维生素D水平过低,由此影响肌肉的代谢和功能。当然,成纤维细胞生长因子23对肌肉是否有直接调控作用还有待阐明。此外,骨骼细胞中的特异性间隙连接蛋白Connexin43可直接参与肌肉生长和功能的调控。究竟骨骼对肌肉的影响是如何通过机械应力和生物因子共同协调发挥作用的,仍有待深入研究。

五、肌少症的诊断

肌少症判定标准应综合肌量和肌肉功能的评估。主要评估指标有肌量(mass)减少、肌强度(strength)下降、日常活动的功能(physical performance)失调等。1998 年,Baumgartner 等国外学者基于 DXA 肌肉量测量,提出了肌量减少的诊断标准。该标准以身高校正后的四肢肌量/身高^2 为参照指标,如低于青年健康人的 2 SD 可诊断肌量减少。具体诊断阈值为:男性＜7.26、女性＜5.45。亚洲肌少症工作小组建议,以日常步速和握力作为筛查指标,该标准简便易行。欧洲老年人群肌少症工作组建议用 DXA 或生物电阻抗法测定肌量,用手握力测定肌力,用步速或 SPPB 测定功能,每项评分与健康年轻人比较,分为准肌少症、肌少症及严重肌少症。鉴于肌少症的研究刚刚起步,国内相关数据及工作经验有限,因此参考国外有关标准及我国现有研究,建议筛查与评估步骤如下。

(1) 先行步速测试,若步速≤0.8 m/s,则进一步测评肌量;步速＞0.8 m/s,则进一步测评手部握力。

(2) 若静息情况下,优势手握力正常(男性握力＞25 kg,女性握力＞18 kg),则排除肌少症;若肌力低于正常,则要进一步测评肌量。

(3) 若肌量正常,则排除肌少症;若肌量减低,则为肌少症。具体流程见附图 7 - 1。

六、肌少症与骨质疏松及骨折

如前所述,肌少症和骨质疏松症可称为活动障碍综合征,因此老年人群的骨折可视为两者的共同后果。大量研究表明,老年人群骨折与肌量减少、肌力下降、跌倒增加、骨量减低密切关联。

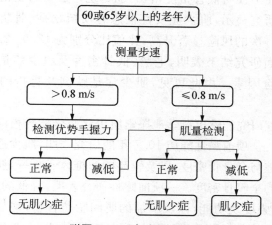

附图 7 - 1 步速测试流程

注:1. 肌量测定应首选 DXA;也可根据实际情况选择
   MRI、CT 或 BIA 测量;
   2. 肌量诊断阈值:低于青年健康人参照数据的 2 SD;
   3. 优势手握力结果可受上肢骨关节疾病(如类风湿关
   节炎)和测量体位或姿势等因素的影响;
   4. 年轻继发肌少症患者也可参照该流程进行评估。

多数大样本横断面研究显示,肌肉含量与骨密度呈正相关,肌肉含量下降是骨质疏松症的重要危险因素。一项对非洲裔美国人、高加索人及中国人的研究结果表明,瘦肉含量及握力与骨密度呈正相关,四肢肌肉含量每增加 1 SD,骨量减少/骨质疏松症的风险下降 37%。肌少症者较正常人罹患骨量减少/骨质疏松症的风险增加 1.8 倍。韩国健康及营养调查结果显示,肌少症合并维生素 D 缺乏组男女性均有显著降低的全髋及股骨颈骨密度。我国上海研究结果显示,肌少症在 70 岁以上女性的患病率为 4.8%,男性为 13.2%,与日本及韩国接近,但低于高加索人。此外,受试者下肢及躯干肌肉含量分别是股骨与脊柱骨密度的强预测因子。

肌少症不仅与低骨密度密切关联，也是髋部骨折的重要危险因素。有研究显示，肌少症女性罹患骨质疏松症、骨折及一年内至少跌倒一次的风险显著升高，比值比分别为 12.9、2.7 及 2.1。日本横断面研究结果表明，老龄、低骨密度及肌少症是髋部骨折的主要危险因素。由此可见，肌少症是跌倒及骨折的重要危险因素。

　　前瞻性研究能够更科学地探索肌少症与骨质疏松症及其骨折的相关性。一项前瞻性随访 10.7 年的研究表明，肌少症男性具有较低的脊柱与全身骨密度，以及较高的非椎体骨折率，肌少症女性具有较低的全髋骨密度。一项前瞻性研究表明，降低的骨密度、肌肉量、肌肉强度及功能，以及增加的肌间脂肪含量，均与髋部骨折风险增高相关。中国香港地区一项前瞻性随访 11.3 年的结果表明，肌少症是低骨密度及其他骨折危险因素以外的骨折独立危险因素。由此可见，前瞻性研究更加有力地证实了肌少症、骨质疏松症是导致骨折的重要危险因素。

　　肌少症与骨质疏松症相互影响、紧密关联的机制较为复杂，包括肌肉收缩力学负荷对骨骼的影响，以及肌肉与骨骼间复杂精密内分泌调控的生物学机制。肌肉力学刺激影响骨骼的生长、骨骼几何形状和骨密度。骨骼与肌肉均起源于间充质祖细胞，它们受重叠基因及体液因子的调控。骨骼与肌肉之间相互交织的内分泌信号网络，决定了骨骼与肌肉的相互影响。许多共同信号通路参与调节肌细胞与骨骼细胞的代谢过程，包括 Wnt/β-catenin 信号通路、PI3K/Akt 通路等。在治疗方面，肌少症与骨质疏松症也有相通之处。

七、肌少症的防治与预防骨折

　　肌少症的防治对象包括所有的肌少症人群，以及各种疾病、药物和废用等所致的肌少症和老年性肌少症。防治措施包括运动疗法、营养疗法和维生素 D 补充及药物治疗。

（一）运动疗法

运动是获得和保持肌量和肌力最为有效的手段之一。应鼓励自青少年期加强运动,以获得足够的肌量、肌力和骨量。在中老年期坚持运动以保持肌量、肌力和骨量。老年人运动方式的选择需因人而异。采用主动运动与被动活动、肌肉训练与康复相结合的手段,达到增加肌量和肌力,改善运动能力和平衡能力,进而减少骨折的目的。

（二）营养疗法和维生素 D 补充

大多数老年人存在能量和蛋白质的摄入不足。因此,建议老年人在日常生活中保持平衡膳食和充足营养,必要时考虑蛋白质或氨基酸营养补充治疗。

维生素 D 不足和缺乏在人群中普遍存在,在不能经常户外活动的老年人中更是如此。此类患者往往表现为肌肉无力、活动困难等。在老年人群中,筛查维生素 D 缺乏的个体,补充维生素 D 对增加肌肉强度、预防跌倒和骨折更有意义。

（三）药物治疗

目前还没有以肌少症为适应证的药物,临床上治疗其他疾病的部分药物可能使肌肉获益,进而扩展用于肌少症。包括同化激素、活性维生素 D、β-肾上腺能受体激动剂、血管紧张素转换酶抑制剂、生长激素等。

1. 同化激素/选择性雄激素受体调节剂（selective androgen receptor modulator, SARM）　前者包括睾酮及合成类固醇激素。睾酮不仅可增加骨密度和骨强度,还可增加老年人的肌强度,低剂量睾酮能增加肌量和减少脂肪量,而大剂量睾酮则可同时增加肌量和肌力,对男性和女性均有效。安全性方面,荟萃分析表明老年人使用睾酮并未增加死亡率,但也有研究提示补充睾酮 3 个月内会增加心脏事件。诺龙（nandrolone）是注射的合成类固醇激素,可增加肌纤维面积和肌量,但对肌强度、机体功能状态并未发现有益的影响。SARM 类药物（MK‑0773、LGD‑4033、BMS‑564929、

Enobosarm)尚在临床研究中,对瘦肉量、肌量可能有益,但整体而言并未优于睾酮。

2. 活性维生素 D 常被用于 65 岁以上的老年人,在中华医学会原发性骨质疏松症诊疗指南中也有类似的推荐。$1\alpha,25$ -双羟维生素 D_3 和艾迪骨化醇(活性维生素 D 类似物)可诱导成肌细胞的分化。活性维生素 D 使用后可增加肌肉强度和减少跌倒风险,但缺少使用活性维生素 D 增加肌量的直接证据。荟萃分析表明,使用阿法骨化醇治疗 1 年的患者其外周肌肉指数(SMI)无显著变化,下肢肌量明显增加;而对照组在 1 年后 SMI 显著降低,下肢肌量无显著变化。

3. 生长激素类药物 研究提示,生长激素增加老年人的瘦肉量和肌量,与睾酮联合可在 8 周内增加肌量,在 17 周达到最大肌肉强度。不良反应包括关节肌肉疼痛、水肿、腕管综合征和高血糖、心血管疾病风险、男性乳房发育等。生长激素释放肽(ghrelin)会增加摄食和生长激素分泌,研究显示其可使癌症患者、老年肌少症患者摄食增加和获得肌量,安全性方面还需要进一步观察。

4. 交感神经 β_2 受体兴奋剂 克伦特罗(clenbuterol)在心力衰竭患者中能使肌量增加;然而,丹麦的一项大规模病例对照研究表明,使用短效 β -肾上腺素受体激动剂会增加骨质疏松性骨折的危险,其他类型的 β -肾上腺素受体激动剂对骨质疏松性骨折没有影响。吲哚洛尔(espindolol)是一种吲哚洛尔的 S -对映体,能使高龄动物的肌量增加,脂肪量减少,II 期临床研究提示可以增加肌量、握力和降低脂肪量。

5. 血管紧张素转换酶抑制剂(ACEI) 有研究显示,培哚普利可增加左心室收缩功能障碍老年人的行走距离。HYVET 研究表明,培哚普利能降低髋部骨折的风险,但尚缺少 ACEI 对骨骼肌作用的直接证据。

6. 其他 如肌抑制素(myostatin)抗体、活化素II受体配体捕获剂(ACE - 011)等,可能改善肌量及瘦肉量,后者的动物研究还显示其可增加猴子的骨量和骨强度。这些以肌肉为靶点的新型药物尚在研发当中。

总之，肌肉与骨骼密切关联。临床工作中，应扩宽思路，提高对老年人群常常共存的两种疾病即肌少症与骨质疏松症的认识，同步考虑这两种密切相关疾病的诊断，并对肌少症给予积极有效的防治。

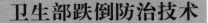

附录 9

卫生部跌倒防治技术

一、前言

跌倒是指突发、不自主的、非故意的体位改变,倒在地上或更低的平面上。按照国际疾病分类(ICD-10)对跌倒的分类,跌倒包括以下两类:①从一个平面至另一个平面的跌落;②同一平面的跌倒。

跌倒是我国伤害死亡的第 4 位原因,在 65 岁以上的老年人中则为首位。老年人跌倒死亡率随年龄的增加急剧上升。跌倒除导致老年人死亡外,还导致大量残疾,并且影响老年人的身心健康。如跌倒后的恐惧心理可以降低老年人的活动能力,使其活动范围受限,生活质量下降。

老年人跌倒的发生并不是一种意外,而是存在潜在的危险因素,是可以预防和控制的。在西方发达国家,已经在预防老年人跌倒方面进行了积极的干预,大大降低了老年人跌倒的发生。本指南从公共卫生角度总结了国内外老年人跌倒预防控制的证据和经验,提出了干预措施和方法,以期对从事老年人跌倒预防工作的人员和部门提供技术支持,有效降低老年人跌倒的发生。

二、老年人跌倒流行状况

老年人跌倒发生率高,后果严重,是老年人伤残和死亡的重要原因之一。据美国疾病预防控制中心 2006 年公布数据显示:美国每年有 30% 的 65 岁以上老年人出现跌倒。随着美国老龄化的发展,直接死于跌倒的人数从 2003 年的 13 700 人上升到 2006 年的 15 802 人。此外,报道还显示:在过去的 3 个月中,580 万 65 岁以上老人有过不止一次的跌倒经历。1 年中,180 万 65 岁以上老人因跌倒导致活动受限或医院就诊。2006 年全国疾病监测系统死因监测数据显示:我国 65 岁以上老年人跌倒死亡率男性为49.56/10 万,女性为 52.80/10 万。

老年人跌倒造成沉重的疾病负担。仅 2002 年,美国老年人因跌倒致死 12 800 人,每年因跌倒造成的医疗总费用超过 200 亿美元,估计到2020 年因跌倒造成的医疗总费用将超过 320 亿美元;在澳大利亚,2001 年用于老年人跌倒的医疗支出达 0.86 亿澳元,估计 2021 年将达 1.81 亿澳元。

我国已进入老龄化社会,65 岁及以上老年人达 1.5 亿。按30% 的发生率估算,每年将有 4 000 多万老年人至少发生 1 次跌倒,严重威胁着老年人的身心健康、日常活动及独立生活能力,也增加了家庭和社会的负担。

三、老年人跌倒危险因素

老年人跌倒既有内在的危险因素,也有外在的危险因素,是多种因素交互作用的结果。

(一) 内在危险因素

1. 生理因素

(1) 步态和平衡功能:步态的稳定性下降和平衡功能受损是引发老年人跌倒的主要原因。步态的步高、步长、连续性、直线性、平稳性等特征与老年人跌倒危险性之间存在密切相关性。老年人为弥补其活动能力的下降,可能会采取更加谨慎地缓慢踱步行走,造成步幅变短、行走不连续、脚不能抬到一个合适的高度,引发跌倒的危险性增加。另一方面,老年人中枢控制能力下降,对比感觉降低,躯干摇摆较大,反应能力下降,反应时间延长,平衡能力、协同运动能力下降,从而导致跌倒危险性增加。

(2)感觉系统:感觉系统包括视觉、听觉、触觉、前庭及本体感觉,通过影响传入中枢神经系统的信息从而影响机体的平衡功能。老年人常表现为视力、视觉分辨率、视觉的空间/深度感及视敏度下降,并且随年龄的增长急剧下降,从而增加跌倒的危险性;老年性传导性听力损失、老年性耳聋甚至耳垢堆积也会影响听力,有听力问题的老年人很难听到有关跌倒危险的警告声音,听到声音后的反应时间延长,也增加了跌倒的危险性;老年人触觉下降,前庭功能和本体感觉退行性减退,导致老年人平衡能力降低。以上各类情况均增加跌倒的危险性。

(3)中枢神经系统:中枢神经系统的退变往往影响智力、肌力、肌张力、感觉、反应能力、反应时间、平衡能力、步态及协同运动能力,使跌倒的危险性增加。例如,随年龄增加,踝关节的躯体震动感和踝反射随拇指的位置感觉一起降低而导致平衡能力下降。

(4)骨骼肌肉系统:老年人骨骼、关节、韧带及肌肉的结构、功能损害和退化是引发跌倒的常见原因。骨骼肌肉系统功能退化会影响老年人的活动能力、步态的敏捷性、力量和耐受性,使老年人举步时抬脚不高、行走缓慢、不稳,导致跌倒危险性增加。老年人股四头肌力量的减弱与跌倒之间的关联具有显著性。老年人骨质疏松症会使与跌倒相关的骨折危险性增加,尤其是跌倒导致髋部骨折的危险性增加。

2. 病理因素

(1)神经系统疾病:脑卒中、帕金森病、脊椎病、小脑疾病、前庭疾病、外周神经系统病变。

(2)心血管疾病:体位性低血压、脑梗死、小血管缺血性病变等。

(3)影响视力的眼部疾病:白内障、偏盲、青光眼、黄斑变性。

(4)心理及认知因素:痴呆(尤其是阿尔兹海默型)、抑郁症。

（5）其他：昏厥、眩晕、惊厥、偏瘫、足部疾病及足或脚趾的畸形等都会影响机体的平衡功能、稳定性、协调性，导致神经反射时间延长和步态紊乱。感染、肺炎及其他呼吸道疾病、血氧不足、贫血、脱水以及电解质平衡紊乱均会导致机体的代偿能力不足，常使机体的稳定能力暂时受损。老年人泌尿系统疾病或其他因伴随尿频、尿急、尿失禁等症状而匆忙去洗手间、排尿性晕厥等也会增加跌倒的危险性。

3. 药物因素　研究发现，是否服药、药物的剂量以及复方药都可能引起跌倒。很多药物影响人的神智、精神、视觉、步态、平衡等方面而引起跌倒。可能引起跌倒的药物如下。

（1）精神类药物：抗抑郁药、抗焦虑药、催眠药、抗惊厥药、安定药。

（2）心血管药物：抗高血压药、利尿剂、血管扩张药。

（3）其他：降糖药、非甾体类抗炎药、镇痛剂、多巴胺类药物、抗帕金森病药。

药物因素与老年人跌倒的关联强度见附表9-1。

附表9-1　药物因素与老年人跌倒的关联强度表

因素	关联强度
精神类药	强
抗高血压药	弱
降糖药	弱
使用4种以上的药物	强

4. 心理因素　沮丧、抑郁、焦虑、情绪不佳及其导致的与社会的隔离均增加跌倒的危险。沮丧可能会削弱老年人的注意力，潜在的心理状态混乱也与沮丧相关，都会导致老年人对环境危险因素的感知和反应能力下降。另外，害怕跌倒也使行为能力降低，行动受到限制，从而影响步态和平衡能力而增加跌倒的危险。

（二）外在危险因素

1. **环境因素** 昏暗的灯光,湿滑、不平坦的路面,在步行途中的障碍物,不合适的家具高度和摆放位置,楼梯台阶,卫生间没有扶栏、把手等都可能增加跌倒的危险,不合适的鞋子和行走辅助工具也与跌倒有关。

室外的危险因素包括台阶和人行道缺乏修缮、雨雪天气、拥挤等都可能引起老年人跌倒。

2. **社会因素** 老年人的教育和收入水平、卫生保健水平、享受社会服务和卫生服务的途径、室外环境的安全设计,以及老年人是否独居、与社会的交往和联系程度都会影响其跌倒的发生率。

四、老年人跌倒相关信息收集和利用

老年人跌倒相关信息的收集和利用是做好老年人跌倒预防工作的基础性工作。借助准确的数据,可以了解老年人跌倒问题的严重程度和相关危险因素,对于制定有效的干预政策和策略至关重要。

（一）信息收集内容

根据预防控制的要求,跌倒信息的收集主要包括跌倒者基本信息、跌倒现场信息、跌倒性质与部位、临床诊疗情况、跌倒预后和疾病负担等。每一项信息包括核心资料和补充资料两部分,其中核心资料是必要部分,建议所有研究中均应报告;而补充资料是建议部分,各地根据具体情况决定是否使用。以跌倒者信息收集为例,核心资料包括跌倒者身份、性别、年龄、事故发生日期和时间、突发事件;补充资料包括种族或民族类别、居住地、潜在疾病等。

鉴于工作中可能出现的选择偏倚和信息偏倚,应采取有效措施尽量避免。①与当地派出所进行沟通并得到较为准确的人口信息表,将调查摸底中获得的人口学资料与信息表逐一对比;②安排工作人员利用电话或上门的方式进行重复调查以完成部分问卷中的缺项,确保所有资料完整详细、准确无误;③对数据进行二次录入并进行一致性检验。在整套数据的收集、录入过程中,尽量做到质量控制严格、科学,确保所得数据真实、可信,所做工作规范、合理。

(二)信息收集途径

老年人跌倒的信息来源有多个途径,主要包括医院住院病历记录、急诊室记录、创伤登记、救护车或急救技师记录、医疗诊所记录、康复中心记录、社区调查、家庭调查及保险公司理赔记录等。

(三)信息收集方式

1. 监测　监测是指长期、连续、系统地收集疾病及其影响因素的信息,经过分析,将信息及时反馈和利用。作为连续系统的调查,监测数据不但可以反映老年人跌倒的流行状况,而且可以揭示其在一定时期内的变化趋势。目前,我国已建立了包含伤害死亡监测内容的全国疾病监测系统的死因监测(DSP)、以医院为基础的全国伤害监测系统(NISS)和全国县及县以上医疗机构死亡病例报告系统。

因此,针对老年人跌倒的监测应以现有的监测系统为基础开展,合理利用资源和已有工作基础,为本地区开展老年人跌倒干预和评估提供信息。

2. 调查　调查是指通过观察(测量)系统地收集信息的过程。常用的调查方法有个案调查、现况调查、生态学研究、病例-对照研究和队列研究。个案调查、现况调查和生态学研究均属于描述性研究。

在老年人跌倒干预实践中,不同类型的调查和监测可以灵活采用、相互补充。在监测系统尚未建立或不够完善的地区,可以采用现况调查作为信息的替代来源;对于监测和现况调查中发现的重点事件,可以采用个案调查收集更为详尽的信息。充分利用社区的基层组织(村委会),经过宣传发动、培训、考核后,由各楼栋负责人(如楼栋长)带领专业技术人员上门调查,可简化工作环节,方便与居民的交流和沟通。

通过监测和调查可以掌握老年人跌倒的流行情况,识别行为和环境危险因素,评价疾病负担。

（四）信息的分析和利用

分析数据,形成报告并传播老年人跌倒信息是至关重要的。在数据分析中,需注意一些常见问题,如数据指标的定义和标准化、漏报问题等。

确保高标准的数据质量和精确分析还远远不够,重要的是确保老年人跌倒的信息能够及时、准确地传播出去,为各界使用者、公众和社会所关注,这才是达到信息收集的目的。因此,信息的反馈周期、传播途径、传播范围的选择是至关重要的环节。

五、老年人跌倒的干预策略和措施

老年人跌倒的发生,并不像一般人认为的是一种意外,而是存在潜在的危险,因此老年人跌倒完全是可以预防和控制的。积极开展老年人跌倒的干预,将有助于降低老年人跌倒的发生,减轻老年人跌倒所致伤害的严重程度。

（一）干预流程

老年人跌倒干预应遵循一定的工作流程。WHO 推荐的伤害预防四步骤公共卫生方法(附图 9-1)可用作老年人跌倒的干预流程和工作模式。

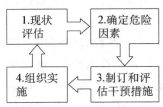

附图 9-1　世界卫生组织推荐的四步骤公共卫生方法

1. 现状评估　通过监测、调查或常规工作记录收集老年人跌倒信息,掌握老年人跌倒的发生情况和危险因素等,对老年人跌倒状况进行评估。

2. 确定危险因素　从现状评估得到的信息中,分析本地区老年人跌倒的原因和存在的危险因素,根据地区、人群、环境、经济条件和医疗保健服务等特点,确定哪些因素是可以进行改善的,制订优先干预计划。

3. **制订和评估干预措施** 根据本地区老年人跌倒现状和危险因素的评估,按照教育预防、环境改善、工程学、强化执法和评估的"5E"原则,制订本地区老年人跌倒干预的措施。

通过对发达国家所做的跌倒干预措施进行循证研究,WHO 推荐了一系列有效的措施,见附表 9-2。

附表 9-2　跌倒的主要干预措施

干预措施	有效	有希望
窗户安全机制,如在高层建筑安装护栏	√	
楼梯门	√	
操场地面使用抗冲击材料	√	
操场设备的安全标准		√
老年人肌肉强化训练和平衡训练		√
在有高危人口的家庭检查潜在风险,如有必要,加以改善		√
鼓励使用预防跌倒安全设备的教育项目		√
安全教育与技能培养	√	

4. **组织实施** 老年人跌倒控制工作是一项社会系统工程,政府应成立多部门组成的工作组,制订预防老年人跌倒工作规范,明确各部门职责和任务。对一个社区来说,它需要社区管理部门制订支持性政策,加强社区管理;需要物业部门加强社区物理环境的管理和修缮;需要公共卫生部门的技术指导;需要社区卫生服务机构的个性化卫生服务;需要家庭子女的密切配合;需要老年人的具体参与等,全面落实所制订的干预措施。

(二) 干预策略和措施

目前,国际公认的伤害预防策略包括 5 个方面。①教育预防策略(education):包括在一般人群中开展改变态度、信念和行为的项目,同时还针对引起或受到伤害的高危个体。②环境改善策略(environmental modification):通过减少环境危险因素降低个体受伤害的可能性。③工程策略（engineering）：包括制造对人们更安全的产品。④强化执法策略（enforcement）：包括制定和强制实施相关法律、规范，以创造安全环境和确保生产安全的产品。⑤评估策略（evaluation）：涉及判断哪些干预措施、项目和政策对预防伤害最有效，通过评估使研究者和政策制定者知道什么是预防和控制伤害的最佳方法。此即"5E"伤害预防综合策略，其有效性在很多国家的应用实践中都得到证明，在减少与控制伤害发生与死亡方面发挥了重要作用。

此外，伤害监测、增加人体对危险因素的抵抗力、伤害后的急救也是减少和预防伤害的基本策略。

根据流行病学危险因素资料、老年人生理特点以及环境特点，老年人跌倒的预防可将"5E"等策略措施通过个人、家庭和社区3个不同层面来实施。

1. 个人干预措施　采用老年人跌倒风险评估工具和老年人平衡能力测试表，社区组织和社区卫生服务机构可协助老年人进行自我跌倒评估，以帮助老年人清楚地了解自己跌倒的风险级别，这也是老年人对于跌倒的自我干预的基础。

老年人可以根据评估结果，纠正不健康的生活方式和行为，规避或消除环境中的危险因素，防止跌倒的发生。具体的干预措施如下。

（1）增强防跌倒意识，加强防跌倒知识和技能学习。

（2）坚持参加规律的体育锻炼，以增强肌肉力量、柔韧性、协调性、平衡能力、步态稳定性和灵活性，从而减少跌倒的发生。

老年人体力活动的基本原则

1. 要使运动锻炼成为每日生活的一部分。
2. 参加运动前应进行健康和体质评估，定期做医学检查和随访。
3. 运动锻炼可以体现在每日生活的各种体力活动中。
4. 运动量应以体能和健康状态为基础，量力而行，循序渐进。
5. 提倡有组织的集体运动锻炼。

适合老年人的运动包括打太极拳、散步等。其中，打太极拳是我国优秀的传统健身运动（附图9-2）。研究发现，打太极拳可以将跌倒的机会减少一半，它除对人的呼吸系统、神经系统、心血管系统、骨骼系统等有良好作用外，还是老年人保持平衡能力最有效的锻炼方式之一。

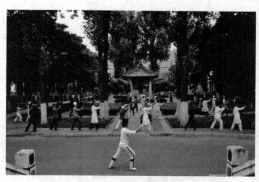

附图9-2　老年人打太极拳

　　（3）合理用药：请医生检查自己服用的所有药物，按医嘱正确服药，不要随意乱用药，更要避免同时服用多种药物，并且尽可能减少用药的剂量，了解药物的不良反应，密切注意用药后的反应，用药后动作宜缓慢，以预防跌倒的发生。

　　（4）选择适当的辅助工具，使用合适长度、顶部面积较大的拐杖。将拐杖、助行器及经常使用的物件等放在触手可及的位置。行走辅助设备类型见附图9-3。

服用下列药物的老年人应注意的不良反应：
安眠药────→头晕
止痛药────→意识不清
镇静药────→头晕、视力模糊
降压药────→疲倦、低血压（药物过量）
降糖药────→低血糖（药物过量）
抗感冒药───→嗜睡

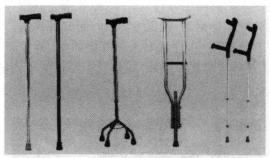

单脚手杖	四脚手杖	腋下型拐杖	加氏拐杖
(木制或金属制造)	(尖端分为四脚)	(夹在腋下,用手控制)	(用手和前臂控制)

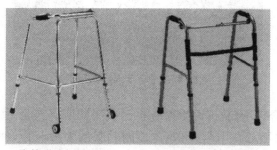

脚轮型助行器(因装有小脚轮而可以用手推动前移的设备)　　无轮型助行器(没有轮子,每向前挪动一次,就前移一步)

附图9-3　各种类型的行走辅助设备

（5）熟悉生活环境：道路、厕所、路灯以及紧急时哪里可以获得帮助等。

（6）衣服要舒适,尽量穿合身宽松的衣服。鞋子要合适,鞋对于老年人而言,在保持躯体的稳定性中有十分重要的作用。老年人应该尽量避免穿高跟鞋、拖鞋,以及鞋底过于柔软、易于滑倒的鞋。

（7）调整生活方式：①避免走过陡的楼梯或台阶,上下楼梯、如厕时尽可能使用扶手；②转身、转头时动作一定要慢；③走路保持步态平稳,尽量慢走,避免携带沉重物品;④避免去人多及湿滑的地方;⑤使用交通工具时,应等车辆停稳后再上下;⑥放慢起身、下床的速度,避免睡前饮水过多以致夜间多次起床;⑦晚上床旁尽量放置小便器;⑧避免在他人看不到的地方独自活动。

(8) 有视听及其他感知障碍的老年人应佩戴视力补偿设施、助听器及其他补偿设施。

(9) 防治骨质疏松症:跌倒所致损伤中危害最大的是髋部骨折,尤其是骨质疏松症老年人。因此,老年人要加强膳食营养,保持均衡饮食,适当补充维生素 D 和钙剂;绝经期女性必要时应进行激素替代治疗,增强骨骼强度,降低跌倒后的损伤严重程度。

(10) 将经常使用的东西放在不需要梯凳就能够很容易伸手拿到的位置。尽量不要在家里登高取物;如果必须使用梯凳(附图9-4),可以使用有扶手的专门梯凳,千万不可将椅子作为梯凳使用。

2. 家庭干预措施 全国调查显示,老年人的跌倒有一半以上是在家中发生的,因此家庭内部的干预非常重要。家庭环境的改善和家庭成员的良好护理可以有效地减少老年人跌倒的发生。具体做法如下。

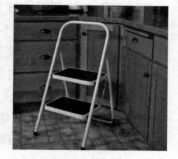

附图9-4 梯凳

(1) 家庭环境评估:可用居家危险因素评估工具 HFHA 来评估,需要考虑的因素如下。

1) 地面是否平整、地板的光滑度和软硬度是否合适,地板垫子是否滑动?

2) 入口及通道是否通畅,台阶、门槛、地毯边缘是否安全?

3) 厕所及洗浴处是否合适,有无扶手等借力设施?

4) 卧室有无夜间照明设施,有无紧急时呼叫设施?

5) 厨房、餐厅及起居室是否有安全设施?

6) 居室灯光是否合适？

7) 居室是否有安全隐患？

上海市长宁区疾病预防控制中心在进行老年人跌倒综合干预研究中,设计了适合推广应用的预防城市老年人跌倒家居环境危险因素评估表(见附表 8-9)。

(2) 家庭成员预防老年人跌倒的干预措施

1) 居室环境

● 合理安排室内家具高度和位置,家具的摆放位置不要经常变动,日用品固定摆放在方便取放的位置,使老年人熟悉生活空间。

● 老年人的家居环境应坚持无障碍观念:移走可能影响老年人活动的障碍物;将常用的物品放在老年人方便取用的高度和地方;尽量设置无障碍空间,不使用有轮子的家具;尽量避免地面的高低不平,去除室内的台阶和门槛;将室内所有小地毯拿走,或使用双面胶带,防止小地毯滑动;尽量避免东西随处摆放,电线要收好或固定在角落,不要将杂物放在经常行走的通道上。

● 居室内地面设计应防滑,保持地面平整、干燥,过道应安装扶手;选择好地板打蜡和拖地的时间,若是拖地板须提醒老年人等干了再行走,地板打蜡最好选择老年人出远门的时候。

● 卫生间是老年人活动最为频繁的场所,也是最容易受伤的地方,因此卫生间内的环境隐患需要受到特别关注。卫生间的地面应防滑,并且一定要保持干燥;由于许多老年人行动不便,起身、坐下、弯腰都比较困难,建议在卫生间内多安装扶手;卫生间最好使用坐厕而不使用蹲厕,浴缸旁和马桶旁应安装扶手(附图 9-5、附图 9-6);浴缸或淋浴室地板上应放置防滑橡胶垫。

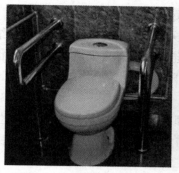
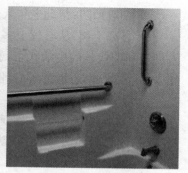

附图9-5 马桶旁加装扶手　　**附图9-6 浴缸旁加装扶手**

- 老年人对于照明度的要求比年轻人要高 2～3 倍,因此应改善家中照明,使室内光线充足,这对于预防老年人跌倒也很重要。在过道、卫生间和厨房等容易跌倒的区域应特别安排"局部照明";在老年人床边应放置容易伸手摸到的台灯(附图 9-7)。

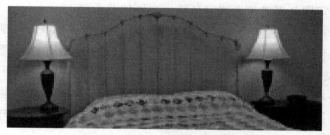

附图9-7 老年人床旁放置台灯

2) 个人生活

- 为老年人挑选适宜的衣物和合适的防滑鞋具。
- 如家中养宠物,将宠物系上铃铛,以防宠物在老年人不注意时绊倒摔跤。
- 没有自理能力的老年人,需要专人照顾。

3) 起居活动:如厕时要有人看护。

4）一般预防：帮助老年人选择必要的辅助工具。

5）心理干预：从心理上多关心老年人，保持家庭和睦，给老年人创造和谐快乐的生活状态，避免使其有太大的情绪波动，帮助老年人消除如跌倒恐惧症等心理障碍。

3. 社区干预措施

（1）社区相关组织（如管理委员会、社区居委会、社区卫生服务机构、物业管理部门等）将预防老年人跌倒列入工作计划，由专人负责。

1）社区街道、居委会和社区卫生服务机构应定期在社区内开展有针对性的防跌倒健康教育，提高公众对老年人跌倒的预防意识，提高老年人对跌倒危险因素的认识，了解跌倒的严重后果以及预防措施。尤其是对于有心脑血管、骨、关节、肌肉疾病，以及听力、视力减退的老年人。

2）社区街道、居委会和社区卫生服务机构应该对社区内的老年人进行跌倒风险评估，掌握具有跌倒风险的老年人群的基本信息；该定期开展老年人居家环境入户评估及干预。

3）社区街道和居委会组织老年人开展丰富多彩的文体活动。

4）独居的老年人属于跌倒的高危人群，社区街道和居委会应定期访问独居的老年人。

5）社区街道和居委会应关注社区公共环境安全，督促物业管理部门或向当地政府申请及时消除可能导致老年人跌倒的环境危险因素。

- 道路要平整，地面应铺设防滑砖，保持社区内地面的卫生。
- 路灯要亮，路灯损坏应及时维修。
- 尽可能在有台阶处安装扶手，保持楼道扶手干净（附图9-8）。
- 加强社区管理，清理楼道，禁止在楼道内随便堆放杂物及垃圾。
- 雨雪天注意及时清理路面。
- 社区加强养犬户的登记及管理，方便老年人安全出行。
- 设立预防跌倒警示牌。

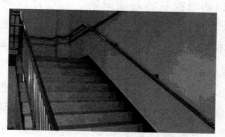

附图 9-8 楼梯安装安全扶手

（2）社区卫生服务机构在老年人跌倒预防中的作用

> 上海市长宁区社区干预项目针对社区环境干预的经验总结,可推广应用:
> - 提高街道和居委会工作人员的知、信、行;
> - 建立干预社区的志愿者队伍;
> - 建立小区内安全员安全巡逻制度;
> - 建立居民发现小区内危险因素报告制度;
> - 街道或居委会督促物业公司对接报危险因素进行整治;
> - 定期评估居民区环境危险度;
> - 定期开展老年人居家环境入户评估及干预。

1）对有跌倒风险和曾经发生过跌倒的老年人,应在健康档案中明显标记,予以重点关注,按照评估风险级别定期进行相应的随访。

2）对老年人家属及看护人员进行安全护理培训,使他们掌握相关的照护知识与技能。

3）对曾经发生过跌倒的老年人,与其家属或看护人员共同分析可能导致跌倒的原因,必要时进行家访,提出预防措施及建议。

4）为有高跌倒风险的老年人建立家庭病床,提供医疗照护服务,协助建立安全的居住环境(如去除不光滑地面、提高夜间照明度、铺松软的地毯、添加扶手围栏等)。

5）对原因不明发生跌倒的老年人,应建议在家属陪护下尽快到上级综合医院诊治,寻找诱发跌倒的可防治原因,积极进行病因治疗,并追踪管理。

（3）社区动员与社区健康教育:社区动员与社区健康教育是社

区老年人跌倒预防与控制的基础策略。通过社区动员和社区健康教育,发动社区和社区人群积极参与该项活动,为顺利实施其他干预措施提供基本条件。也就是说,没有这一基本策略的保证,上述个人策略、家庭策略和社区策略就不能顺利进行。

1)社区动员:社区动员就是把满足社区居民健康需求的社会目标转化为群众广泛参与的社会行动的过程。在预防老年人跌倒中,社区动员就是指促使社区和社区人群积极参与该项活动的整个管理过程。它始于项目的设计,并贯穿于项目实施的整个过程,包括计划制订前的需求评估、项目计划、实施和评价。

● 社区动员的关键:①获得社区领导与社区居民的支持和必需的社区资源;②搞好跨部门和其他组织的合作;③建立多学科的联系。

● 社区动员的层次:①取得政府重视和支持:各级政府领导对跌倒的重视和支持,是工作顺利开展的重要条件。健康是一种基本人权,政府对人民健康负有责任,卫生部门掌握人群健康的大量信息和数据(如伤害监测数据和由此造成的直接和间接经济损失),应通过各种方法和途径向各级政府宣传跌倒的干预在保护人民健康和发展社会经济中的重要意义。例如,河南洛阳在社区老年人跌倒干预项目中邀请社区主要负责人到国内先进地区考察,用实例说明项目的意义。另外,应把老年人跌倒的干预工作与政府日常工作相结合(例如老龄委的工作),争取政府支持,纳入各级政府的议事日程,统筹规划,增加投入,调配更多社区资源,积极推进老年人跌倒预防控制工作。②建立和加强部门间的合作。③动员专业技术人员参与:专业技术人员是伤害控制工作的倡导者,也是项目计划、实施和评估的主要技术力量。社区卫生服务人员是许多干预活动的具体执行者,他们的工作直接影响项目工作和广大居民享受卫生保健的质量,影响居民的保健意识和健康行为。因此,动员广大专业技术人员参与至关重要。④动员社区、家庭和个人参与:社区基层组织(居委会、居民小组、楼栋代表)是开展社区伤害干预工作的重要力量,应发动他们积极参与活动。老年人跌倒的干预必须动员老年人参与,社区应创造各种机会,让他们经常参与决策过程,学习跌倒的干预知识和技能。

健康讲座是迅速普及健康知识的有效途径,可以利用当地伤害监测哨点医院的专业技术,根据调查问卷结果,从引起当地老年人跌倒的数个主要高危因素(包括心理因素)入手,邀请权威专家前往社区举办讲座并答疑。

2) 社区健康教育:在社区老年人跌倒干预工作中,社区健康教育就是通过对相关人群的教育培训,提高跌倒的预防知识和技能。①对老年人:利用健康讲座或开发、制作图文并茂的折页,宣传个人预防跌倒的知识和技能,提高其知晓率并采取健康行动;在宣传方面,应考虑到老年人大多视力不佳,在编排和印制宣教资料方面要先主动将资料送给老年人听取其意见,反复修改。以"形式多样、图文结合"为宗旨、"漫画为主、文字为辅"为特点,采用宣传单、手册、固定展板和宣传栏相结合的方式,在健康教育的过程中耐心解答老年人的疑问。②对老年人家庭的子女和看护人员:培训家庭环境的评估方法;对老年人跌倒后的处理和家庭护理等。③对社区卫生服务人员:培训老年人跌倒风险的综合评估方法和社区伤害预防的综合干预方法和服务技能等。④对社区管理人员:提高社区管理人员在降低老年人跌倒预防工作中的社区管理技能等。社区健康教育可针对不同人群采用不同的教育形式,以达到最佳教育效果。

上海市长宁区社区老年人跌倒综合干预流程图可以作为参考(附图 9 - 9)。

4. 老年人跌倒后的处理

(1) 老年人自己如何起身(附图 9 - 10)

1) 如果是背部先着地,应弯曲双腿,挪动臀部到放有毯子或垫子的椅子或床铺旁,然后使自己较舒适地平躺,盖好毯子,保持体温,如可能要向他人寻求帮助。

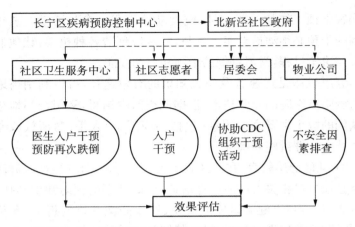

附图 9-9　上海市长宁区社区老年人跌倒综合干预流程

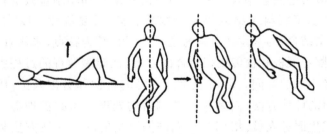

附图 9-10　背部先着地时

2) 休息片刻,等体力准备充分后,尽力使自己向椅子的方向翻转身体,使自己变成俯卧位(附图 9-11)。

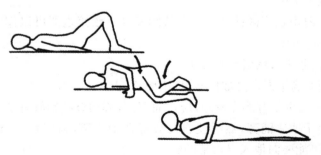

附图 9-11　休息片刻后

3）双手支撑地面,抬起臀部,弯曲膝关节,然后尽力使自己面向椅子跪立,双手扶住椅面(附图9-12)。

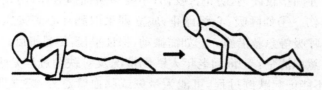

附图9-12　双手支撑地面

　　4）以椅子为支撑,尽力站起来(附图9-13)。

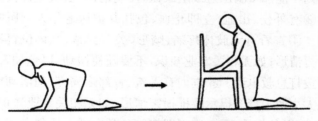

附图9-13　尽力站起

　　5）休息片刻,部分恢复体力后,打电话寻求帮助——最重要的就是报告自己跌倒了(附图9-14)。

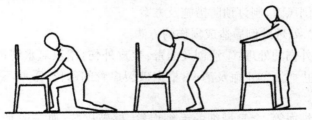

附图9-14　寻求帮助

　　(2)老年人跌倒的现场处理:发现老年人跌倒,不要急于扶起,要分情况进行处理。

　　● 意识不清,立即拨打急救电话:①有外伤、出血,立即止血、

305

包扎。②有呕吐,将头偏向一侧,并清理口、鼻腔呕吐物,保证呼吸通畅。③有抽搐,移至平整软地面或身体下垫软物,防止碰、擦伤,必要时牙间垫较硬物,防止舌咬伤;不要硬掰抽搐肢体,防止肌肉、骨骼损伤。④如呼吸、心跳停止,应立即采取胸外心脏按压、口对口人工呼吸等急救措施。⑤如需搬动,保证平稳,尽量平卧。

● 意识清楚:①询问老年人跌倒情况及对跌倒过程是否有记忆,如不能记起跌倒过程,可能为晕厥或脑血管意外,应立即护送老年人到医院诊治或拨打急救电话。②询问是否有剧烈头痛或口角歪斜、言语不利、手脚无力等提示脑卒中的情况;如有,立即扶起老年人则可能加重脑出血或脑缺血,使病情加重,应立即拨打急救电话。③有外伤、出血,立即止血、包扎并护送老年人到医院进一步处理。④查看有无肢体疼痛、畸形、关节异常、肢体位置异常等提示骨折情形;如无相关专业知识,不要随便搬动,以免加重病情,应立即拨打急救电话。⑤查询有无腰、背部疼痛,双腿活动或感觉异常及大小便失禁等提示腰椎损害情形;如无相关专业知识,不要随便搬动,以免加重病情,应立即拨打急救电话。⑥如老年人试图自行站起,可协助老人缓慢起立,坐卧休息并观察,确认无碍后方可离开。⑦如需搬动,保证平稳,尽量平卧休息。⑧发生跌倒均应在家庭成员/家庭保健员陪同下到医院诊治,查找跌倒危险因素,评估跌倒风险,制订预防措施及方案。

（3）处理跌倒后造成损伤的方法

● 外伤的处理:①清创及消毒:表皮外伤,用双氧水清创,红药水消毒止血。②止血及消炎:根据破裂血管的部位,采取不同的止血方法。

毛细血管:全身最细的毛细血管,擦破皮肤,血一般是从皮肤内渗出来的。只需贴上创可贴,便能消炎止血。

静脉:在体内较深层部位,静脉破裂后,血一般是从皮肤内流出来的。必须用消毒纱布包扎后,服用消炎药。

动脉:大多位于重要的器官周围。动脉一旦破裂,血呈喷射状,必须加压包扎后,急送医院治疗。

● 扭伤及肌肉拉伤:扭伤及
肌肉拉伤时,要使受伤处制动,
可冷敷以减轻疼痛,在承托受伤
部位的同时可用绷带结扎紧。

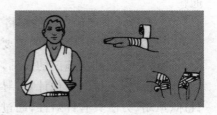

● 骨折:骨折部位一般都有
疼痛、肿胀、畸形、功能障碍等表
现,骨折端刺破大血管时还可能出现大出血。

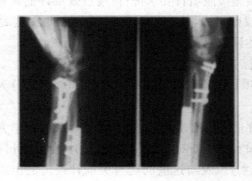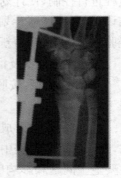

骨折或疑为骨折时,要避免移动伤者或伤肢,对伤肢加以固定
与承托(有出血者要先止血后固定),使伤员在运送过程中不因搬
运、颠簸而使断骨刺伤血管、神经,避免额外损伤,加重病情。

● 颈椎损伤:跌倒时若头部着地可造成颈椎脱位和骨折,多伴
有脊髓损伤、四肢瘫痪。必须在第一时间通知急救中心速来抢救。

现场急救时,应让伤者就地平躺或将伤员放置硬质木板上,颈
部两侧放置沙袋,使颈椎处于稳定状态,保持颈椎与胸椎轴线一
致,切勿过伸、过屈或旋转。

● 颅脑创伤:轻者为脑震荡,一般无颅骨骨折,有轻度头痛头
晕,昏迷≤30 min。

重者颅骨骨折可致脑出血、昏迷不醒。对颅脑创伤者,要分秒

必争,通知急救中心前来及时救治。保持安静卧床,保持呼吸道通畅。

5. 干预效果评估 评估是将客观实际同所确定的标准进行比较的过程,是项目总体规划的重要组成部分,贯穿于干预活动的始终。通过对计划和实施前的评估,可以了解目标人群的健康需求,制订适合目标人群的干预计划,寻找最佳的干预途径,从而使干预目标、策略、方法具有针对性;通过过程评估,及时发现计划实施中的偏差而采取改进措施,并根据不断出现的情况调整计划,对实施过程进行控制,使计划实施按照项目要求进行;通过效果评估和总结评估,可以评估计划成败得失,从中发现更深层次的问题,总结经验教训,重新开始新的计划。

(1) 评估类型及指标

1) 评估类型:按照项目的不同阶段和不同重点,可将评估分为以下 4 种类型。

● 形成评估:形成评估又称需求评估,它是通过客观的科学方法,在项目计划过程中和实施早期对计划内容进行的评估,对社区主要卫生问题和影响因素,以及与这些问题有关的社区内的组织机构、政策和资源状况进行确定的过程。通过形成评估,可以为制订干预目标和选择干预策略提供依据。

● 过程评估:过程评估是计划实施过程中的评估。主要是动态观察计划的执行情况,及时发现存在的问题,以便改进和调整,控制项目质量。过程评估的目的是确保项目计划真正在实施,而且是按照项目要求的方式在执行。过程评估包括项目执行的所有方面。只有通过过程评估,才能对项目有一个清晰的了解。

● 影响评估:在定义的危险人群中,评估干预在实施期间认知、信念、技能、行为影响等方面的效果。一般使用确定的指标,发现在干预后是否确实出现了希望出现的变化,并确认效果是由这项干预措施引起的。也就是说,是一种确认效果和措施之间是否有确定的因果联系方法。

● 结果评估：干预对发生率、死亡率以及其他健康状态指标产生的长期改变的效果。

2）评估指标：常用于老年人跌倒的评估指标如下。

● 伤害预防知识知晓率：知晓率＝（被调查者合计答对题数/被调查者应答题总数）×100％。

● 发生率：在一定期间内，一定人群中，跌倒新发生的病例出现的频率。

● 死亡率：在一定期间内，一定人群中，死于跌倒的频率。

（2）评估设计：项目的评估计划应该与项目本身同时计划和执行，在设定项目总目标和分目标时就应考虑需要评估哪些目标，否则很可能无法评估项目的真实影响，所谓的项目效果只能是项目实施者自己眼中的效果，不是真实的效果。

采取哪种或哪几种类型的评估，取决于项目的目标。要根据项目目标确定采用哪种或哪几种评估类型，相应采取哪种评估方法，从而设定有效的评估问题。一般形成评估和过程评估较多使用定性评估方法，影响评估和结果评估较多使用定量评估方法。

一个好的评估计划应该包括下面的框架。

1）过程评估的计划：通常包括所需信息类型、信息来源、收集信息的时间表和收集信息的方法。

2）影响评估和结果评估的计划：通常包括要评估的样本数量、数据收集要点，还有定量评估的设计，找到一个合适的数据分析方法。

3）评估本身的管理和监督步骤：包括对数据收集人员的培训，在数据收集过程中进行质量控制，制订一个收集分析和报告的时间表。

（3）评估方法：评估方法有许多种，一般在评估过程中采用几种方法综合互补进行，评估者可以根据不同评估需要选用合适的方法。

1）观察法：观察法是一种最为常用的评估方法，通常由评估者在被访者不知道的情况下进行观察,有时候也可在直接参与中进行观察。

2）专题小组访谈:专题小组访谈可用于评估的各个阶段,主要用于形成评估和过程评估。一般采取组织不同背景的目标人群分别对相同问题进行讨论,从不同人群中得出对相同问题的全面的看法。专题小组访谈的人数一般以7~10人为宜,讨论时间以1~1.5 h为宜。讨论要精心组织和安排,根据拟定的访谈提纲按顺序进行逐题提问,一般情况下要进行录音。问题多为开放式,避免只回答"是""否"的问题,要容易理解并围绕主题,一次讨论问题以不超过10个为宜。主持人要控制讨论过程,当偏离主题太远时要及时引回主题。

3）问卷调查:问卷调查通过事先精心设计的调查表进行,可用于评估目标人群知识、信念、态度和行为的变化。设计调查表时必须定义明确,用词正确清楚,变量间的逻辑关系清晰;调查以匿名方式为宜。对于行为的自我报告,有时可用客观检测办法进行验证。问题应以封闭式答案为主,这样回答方便,容易整理和分析。但希望被调查者说出自己的想法时,就要采用开放式。调查问题不宜过多,内容紧扣需要。

4）资料检查:资料包括各种政策、制度等文件,活动记录及照片,活动的自我评估记录,平时的各种检查表记录,项目过程评估记录,健康档案等。所有资料的收集应由专人负责,力求及时、客观、准确。在评估过程中,评估者可进行必要核实,可与观察、访谈同步进行。

5）中心拦截法:根据评估需要,可以在干预场所随机拦截若干干预对象,就评估需要了解的情况进行提问,可用于过程评估和效果评估。如是否知道该地正在开展某项活动;是否接受过某种培训,培训内容是什么;是否对该项活动满意;等等。中心拦截法所使用的问卷应简单,调查时间不宜过长。中心拦截法以其简单易用和在很大程度上能避免人为干扰等优点而被广泛应用。

此外,较常使用的方法还有特尔菲法、头脑风暴法等,常用于形成评估。

（4）评估中需注意的问题

1）不能只注重最终结果:许多人认为评估就是看最终结果是否达到了预期的目标,这是不全面的。因为项目的最终结果特别是一些大型项目往往需要较长的时间才能出现,可能是5年,也可能是10年甚至更长时间。因此,评估必须重视计划实施过程中的评估,一方面可以及时发现问题进行改进,保证项目按计划进行,有利于计划目标的实现;另一方面可以充分利用过程评估情况对阶段结果进行全面解释,以便得出科学全面的结论,指导以后的项目工作。

2）尊重事实:评估者对评估结果要持客观、现实的态度,无论得到的结果是否有利于项目目标,都要进行细致的分析。首先,项目活动并非项目的全部,并不能解决所有的问题,因此对项目的结果要持现实的态度,不能要求过高,否则常常让人失望。另外,项目工作还有很多未知的东西,而且在实施过程中存在许多不确定因素,因此不可能每一个计划都能达到预期的结果。对没有达到预期结果的,不要简单地认为是计划失败,要细致分析原因,寻找失败的关键点,从而得到意外的发现,为以后的工作积累经验教训。

3）对照问题:对照是进行实验设计的主要原则。如果没有对照,所取得的结果就很难说清楚是由项目引起的还是由于自然过程造成的。当然,对照组的选择要注意可比性,除了比较因素外,其他因素尽可能相同。当然,并不是说每一项评估都要设立对照,如对于短期效果评估,干扰因素的作用不是很明显,自身前后比较也有较强的说服力,可以不设对照。而过程评估主要对计划执行情况评估,也可不设对照。

4）资料收集问题:评估工作贯穿项目活动的全过程,对日常活动的详细记录和认真收集各种资料是评估的重要方面,因此评估工作应注意日常资料的收集和保存,要认真制订并落实资料收集制度,保证资料收集的及时性、完整性和科学性。过程评估可针对干预活动设计过程评估表,表中可列出计划开展的各项活动和要求、实际实施完成情况、所取得的效果、没有完成或没有取得预期效果的原因、提出的改进意见等内容。

六、政策措施与组织实施

伤害预防具有多学科交叉的性质,包括教育学、工程学、法学、卫生学、社会学和经济学,而这一特点也决定了伤害预防多部门合作的原则。

老年人跌倒的预防是综合性干预措施,涉及众多的因素。对不同场所发生的老年人跌倒的预防工作涉及多个部门。各政府相关部门间的合作是老年人跌倒预防工作顺利开展的保障。而其他机构,如科研教育单位、社区、企业、媒体、非政府组织、国际组织等各种社会力量同样起到了不可忽视的作用。老年人跌倒的干预工作应做到:政府组织领导,各部门各负其责,全社会共同参与,卫生部门监测、沟通、倡导、评估。

(一) 政策措施

1. 政府主导,制定政策,完善工作网络 为加强对老年人跌倒的干预工作,政府应设置由政府主导,卫生、教育、科技、民政、财政、宣传、环境等相关部门参与的老年人跌倒预防工作领导小组,负责组织领导、政策衔接、检查监督和考核评估,下设办公室,具体负责各项伤害预防控制工作。建立多部门合作的相关工作制度,以及优势互补、分工协作、资源共享、相得益彰的长效运行机制。

2. 卫生部门加强自身能力建设 卫生部门应该充分认识自身在老年人跌倒预防工作中的职责和作用,积极拓展工作局面,加强自身能力建设。

卫生部门通过自身工作的开展,认识和了解需要开展合作的领域以及开展合作所具备的条件,这对成功开展多部门合作至关重要。

卫生部门的主要职责

- 通过伤害监测和调查,系统地收集老年人跌倒事故的严重程度、特点和后果方面的数据,尽可能多地掌握老年人跌倒伤害的全面情况
- 研究老年人跌倒事故和伤害的原因,努力确定老年人跌倒伤害的原因和相关因素、增加或减少危险的因素、可以通过干预改变的因素
- 探讨预防和降低老年人跌倒伤害严重程度的方法,设计、实施、监测和评估适宜的干预措施
- 实施在各种不同情况下具有应用前景的干预措施,尤其侧重在改变人们行为方面,公布有关项目结果的信息,评估其成本效益
- 说服决策者和政策制定者理解将伤害作为重要问题对待的必要性,以及采纳先进安全方法的重要性
- 将建立在科学基础上的有效信息转化为保护老年人、改善环境的政策和实践
- 促进上述领域的能力建设,尤其是加强信息收集和研究工作

3. **卫生部门对合作的主动推进** 卫生部门作为老年人跌倒干预的发起和推动部门,应该始终坚持以人为本的理念,坚持面向社区、面向家庭、面向高危老年人群,充分发挥卫生部门的专业和技术优势,采取积极主动的态度,加强多部门的合作,以争取合作的成功。

(1)卫生部门与宣传部门的合作:利用各类新闻媒介,多渠道地宣传开展老年人跌倒预防工作的目的、意义和具体预防措施等,引起社会各界对老年人跌倒的关注。

(2)卫生部门与社区的合作:各级疾病预防控制中心和社区卫生服务机构应深入社区,对社区的干预工作提供长期、有效的技术支持,进行健康促进,开展综合干预。培训社区工作人员,使他们了解老年人跌倒预防工作的具体措施要求和相关的知识,帮助他们收集社区老年人的基线数据信息,确认社区的环境危险因素和高危人群,指导其制订和评估干预措施。

(二)组织实施

1. **信息收集和利用** 通过对老年人跌倒的监测和调查,掌握老年人跌倒的流行状况和趋势,是合理制订老年人跌倒干预策略、评估干预效果的重要手段。不同部门掌握着不同伤害类型的信

息,如卫生部门的伤害监测、死因监测、住院病历信息收集主要反映了老年人跌倒受伤者的健康结局;以社区或住户为基础的调查可补充监测遗漏的信息;保险公司的信息则反映老年人跌倒造成的死亡和严重伤害情况。因此,相关部门之间开展合作,实现信息共享,能够更有效地利用已有信息,节约成本。

2. 老年人跌倒干预项目　卫生部门在对数据的分析和利用、人群教育和传播、项目评估等方面具有较大优势。因此,合作开展强化执法、宣传教育、媒体倡导等项目,实现优势互补,已经成为多部门合作的重要形式。

为推动中国老年人跌倒的预防控制工作,中国疾病预防控制中心慢病中心经过筛选,在中国上海市长宁区和河南洛阳市设立了老年人跌倒的干预试点(附图 9-15)。

中国城市社区老年人跌倒干预项目　试点 1:上海市长宁区

上海市长宁区疾病预防控制中心以社区为主体,以正常生活的非病例老年人群为干预对象,进行老年人跌倒社区综合干预的研究。经过 2006～2009 年 3 年的时间,探索出社区综合干预方法,初步形成具有我国城市特色的老年人跌倒社区综合干预模式:形成一个以疾病预防控制中心、社区卫生服务中心、街道办事处(如居委会、物业公司、志愿者等)等多机构组成的老年人跌倒社区综合干预网络;建立以社区为基础的多方面综合干预措施,包括对家居环境、楼梯环境、小区环境进行跌倒风险评估和改善;对老年人及其家人进行衣、食、住、行、运动、用药和心理等方面的预防跌倒健康教育等。

以上模式经效果评估得出如下结果:

干预后老年人跌倒发生率由 17.71%下降至 7.19%;

老年人认为跌倒可以预防的认知率由 48.94%上升至 72.75%;

老年人采取预防跌倒措施率由 19.30%上升至 86.58%。

该项目还研究出了一套预防老年人跌倒的系列产品(附图 9-15),有利于成果的推广和利用:

《预防老年人跌倒手册》

《预防老年人跌倒 7 字口诀》

《预防老年人跌倒授课幻灯》

《预防老年人跌倒家居环境危险因素评估及改进授课幻灯》

《预防老年人跌倒家居环境危险因素评估表》

《笑做不倒翁——如何预防老年人跌倒》科教片

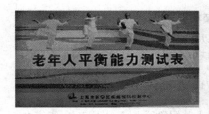
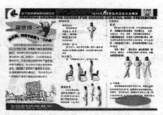
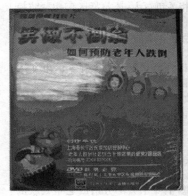
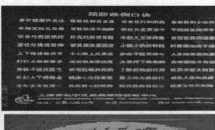
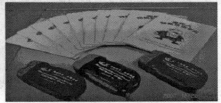

预防跌倒口诀

老年健康齐关注　　预防跌倒是首要　　衣食住行和用药　　各有各的小诀窍
衣服宽松又合身　　穿鞋防滑不硌脚　　拐杖长度要适中　　手柄简单握得牢
饮食均衡须保持　　补充钙质强骨骼　　牛奶大豆深海鱼　　合理营养保健康
居住环境得留神　　家具摆放要固定　　小猫小狗挂铃铛　　时常擦地保干燥
上下楼梯抓扶手　　小心路上瓜果皮　　步态平稳更放心　　人多路滑请绕道
打打太极散散步　　运动强身要适度　　太累停下歇歇脚　　合理锻炼才有效
身体不适找医生　　听取医嘱再用药　　了解药物副作用　　吃药不能太随意
年纪大了得服老　　健康心态很重要　　量力而为莫强行　　避免大意和急躁
老年安全是第一　　处处留心防跌倒　　防范措施铭记心　　健康生活乐陶陶

上海市长宁区疾病预防控制中心

附图 9‑15　上海市长宁区社区老年人跌倒干预项目宣传资料展示

中国城市社区老年人跌倒干预项目　试点 2：河南洛阳市

　　河南省洛阳市疾病预防控制中心以社区为主体，选择了洛阳市涧西区长安路办事处甘肃路社区进行老年人跌倒干预的研究，该项目开展时间为 2006～2009 年。该社区总人口 9 212 人，老年人口 2 300 人，占社区总人口的 20.6%，是一个典型的老龄化社区；71% 老人为配偶 2 人或孤寡与子女分离独居。

　　该项目开展初期，成立了预防老年人跌倒领导小组，成员包括：街道办事处、物业公司、社区、社区卫生服务站等相关负责人，还包括区疾病预防控制中心工作人员和新闻媒体(《拖拉机报》和《涧西新闻》)的记者。领导小组的建立为项目的实施奠定了组织基础。经过 3 年的项目周期，探索出了在城市社区进行老年人跌倒干预的工作模式。

　　通过基线调查和社区诊断，了解了社区环境状况及可能存在的老年人跌倒特征和老年人发生跌倒的相关危险因素。

　　干预内容包括：改善社区环境，指导改善家居环境，媒体宣传和健康教育，发展个人技能，在社区营造预防跌倒和爱老、护老的氛围等。部分干预措施见附图 9－16。

　　干预结果：

　　● 社区老年人预防跌倒相关知识和发生跌倒时的急救知识知晓率均有不同程度的提高

　　● 促使社区有关部门改善了社区环境，消除了大部分造成老年人跌倒的硬件环境隐患

　　● 促使社区加强管理，基本消除了造成老年人跌倒的软环境中的隐患

---

　　3. 科学研究及政策建议　老年人跌倒预防的基础性研究是老年人跌倒预防工作的重要支撑。伤害预防多学科交叉的特性更为相关研究的多部门合作提出了要求。卫生部门应充分利用自身的资源优势，选择合作伙伴，联合申请国内外科研项目，开展老年人跌倒的相关基础性研究工作，为老年人跌倒预防工作的开展建立良好的前提和基础。在研究结果的基础上，向决策者提出政策建议，使研究结果得以有效运用。

（三）跌倒预防工作相关部门

　　老年人跌倒预防工作相关部门的信息见附表 9－3。

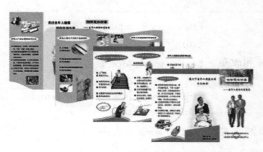

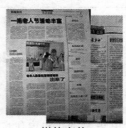

媒体宣传

预防老年人跌倒伤害的宣传折页

干预策略

社区动员，广泛参与；
部门合作，强化行动；
改善环境，消除隐患；
加强宣传，创造氛围；
健康教育，提高技能。

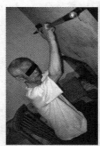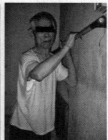

室内加装护栏

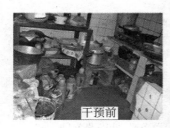

干预前

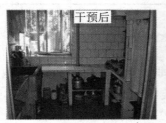

干预后

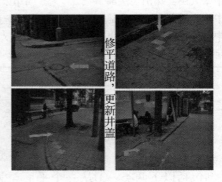

修平道路，更新井盖

附图9-16　河南省洛阳市涧西区老年干预措施图片

附表9-3　老年人跌倒预防工作相关部门

部门名称	网址
中华人民共和国公安部	http://www.mps.gov.cn/
中共中央宣传部	http://cpc.people.com.cn/
中华人民共和国国家发展和改革委员会	http://www.sdpc.gov.cn/
中华人民共和国监察部	http://www.mos.gov.cn/Template/home/index.html
中华人民共和国住房和城乡建设部	http://www.cin.gov.cn/
中华人民共和国交通运输部	http://www.moc.gov.cn/
中华人民共和国农业部	http://202.127.45.50/
中华人民共和国卫生健康委员会	http://www.nhc.gov.cn/
中华人民共和国国家工商行政管理总局	http://www.saic.gov.cn/
国家质量监督检验检疫总局	http://www.aqsiq.gov.cn/
国家安全生产监督管理总局	http://www.chinasafety.gov.cn/newpage/
国务院法制办公室	http://www.chinalaw.gov.cn/
中国保险监督管理委员会	http://www.circ.gov.cn/web/site0/
中华人民共和国教育部	http://www.moe.edu.cn/
中华人民共和国司法部	http://www.moj.gov.cn/
中华人民共和国文化部	http://www.ccnt.gov.cn/
中华人民共和国新闻出版总署	http://www.gapp.gov.cn/
全国老龄工作委员会	http://www.cncaprc.gov.cn/

七、术语表

1. 跌倒　跌倒是指突发、不自主、非故意的体位改变,倒在地上或更低的平面上。按照国际疾病分类(ICD-10)对跌倒的分类,跌倒包括以下两类:①从一个平面至另一个平面的跌落;②同一平面的跌倒。

2. 伤害　是机体急性暴露于物理介质如机械能、热量、电流、化学能和电离辐射,并与之发生作用,作用数量或速度超过了机体耐受水平而导致的机体损伤。在某些情况下,伤害是由于突然缺乏基本介质如氧气或热量而引起的。

3. 监测 是指长期、连续、系统地收集疾病及其影响因素的信息,经过分析,将信息及时反馈和利用。

4. 全国疾病监测系统的死因监测(DSP) 通过连续、系统地收集人群死亡资料,并进行综合分析,研究死亡水平、原因及变化趋势的一项基础性工作。该监测系统通过概率抽样,在全国确定 161 个监测点,采取辖区管理和网络报告,其死因数据基本上准确地反映了我国死亡包括伤害死亡的真实模式和流行状况。

5. 全国伤害监测系统(NISS) 通过连续、系统地收集、分析、解释和发布伤害相关的信息,实现对伤害流行情况和变化趋势的描述,从而为制定伤害预防与控制策略、合理配置卫生资源提供可靠的依据。该系统自 2006 年启动,由 43 个监测点的 129 家哨点医院构成,分布于全国 31 个省/自治区/直辖市和 5 个计划单列市,其中有 29 个监测点同时为死因监测点,采用医院急诊室(包括伤害相关门诊)医护人员填报伤害病例报告卡片、经由疾病预防控制系统逐级上报的方式,收集当地哨点医院门急诊就诊伤害发生的相关信息。

6. 全国县及县以上医疗机构死亡病例报告系统 卫生部于 2004 年 4 月下旬建立。在最初的几个月内,全国县及县以上医疗机构收集本机构的因病死亡病例,并通过中国疾病预防控制系统进行网络直报。2004 年 8 月初,卫生部下发了《县及县以上医疗机构死亡病例监测实施方案(试行)》,该方案要求县及县以上各级各类医疗机构报告其门急诊及住院的所有死亡病例,由以前的因病死亡报告过渡到全死因报告。此后,该系统进一步发展,很多省的县级以下医院(主要是卫生院和社区卫生服务中心)也参与死亡病例的网络报告。

7. **评估** 是将客观实际同所确定标准进行比较的过程,评估是任何预防计划的一个重要组成部分,贯穿于干预活动的始终。

8. **健康教育** 是通过有计划、有组织、有系统地传播健康相关知识,促使人们自愿地改变不良健康行为和影响健康行为的相关因素,消除或减轻影响健康的危险因素,预防疾病,促进健康和提高生活质量。

9. **伤害发生率** 一定期间内,一定人群中,伤害新发生的病例出现的频率。伤害发生率(‰)=(某时期人群发生伤害的人数或人次/同期该人群平均人口数)×1 000‰。

10. **伤害死亡率** 在一定期间内,一定人群中,死于伤害的频率。伤害死亡率=(某时期人群因伤害死亡的人数/同期该人群平均人口数)×100 000/10 万。

八、附件

1. 附件1 老年人跌倒风险评估工具,见附表9-4。

附表9-4 老年人跌倒风险评估工具

老年人跌倒风险评估						
运动	权重	得分	睡眠状况	权重	得分
步态异常/假肢	3		多醒	1	
行走需要辅助设施	3		失眠	1	
行走需要旁人帮助	3		夜游症	1	
跌倒史			用药史		
有跌倒史	2		新药	1	
因跌倒住院	3		心血管药物	1	
精神不稳定状态			降压药	1	
谵妄	3		镇静、催眠药	1	

老年人跌倒风险评估					
运动	权重	得分	睡眠状况	权重	得分
痴呆	3		戒断治疗	1	
兴奋/行为异常	2		糖尿病用药	1	
意识恍惚	3		抗癫痫药	1	
自控能力			麻醉药	1	
大便/小便失禁	1		其他	1	
频率增加	1		相关病史		
保留导尿	1		神经科疾病	1	
感觉障碍			骨质疏松症		
视觉受损	1		骨折史	1	
听觉受损	1		低血压	1	
感觉性失语	1		药物/乙醇戒断	1	
其他情况	1		缺氧症	1	
			年龄≥80 岁	3	

注:低危,1～2 分;中危,3～9 分;高危,10 分及以上。

2. 附件 2　老年人平衡能力测试表。

老年人平衡能力测试表用来评估老年人的平衡能力和跌倒的风险。测定后将各个测试项目的得分相加得到总分,根据总分来判断平衡能力和跌倒的风险大小。

(1) 静态平衡能力(原地站立,按描述内容做动作,尽可能保持姿势,根据保持姿势的时间长短评分,将得分填写在得分栏内)

评分标准(附表 9 - 5):0 分,≥10 s;1 分,5～9 s;2 分,0～4 s。

附表9-5　老年人静态平衡能力

测试项目	描　　述	得分
双脚并拢站立	双脚同一水平并列靠拢站立,双手自然下垂,保持姿势尽可能超过10 s	
双脚前后位站立	双脚成直线一前一后站立,前脚的后跟紧贴后脚的脚尖,双手自然下垂,保持姿势尽可能超过10 s	
闭眼双脚并拢站立	闭上双眼,双脚同一水平并列靠拢站立,双手自然下垂,保持姿势尽可能超过10 s	
不闭眼单腿站立	双手叉腰,单腿站立,抬起脚离地5 cm以上,保持姿势尽可能超过10 s	

注:在做闭眼练习时确保周围环境的安全,最好旁边有人保护,以免跌倒。

　(2) 姿势控制能力(选择一把带扶手的椅子,站在椅子前,坐下后起立,按动作完成质量和难度评分,将得分填写在得分栏)

　评分标准(附表9-6):0分,能够轻松坐下起立而不需要扶手;1分,能够自己坐下起立,但略感吃力,需尝试数次或扶住扶手才能完成;2分,不能独立完成动作。

附表9-6　老年人姿势控制能力(1)

测试项目	描　　述	得分
由站立位坐下	站在椅子前面,弯曲膝盖和大腿,轻轻坐下	
由坐姿到站立	坐在椅子上,靠腿部力量站起	

注:找一处空地,完成下蹲和起立的动作。

　评分标准(附表9-7):0分,能够轻松坐下、蹲下、起立而不需要扶手;1分,能够自己蹲下、起立,但略感吃力,需尝试数次或扶住旁边的固定物体才能完成;2分,不能独立完成动作。

附表 9-7 老年人姿势控制能力(2)

测试项目	描　　述	得分
由站立位蹲下	双脚分开站立与肩同宽,弯曲膝盖下蹲	
由下蹲姿势到站立	由下蹲姿势靠腿部力量站起	

(3)动态平衡能力:(说明:设定一个起点,往前直线行走 10 步左右转身再走回到起点,根据动作完成的质量评分,将得分填写在得分栏)(附表 9-8)。

附表 9-8 老年人动态平衡能力

测试项目	描　　述	评分	得分
起步	1. 能立即迈步出发不犹豫	=0	
	2. 需要想一想或尝试几次才能迈步	=1	
步高	1. 脚抬离地面,干净利落	=0	
	2. 脚拖着地面走路	=1	
步长	1. 每步跨度长于脚长	=0	
	2. 不敢大步走,走小碎步	=1	
脚步的匀称性	1. 步子均匀,每步的长度和高度一致	=0	
	2. 步子不匀称,时长时短,一脚深一脚浅	=1	
步行的连续性	1. 连续迈步,中间没有停顿	=0	
	2. 步子不连贯,有时需要停顿	=1	
步行的直线性	1. 能沿直线行走	=0	
	2. 不能走直线,偏向一边	=1	
走动时躯干平稳性	1. 躯干平稳不左右摇晃	=0	
	2. 摇晃或手需向两边伸开来保持平衡	=1	
走动时转身	1. 躯干平稳,转身连续,转身时步行连续	=0	
	2. 摇晃,转身前需停步或转身时脚步有停顿	=1	

注:运动应从简单的开始,循序渐进,持之以恒。综合锻炼的效果(如打太极拳)往往好于单一练习。

评分标准(见附表9-8):

0分,平衡能力很好,建议做稍微复杂的全身练习并增加一些力量性练习,增强体力,提高身体综合素质。

1~4分,平衡能力尚可,但已经开始降低,跌倒风险增大。建议在日常锻炼的基础上增加一些提高平衡能力的练习,如单腿跳跃、倒走、打太极拳和太极剑等。

5~16分,平衡能力受到较大削弱,跌倒风险较大,高于一般老年人群。建议开始针对平衡能力做一些专门的练习,如单足站立练习、"不倒翁"练习、沿直线行走、侧身行走等,适当增加一些力量性练习。

17~24分,平衡能力较差,很容易跌倒造成伤害。建议不要因为平衡能力的降低就刻意限制自己的活动。刻意做一些力所能及的简单运动如走楼梯、散步、坐立练习、沿直线行走等,有意识地提高自己的平衡能力,也可以在医生的指导下做一些康复锻炼。运动时最好有家人在旁边监护以确保安全。同时还应该补充钙质,选择合适的拐杖。

提高平衡能力的"小招式"

- **金鸡独立**

睁眼或闭眼,双手叉腰,一腿弯曲,一腿站立尽可能长的时间。也可以两腿轮流做单腿跳跃,以增强腿部力量。每天早晚各跳10 min(每次跳20个,两次之间休息30 s)。

- **"不倒翁"练习**

挺直站立,前后晃动身体,脚尖与脚跟循环着地,锻炼下肢肌肉,达到控制重心的目的。

- **坐立练习**

站在椅子前反复缓慢起立坐下,坐立练习时可以将一个纸盘放在头顶上,尽量保持不掉下,以增强平衡性。

● **沿直线行走**

画一条直线,向前迈步时,把前脚的脚后跟紧贴后脚的脚趾前进,步行的轨迹尽量和直线重合。在向前行走10~20步后,身子转过来按照同样的方式走回去。行走时,可以将一个纸盘放在头顶上,尽量保持不掉下,以增强平衡性。

● **侧身走**

俗称"蟹步",顾名思义,就是像螃蟹一样横着走。

● **倒着走**

找一块平坦的空地作为练习场所,倒着走并尽量保持直线。

3. 附件3　预防老年人跌倒家居环境危险因素评估表,见附表9-9。

附表9-9　预防老年人跌倒家居环境危险因素评估表

序号	评估内容	评估方法	选项(是;否;无此内容)	
			第1次	第2次
地面和通道				
1	地毯或地垫平整,没有皱褶或边缘卷曲	观察		
2	过道上无杂物堆放	观察(室内过道无物品摆放,或摆放物品不影响通行)		
3	室内使用防滑地砖	观察		
4	未养猫或狗	询问(家庭内未饲养猫、狗等动物)		
客厅				
1	室内照明充足	测试、询问(以室内所有老年人根据能否看清物品的表述为主,有眼疾者除外)		
2	取物不需要使用梯子或凳子	询问(老年人近一年内未使用过梯子或凳子攀高取物)		

序号	评估内容	评估方法	选项(是;否;无此内容)	
			第1次	第2次
3	沙发高度和软硬度适合起身	测试、询问(以室内所有老年人容易坐下和起身作为参考)		
4	常用椅子有扶手	观察(观察老年人习惯用椅)		
卧室				
1	使用双控照明开关	观察		
2	躺在床上不用下床也能开关灯	观察		
3	床边没有杂物影响上下床	观察		
4	床头装有电话	观察(老年人躺在床上也能接打电话)		
厨房				
1	排风扇和窗户通风良好	观察、测试		
2	不用攀高或不改变体位可取用常用厨房用具	观察		
3	厨房内有电话	观察		
卫生间				
1	地面平整,排水通畅	观察、询问(地面排水通畅,不会存有积水)		
2	不设门槛,内外地面在同一水平	观察		
3	马桶旁有扶手	观察		

序号	评估内容	评估方法	选项(是;否;无此内容)	
			第1次	第2次
4	浴缸/淋浴房使用防滑垫	观察		
5	浴缸/淋浴房旁有扶手	观察		
6	洗漱用品可轻易取用	观察(不改变体位,直接取用)		

注:本表不适于对农村家居环境的评估。

4. 附件4　医院伤害监测调查表,见附表9-10。

附表9-10　医院伤害监测调查表

监测医院编号:□□□□□□□□　　　　　卡片编号:□□□□□

Ⅰ　患者一般信息

姓名:_____　　性别:1. □男　2. □女　年龄:_____岁
身份证号码:□□□□□□□□□□□□□□□□□□
户籍:1. □本市/县　2. □本省外地　3. □外省　4. □外籍
文化程度:(8 岁以上填写此档)
1. □文盲、半文盲　　　2. □小学　　　　3. □初中
4. □高中或中专　　　　5. □大专　　　　6. □大学及以上
职业:
1. □学龄前儿童　　　　2. □在校学生　　　　3. □家务
4. □待业　　　　　　　5. □离退休人员　　　6. □专业技术人员
7. □办事人员和有关人员　8. □商业、服务业人员
9. □农牧渔水利业生产人员　10. □生产运输设备操作人员及有关人员
11. □军人　　　　　　　12. □其他/不详

Ⅱ　伤害事件的基本情况

伤害发生时间:_____年_____月_____日_____时(24 h 制)
患者就诊时间:_____年_____月_____日_____时(24 h 制)
伤害发生原因:

1. □机动车车祸　　　　2. □非机动车车祸　　　　3. □跌倒/坠落

4. □钝器伤　　　　　　5. □火器伤　　　　　　　6. □刀/锐器伤

7. □烧烫伤　　　　　　8. □窒息/悬吊　　　　　　9. □溺水

10. □中毒　　　　　　11. □动物伤　　　　　　　12. □性侵犯

13. □其他_____　　14. □不清楚

伤害发生地点：

1. □家中　　　　　　　2. □公共居住场所　　　　3. □学校与公共场所

4. □体育和运动场所　　5. □公路/街道　　　　　　6. □贸易和服务场所

7. □工业和建筑场所　　8. □农场/农田　　　　　　9. □其他_____

10. □不清楚

伤害发生时活动：

1. □体育活动　　　　　2. □休闲活动　　　　　　3. □有偿工作

4. □家务/学习　　　　5. □驾乘交通工具　　　　6. □其他_____

7. □不清楚

是否故意：

1. □非故意（意外事故）2. □自残/自杀　　　　　　3. □故意（暴力、攻击）

4. □不清楚

Ⅲ　伤害临床信息

伤害性质：（选择最严重的一种）

1. □骨折　　　　　　　2. □扭伤/拉伤　　　　　　3. □锐器伤、咬伤、开放伤

4. □挫伤、擦伤　　　　5. □烧烫伤　　　　　　　6. □脑震荡、脑挫裂伤

7. □器官系统损伤　　　8. □其他_____　　　　9. □不清楚

伤害部位：（选择最严重伤害的部位）

1. □头部　　　　　　　2. □上肢　　　　　　　　3. □下肢

4. □躯干　　　　　　　5. □多部位　　　　　　　6. □全身广泛受伤

7. □呼吸系统　　　　　8. □消化系统　　　　　　9. □神经系统

10. □其他_____　　11. □不清楚

伤害严重程度：1. □轻度　　　　2. □中度　　　　　　3. □重度

伤害临床诊断：_____

伤害结局：1. □治疗后回家　　　2. □观察/住院/转院　　　3. □死亡

4. □其他_____

填报人：　　　　　　　　填卡日期：_____年_____月_____日

注：此卡不作为医学证明。

图书在版编目(CIP)数据

社区骨质疏松症防治手册/程群,郑松柏主编. —上海:复旦大学出版社,2019.3
ISBN 978-7-309-13973-0

Ⅰ.①社… Ⅱ.①程…②郑… Ⅲ.①骨质疏松-防治-手册 Ⅳ.①R681-62

中国版本图书馆 CIP 数据核字(2018)第 224071 号

社区骨质疏松症防治手册
程 群 郑松柏 主编
责任编辑/贺 琦

复旦大学出版社有限公司出版发行
上海市国权路 579 号 邮编:200433
网址:fupnet@ fudanpress.com http://www.fudanpress.com
门市零售:86-21-65642857 团体订购:86-21-65118853
外埠邮购:86-21-65109143 出版部电话:86-21-65642845
上海四维数字图文有限公司

开本 890×1240 1/32 印张 10.625 字数 262 千
2019 年 3 月第 1 版第 1 次印刷

ISBN 978-7-309-13973-0/R·1707
定价:42.00 元